McLaughlin, Bennett, Trevisi

Behandlungskonzept der vorprogrammierten Apparatur

Behandlungskonzept der vorprogrammierten Apparatur

Herausgeber:
Richard P. McLaughlin San Diego, California, USA

John C. Bennett London, UK

Hugo J. Trevisi Presidente Prudente, Brasilien

Übersetzerin:
Sigrid Kuntz Köln

Fachbeirat:
Ulrich Fellner Horb

Zuschriften und Kritik an:
Elsevier GmbH, Urban & Fischer Verlag, Programmbereich Zahnmedizin , Karlstraße 45, 80333 München

Titel der Originalausgabe:
McLaughlin, Bennett, Trevisi: Systemized Orhodontic Treatment Mechanics
© Mosby international Ltd 2001
© Elsevier Science Limited 2002. All rights reserved

Wichtiger Hinweis für den Benutzer
Die Erkenntnisse in der Medizin unterliegen laufendem Wandel durch Forschung und klinische Erfahrungen. Herausgeber und Autoren dieses Werkes haben große Sorgfalt darauf verwendet, dass die in diesem Werk gemachten therapeutischen Angaben dem derzeitigen Wissensstand entsprechen. Das entbindet den Nutzer dieses Werkes aber nicht von der Verpflichtung, seine Verordnung in eigener Verantwortung zu treffen.

Wie allgemein üblich wurden Warenzeichen bzw. Namen (z.B. bei Pharmapräparaten) nicht besonders gekennzeichnet.

Bibliografische Information Der Deutschen Bibliothek
Die Deutsche Bibliothek verzeichnet diese Publikation in der Deutschen Nationalbibliografie; detaillierte bibliografische Daten sind im Internet unter http://dnb.ddb.de abrufbar.

Alle Rechte vorbehalten
1. Auflage 2004
© Elsevier GmbH, München
Der Urban & Fischer Verlag ist ein Imprint der Elsevier GmbH.

04   05   06   07   08   5   4   3   2   1

Der Verlag hat sich bemüht, sämtliche Rechteinhaber von Abbildungen zu ermitteln. Sollte dem Verlag gegenüber dennoch der Nachweis der Rechteinhaberschaft geführt werden, wird das branchenübliche Honorar gezahlt.
Das Werk einschließlich aller seiner Teile ist urheberrechtlich geschützt. Jede Verwertung außerhalb der engen Grenzen des Urheberrechtsgesetzes ist ohne Zustimmung des Verlages unzulässig und strafbar. Das gilt insbesondere für Vervielfältigungen, Übersetzungen, Mikroverfilmungen und die Einspeicherung und Verarbeitung in elektronischen Systemen.

Planung und Lektorat: Hans Reuter, München
Übersetzung: Dr. Sigrid Kuntz, Köln
Fachbeirat: Dr. Ulrich Fellner, Horb
Herstellung: Renate Hausdorf, München
Satz: Kösel, Kempten
Druck und Bindung: Grafos, Barcelona
Umschlaggestaltung: SpieszDesign, Neu-Ulm

ISBN 3-437-05520-8

Aktuelle Informationen finden Sie im Internet unter www.elsevier.com und www.urbanfischer.de

VORWORT UND DANKSAGUNG

Es ist äußerst wichtig, sich bei der kieferorthopädischen Behandlung an bestimmten Zielen zu orientieren. Wenn man sich nicht während der gesamten Behandlung – von der Diagnose und Planungsphase bis hin zur Retentionsphase – von diesen Zielen leiten lässt, kann es immer wieder zu Fehlern kommen. Die Behandlung wird dann ineffizient, und die Ergebnisse sind enttäuschend. Wenn man jedoch stets die Behandlungsziele vor Augen hat, wird man auf die Dauer mehr Erfolg haben, und selbst wenn man dann kleinere Kompromisse eingehen muss, kann man die Gründe dafür verstehen, so dass sich viele von ihnen dann zukünftig vermeiden lassen. Die Autoren haben ihre Behandlungsziele in der Hoffnung aufgelistet, dass der Leser sie bei der Lektüre nie aus den Augen verliert. Auf diese Weise kann er die Bedeutung der folgenden Ziele besser verstehen:

- Kondylen in stabiler Position: in zentrischer Relation
- Entspannte, gesunde Muskulatur
- Eine Klasse-I-Okklusion entsprechend den „sechs Schlüsseln" („six keys") von Andrews
- Ideale funktionelle Bewegungen – eine wechselseitig geschützte Okklusion
- Gesundes Parodont
- Bestmögliches Aussehen.

Dieses Buch sollte ursprünglich nur eine zweite Ausgabe des ersten Buches von Bennett und McLaughlin werden, das 1993 unter dem Titel *Orthodontic Treatment Mechanics and the Preadjusted Appliance* erschienen war (dt. Kieferorthopädische Behandlungsmechanik mit der vorprogrammierten Apparatur. Grundsätze der Behandlungsmechanik, Deutscher Ärzte-Verlag, Köln, 1994). In den vergangenen acht Jahren hat es jedoch so viele technologische Veränderungen und Verbesserungen gegeben, dass die generelle Aussage des ersten Buches völlig neu überarbeitet und ergänzt werden musste.

1997 erschien ein zweites Buch von Bennett und McLaughlin unter dem Titel *Orthodontic Management of the Dentition with the Preadjusted Appliance* (dt. Kieferorthopädisches Management mit der vorprogrammierten Apparatur. Planung und Durchführung in Fallbeispielen, Deutscher Ärzte-Verlag, Köln, 1998). Darin war jedem einzelnen Zahn ein eigenes Kapitel gewidmet, das vor allem auf die möglichen klinischen Situationen einging. Dieses Buch entwickelte sich zu einem wesentlich größeren Projekt, als ursprünglich geplant war, und erforderte ein umfangreiches Manuskript, um der enormen Bandbreite des Materials gerecht zu werden.

Dieses dritte Buch soll wieder etwas knapper gefasst werden und in etwa dem Umfang des ersten entsprechen. Im Zentrum steht vor allem die kieferorthopädische Behandlungsmechanik, insbesondere Überlegungen zur intramaxillären Situation sowie Maßnahmen, um die Zähne auszurichten und die Einstellung beider Zahnbögen zu erhalten. Diese Themen werden in Kapitel 5 „Verankerungskontrolle beim Nivellieren und Ausrichten", in Kapitel 6 „Nivellierung des Bogens und Einstellen des vertikalen Überbisses", Kapitel 9 „Lückenschluss und Gleitmechanik" sowie in Kapitel 10 „Feineinstellung des Falls" erörtert. Überlegungen zur Beziehung der Kiefer zueinander beziehungsweise zur dreidimensionalen Zuordnung des oberen und unteren Bogens innerhalb des fazialen Komplexes werden ebenfalls etwas ausführlicher behandelt als früher; insbesondere Kapitel 7 und 8 befassen sich mit der Behandlung von Klasse-II- und -III-Fällen. Obwohl diese Themen komplex sind, haben wir versucht, die allgemeinen Behandlungsprinzipien dieser beiden Fallkategorien präzise darzustellen und auf den neuesten Stand zu bringen.

Im Text werden Lösungen mit und ohne Extraktionen erörtert. Dabei wird größeres Gewicht auf Behandlungen mit Extraktion gelegt, weil die Mechanik hier komplexer ist. Das bedeutet jedoch nicht, dass die Autoren bei der Behandlung eher zu Extraktionen neigen. Vielmehr tun sie im Allgemeinen alles, um Extraktionen möglichst zu vermeiden; daher überwiegen Nichtextraktionsbehandlungen in ihren Praxen bei weitem.

Nachdem die Autoren beinahe 20 Jahre lang mit der Original „Straight-Wire®-Apparatur" (SWA) gearbeitet haben, war es an der Zeit, die Apparatur stärker der modernen Behandlungsmechanik anzupassen. In Kapitel 2, in dem die Apparatur genau beschrieben wird, werden die Überlegungen erläutert, weshalb das System verändert wurde. Im Vordergrund stehen dabei neue Variationsmöglichkeiten sowie die Vielseitigkeit der Apparatur (zum Vergleich wird lediglich die Original-SWA herangezogen, andere kieferorthopädische Apparaturen wurden nicht berücksichtigt).

Eine 1995 entwickelte Tabelle für die Positionierung der Brackets hat sich für diesen wichtigen Aspekt der Behandlung als äußerst wertvoll erwiesen. Im Text werden die neuesten Entwicklungen in der Technik der Bracketplatzierung diskutiert – so ist beispielsweise aufgrund verbesserter Materialien wie etwa der Adhäsivsysteme und Übertragungsschablonen das Interesse am indirekten Bonding wieder erwacht. Wir geben einen Überblick über dieses Thema.

Bei den Bogendrähten hat es in den letzten acht Jahren sensationelle technische Neuerungen gegeben. So wurde der Einsatz hitzeaktivierter Nickel-Titan(heat-activated nickel-titanium, HANT)-Drähte zu einem wesentlichen Bestandteil des Behandlungssystems, wodurch auch die Behandlungsmechanik entsprechend abgewandelt wurde. Informationen zu HANT-Drähten findet man zusammen mit einer Diskussion zur Bogenfolge in

Kapitel 5 „Verankerungskontrolle beim Nivellieren und Ausrichten".

Seit Einführung der vorprogrammierten Apparatur in den 1970er Jahren hat man immer wieder versucht, eine einzige Bogenform auszuwählen und zu verwenden, die beim Gros der Patienten passt. Aber selbst, wenn man die Bogenform benutzt, die bei der kieferorthopädisch behandelten Bevölkerung am häufigsten anzutreffen ist, fanden die Autoren zahlreiche Fälle, bei denen diese Form entweder zu schmal oder zu breit war. Daher widmet sich Kapitel 4 diesem Thema und stellt effiziente Verfahren dar, mit denen man die richtige Bogenform samt dem entsprechenden Drahtmaterial auswählen kann.

Kapitel 11 befasst sich mit dem Retentionsprotokoll, einem neuen Thema in diesem Buch. Dort findet man eine Zusammenfassung des Vorgehens sowie eine Beschreibung der Methoden, die die Autoren am häufigsten anwenden.

Dr. Bennett und Dr. McLaughlin haben mit Dr. Hugo Trevisi aus Presidente Prudente, Brasilien, der seit über 20 Jahren mit diesem Behandlungssystem arbeitet, sehr viel Zeit verbracht. Dr. Trevisi verdanken wir eine Reihe wichtiger Einblicke in die Technik, so dass beschlossen wurde, ihn als dritten Buchautor mit hinzu zu nehmen. Auf diese Weise wird der internationale Aspekt verstärkt – das Buch bündelt die besten Ideen aus drei Kontinenten.

Der Erfolg eines solch umfangreichen und komplexen Projekts hängt vom Engagement zahlreicher Personen ab. An erster Stelle danken die Autoren vor allem den Mitarbeitern in den drei Praxen, die die perfekte Dokumentation und die Fotografien erstellt haben. Was Patty Knecht und Laura Plante in San Diego sowie Cath West in London geleistet haben, ist genauso von unschätzbarem Wert wie das Geschick bei der Interpretation von Michelle Trevisi Araujo in Brasilien.

Text und Illustrationen wurden in London zusammengestellt, für Produktion und Veröffentlichung sorgte das Team des Mosby-Verlags in Edinburgh. Auf Seiten des Verlags hatten Barbara Simmons, die das Projekt leitete, und ihre Kollegen mit ihrer unerschöpflichen Energie und ihrer Begeisterung besonderen Anteil am Gelingen des Projekts. Ihre Professionalität und ihr Verständnis für die gelegentlich etwas unkonventionelle Arbeitsweise der Autoren trugen mit dazu bei, dass die Veröffentlichung diese Buches so effizient wie erfreulich verlief. Die Autoren danken vor allem Michael Parkinson, dem zuständigen Lektor, für seine wertvolle Hilfe und seinen Beistand. Hervorheben möchten sie auch den Beitrag von Graham Birnie, der das Originalmanuskript in mühevoller Kleinarbeit durchsah und redigierte, sowie die Leistung von Judith Wright, die für die Gestaltung verantwortlich zeichnete. Für die Zukunft sind mindestens zwölf gemeinsame Editionen im Ausland geplant; der Dank der Autoren gilt Ilona Turniak für ihre Arbeit an diesem wichtigen Aspekt der Veröffentlichung.

Die Kapitel 7 und 8 beinhalten Informationen zu den diagnostischen Methoden von Dr. Bill Arnett, der uns viel Zeit opferte und sehr geholfen hat; für Kapitel 8 stellte er darüber hinaus freundlicherweise wichtiges Material zur Verfügung. Dankbar sind die Autoren auch Dr. Fredrik Bergstrand für seine Ratschläge zum Bonding und die Überlassung der Fotografie. Im Laufe vieler Jahre profitierten die Autoren bei ihrer Arbeit von der Mithilfe internationaler Kollegen – obwohl der hier zur Verfügung stehende Platz nicht ausreicht, jedem Einzelnen zu danken, werden wir ihre Freundschaft, Begeisterung und Unterstützung nicht vergessen.

Vielleicht ist die folgende technische Information zur Produktion des Buches von Interesse. Das Original-Manuskript wurde mit Apple Works 5.0 auf einem Macintosh G4-Computer verfasst. Die Strichzeichnungen entstanden mit einem Apple Freehand 8.0; die Zähne wurden nahezu maßstabsgerecht anhand von Vorlagen abgebildet, die aus zahnärztlichen Fachbüchern stammen. Die Farbfotografien wurden überwiegend mit einem Kodachrom-64-Film gemacht. Das klinische Fotomaterial wurde nicht digital aufbereitet. Abgesehen davon, dass auf einigen Frontalaufnahmen das Rot in den Augen entfernt wurde, wurden die Abzüge direkt von den Original-Kodachrom-Dias erstellt.

Schließlich möchten die Autoren noch der Firma 3M Unitek danken, die viel für die Gestaltung der neuen Apparatur getan und uns auch bei anderen Elementen des Behandlungssystems wie etwa bei den Messlehren und Tabellen für die Bracketplatzierung unterstützt hat.

INHALT

1. Kurzer geschichtlicher Abriss und Überblick über die Behandlungsmechanik   1
2. Beschreibung der Apparatur – Variationsmöglichkeiten und Vielseitigkeit   25
3. Bracketpositionierung und Set-up   55
4. Bogenform   71
5. Verankerungskontrolle beim Nivellieren und Ausrichten   93
6. Nivellierung der Spee-Kurve und Einstellen des vertikalen Überbisses   129
7. Überblick über die Behandlung von Klasse-II-Fällen   161
8. Überblick über die Behandlung von Klasse-III-Fällen   217
9. Lückenschluss und Gleitmechanik   249
10. Feineinstellung   279
11. Entfernen der Apparatur und Retention   305

    Index   319

KAPITEL 1

Kurzer geschichtlicher Abriss und Überblick über die Behandlungsmechanik

Einleitung 3

Grundlagen der Behandlungsmechanik 3
    Bracketauswahl
    Bracketpositionierung
    Auswahl des Bogendrahts
    Kraftgrößen

Die Leistung von Andrews 4
    Umfangreiches Bracketsortiment
    Bracketpositionierung in der Mitte der klinischen Krone
    Verschiedene Bogenformen
    Starke Kräfte

Die Leistung von Roth 6
    Roth-Brackets
    Bracketpositionierung in der Mitte der klinischen Krone
    Weite Standardbogenform
    Artikulatoren

Die Leistung von McLaughlin und Bennett in der Zeit von 1975 bis 1993 7
    Vorwiegend Standard-SWA-Brackets
    Bracketpositionierung in der Mitte der klinischen Krone
    Länglich-runde Bogenform
    Schwache Kräfte und Gleitmechanik

Die Leistung von McLaughlin, Bennett und Trevisi in der Zeit von 1993 bis 1997 8
    Neu gestaltetes MBT™-Bracketsystem
    Verbesserte Bracketpositionierung mithilfe von Messlehren

Die Leistung von McLaughlin, Bennett und Trevisi in der Zeit von 1997 bis 2001 12
    Entscheidung für drei Bogenformen
    Neue Werte für die schwachen Kräfte und Gleitmechanik

Überblick über die MBT™-Behandlungsphilosophie 13
    Bracketauswahl 13
    Vielseitigkeit des Bracketsystems 13
    Genauigkeit bei der Bracketplatzierung 13
    Kontinuierlich einwirkende, schwache Kräfte 13
    Der .022"-Slot im Vergleich zum .018"-Slot 14
    Frühzeitige Verankerungskontrolle 15
    Gruppenbewegung 16
    Die Verwendung von drei Bogenformen 16
    Vierkantstahldraht nur einer Größe 17
    Haken am Bogendraht 18
    Ligierungsmethoden für den Bogendraht 20
    Beachtung von Diskrepanzen in der Zahngröße 21
    Ausdauer bei der Feineinstellung 21

Fallbeispiel SS 22

EINLEITUNG

1972 veröffentlichte Andrews seinen wegweisenden Artikel[1] und konstruierte anschließend eine Apparatur, die auf seinen Befunden aufbaute. Doch schon bald, nachdem die vorprogrammierte Apparatur eingeführt war, erkannte man, dass die Behandlungsmechanik und die Kraftgrößen vollständig verändert werden mussten, um das Potenzial des Bracketsystems voll ausschöpfen zu können. Aufgrund dieser Abänderungen musste dann wiederum das Bracketsystem modifiziert werden. Letztlich waren die Mechanik und die Kraftgrößen für die Gestaltung der Apparatur ausschlaggebend und nicht umgekehrt. In diesem Kapitel geben wir einen Überblick darüber, wie sich die kieferorthopädische Behandlungsmechanik seit den frühen 1970er Jahren, dem Beginn der modernen Ära, entwickelt hat und welche Prinzipien in der heutzutage angewandten Methode vorherrschen.

Die Konstruktion einer Apparatur ist eng mit der Behandlungsmechanik verknüpft. Man kann bei der Gestaltung der Brackets bis zu einem gewissen Grad von theoretischen Überlegungen und Forschungsergebnissen ausgehen, so dass die Konstruktion unter Umständen nur einige Monate in Anspruch nimmt. Aber eine angemessene Behandlungsmechanik zu entwickeln und immer wieder zu verbessern, dauert Jahre und erfordert viel Erfahrung, die man nur durch die Behandlung zahlreicher Fälle gewinnt. Folglich sind Aussagen zur Behandlungsmechanik oft nur anekdotisch und basieren auf den Empfehlungen erfahrener Kliniker. Selbst gut angelegte Untersuchungen zur Effizienz bestimmter Behandlungen kommen häufig nicht zu eindeutigen Aussagen.[2, 3]

GRUNDLAGEN DER BEHANDLUNGSMECHANIK

Vier Elemente sind für die kieferorthopädische Behandlungsmechanik entscheidend: die Auswahl und Positionierung der Brackets, die Auswahl der Bögen und die Kraftgrößen (Abb. 1.1). Setzt man diese Elemente in einem gut ausgewogenen Verhältnis ein, kann man effizient und systematisch behandeln. Verändert sich allerdings nur ein Element, indem man beispielsweise andere Bögen wählt, kann dies die anderen Elemente entscheidend beeinflussen und damit die Effizienz des Behandlungsansatzes verringern.

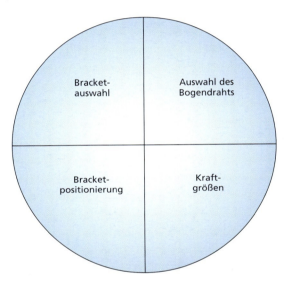

Abb. 1.1: Vier Elemente sind für die kieferorthopädische Behandlungsmechanik entscheidend.

DIE LEISTUNG VON ANDREWS

Andrews gilt zu Recht als Erfinder des vorprogrammierten Bracketsystems. Es lohnt sich, seinen Beitrag nach über 25 Jahren klinischer Erfahrung noch einmal genauer zu betrachten

Als 1972 die ursprüngliche Straight-Wire®-Apparatur (SWA) eingeführt wurde, beruhte sie auf neuen wissenschaftlichen Erkenntnissen, enthielt aber noch viele Charakteristika der herkömmlichen Edgewise-Zwillingsbrackets. Andrews' Artikel lagen Messungen an 120 kieferorthopädisch unbehandelten Idealfällen zugrunde. Diese Daten benutzte er dann für die Entwicklung seines Bracketsystems.

Obwohl die SWA etwas radikal Neues war, arbeitete man nach wie vor mit den starken Kräften der traditionellen Edgewise-Technik. Spezielle Maßnahmen zur Kontrolle der Verankerung, wie etwa Biegungen des Bogendrahts zweiter Ordnung, fehlten. Dies lag vielleicht daran, dass Andrews schon viel klinische Erfahrung mit der Edgewise-Technik und den dabei auftretenden Kräften hatte. Außerdem hob er den „Wagenradeffekt" hervor, bei dem es zu einem Verlust an Angulation kommt, wenn der Torque verstärkt wird. Daher entschied er sich bei den Frontbrackets für einen höheren Angulationswert (Abb. 1.2).

Bei der Platzierung der Brackets ging er von der Mitte der klinischen Krone aus. Da bei der neuen Apparatur weniger Information in den Draht hineingebogen werden musste, gab es auch Versuche, die Bogenform zu standardisieren. Aufgrund des Einflusses von Roth neigte man allgemein zu einer breiten oder quadratischen Bogenform, obwohl sich Andrews bei der Bogenform weiterhin an der Unterkieferbasis orientierte. Da eine eindeutige Vorgabe fehlte, wurden verschiedene Bogenformen benutzt.

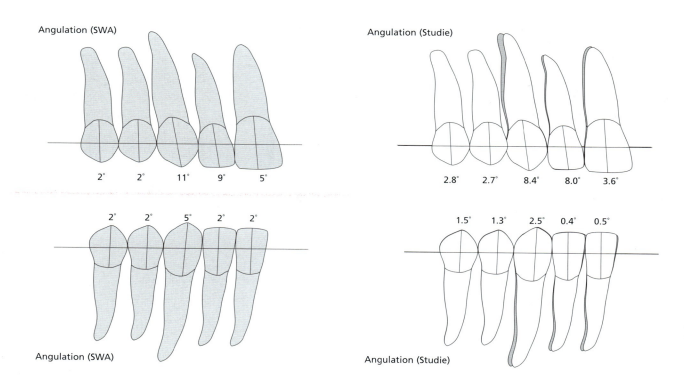

Abb. 1.2: Die ursprüngliche Straight-Wire®-Apparatur (SWA) basierte auf Messungen an 120 nicht kieferorthopädisch behandelten Idealfällen. In den Brackets für die Front wurde allerdings mehr Angulation vorgegeben.

In den Anfangsjahren gab es aufgrund der starken Kräfte und eventuell auch wegen der zusätzlichen Angulation in den Frontzahnbrackets Schwierigkeiten mit der Behandlungsmechanik. Infolgedessen konnte man in vielen Fällen an den Schneidezähnen eine Vertiefung des Bisses beobachten, während lateral ein offener Biss entstand. Dieses Phänomen wurde als „Achterbahneffekt" bezeichnet (Abb. 1.3 – 1.6).

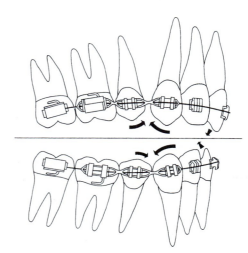

Abb. 1.3: In den Anfangsjahren der vorprogrammierten Apparatur wurden starke Kräfte eingesetzt. Diese führten zum so genannten Achterbahneffekt, einer Bissvertiefung in der Front, während gleichzeitig lateral ein offener Biss entstand.

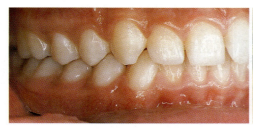 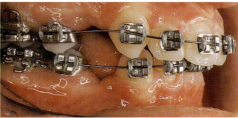 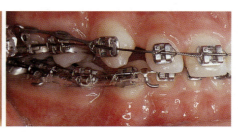

Abb. 1.4   **Abb. 1.5**   **Abb. 1.6**

Abb. 1.4 bis **1.6:** Diese Bildfolge zeigt, wie sich zu Beginn der Behandlung mit der Original-SWA der Achterbahneffekt ausbildet. Durch zu großen Krafteinsatz und eine elastische Retraktionsmechanik kommt es zu einer unerwünschten Verstärkung des Überbisses.

Aufgrund dieser frühen klinischen Erfahrungen änderte Andrews einiges an der Apparatur. Nachdem er eine Weile mit der ursprünglichen Standard-Straight-Wire®-Apparatur gearbeitet hatte, empfahl er ein umfangreiches Bracketsortiment. So hielt er beispielsweise bei Extraktionsfällen Eckzahnbrackets mit Gegenangulation (Anti-Tip), Gegenrotation (Anti-Rotation) und „Power arms" für erforderlich (Abb. 1.7). Außerdem sollte man entsprechend den klinischen Gegebenheiten drei verschiedene Sets von Schneidezahnbrackets mit verschiedenen Torque-Graden verwenden.

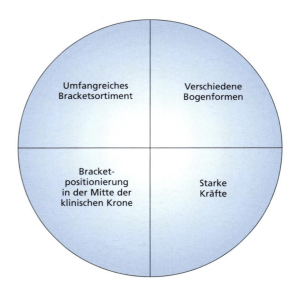

Abb. 1.7: Die kieferorthopädische Behandlungsmechanik in den Anfangsjahren der SWA.

DIE LEISTUNG VON ROTH

Nach seinen ersten Erfahrungen mit der ursprünglichen SWA ging Roth neue Wege, um die Mängel zu beseitigen, auf die er beim Einsatz in der Praxis täglich stieß. Während Andrews noch für die erste Generation der vorprogrammierten Brackets ein breit aufgefächertes Sortiment empfahl, war Roth bestrebt, den Aufwand beim multiplen Bracketsystem zu reduzieren. Er beschränkte sich daher auf ein einziges System, das im Wesentlichen aus möglichst wenigen Brackets der Extraktionsserie bestand. Seiner Meinung nach ließen sich damit sowohl Extraktionsfälle als auch Nichtextraktionsfälle behandeln.

Auf diese Weise entstand die so genannte zweite Generation vorprogrammierter Brackets. Die Kieferorthopäden, die zum Teil ähnliche Schwierigkeiten mit der Behandlungsmechanik hatten und durch die enorme Vielfalt an Brackets verwirrt waren, akzeptierten allgemein die Empfehlungen von Roth. Andrews und Roth gingen bei ihren Hinweisen für den Einsatz der Apparatur von der allgemeinen Behandlungsmechanik aus, die sie in ihren Praxen anwandten.

Roth legte bei seinem Behandlungsansatz vor allem Wert darauf, dass für die Befundaufnahme, für die Anfertigung einer Schiene zu Beginn sowie für die Herstellung gnathologischer Positioner am Ende der Behandlung Artikulatoren benutzt wurden (Abb. 1.8). Damit wollte er die richtige Kondylenposition gewährleisten. Wie vor ihm Andrews empfahl auch Roth, die Brackets in die Mitte der klinischen Krone zu setzen. Wie schon erwähnt, wählte er eine weitere Bogenform als Andrews, um während der Behandlung Schäden an den Eckzahnspitzen zu vermeiden und eine störungsfreie Vorschubbewegung zu ermöglichen.

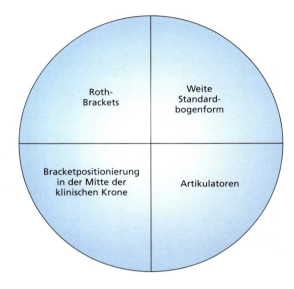

Abb. 1.8: Um das System zu vereinfachen, wählte Roth bestimmte Brackets aus der Extraktionsserie aus.

DIE LEISTUNG VON MCLAUGHLIN UND BENNETT IN DER ZEIT VON 1975 BIS 1993

Obwohl sie viele Bracketvarianten testeten, darunter auch die Translationsserie von Andrews, arbeiteten McLaughlin und Bennett in der Zeit von 1975 bis 1993 vor allem mit dem Standard-Bracketsystem der SWA. Anstatt gleich zu Beginn die zugrunde liegende Bracketkonstruktion abzuwandeln, entwickelten und verbesserten sie die Behandlungsmechanik über 15 Jahre lang auf der Basis von Gleitmechanik und kontinuierlich wirkenden, schwachen Kräften; dabei benutzten sie hauptsächlich Standard-SWA-Brackets. Sie publizierten diese Mechanik in den frühen 1990er Jahren zunächst in einer Artikelserie[4, 5, 6] und brachten dann 1993[7] ein Buch über sie heraus (Abb. 1.9). Ihr Ansatz fand allgemein Anerkennung.

Zu ihrer Behandlungsmechanik gehörten eine exakte Bracketpositionierung, Lacebacks und Bendbacks für eine frühzeitige Verankerungskontrolle sowie schwache Bogendrahtkräfte (Abb. 1.10). Außerdem empfahlen sie eine Gleitmechanik mit .019" × .025"-Vierkantbögen aus Stahl und für die abschließende Justierung leichte .014"-Runddrähte.

In dieser Zeit orientierten sich die Autoren für die Positionierung der Brackets an der Mitte der klinischen Krone. In den meisten Fällen verwendeten sie eine mittelgroße, länglich-runde Standardbogenform. Deren Größe lässt erkennen, dass unter den Patienten viele Kinder mit Fehlstellungen waren, während es sich bei den 120 Probanden von Andrews um Erwachsene mit vollständigen Zahnreihen und breiten Zahnbögen gehandelt hatte.

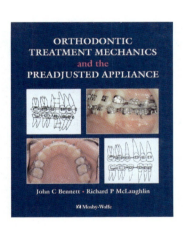

Abb. 1.9: 1993 erschien *Orthodontic Treatment Mechanics and the Preadjusted Appliance* (1994 in deutscher Übersetzung unter dem Titel „Kieferorthopädische Behandlungsmechanik mit der vorprogrammierten Apparatur").

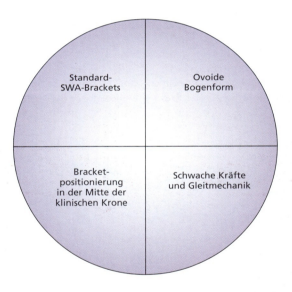

Abb. 1.10: Die kieferorthopädische Behandlungsmechanik von McLaughlin und Bennett in der Zeit von 1975 bis 1993.

DIE LEISTUNG VON MCLAUGHLIN, BENNETT UND TREVISI IN DER ZEIT VON 1993 BIS 1997

Bei ihrem umfassenden Ansatz einer systematischen Behandlungsmechanik verwendeten McLaughlin und Bennett noch die Standardform des vorprogrammierten Bracketsystems. Nachdem sie jedoch ihre Mechanik erfolgreich eingeführt hatten, überarbeiteten McLaughlin und Bennett nun zusammen mit Trevisi das gesamte Bracketsystem, um ihre erprobte Behandlungsphilosophie zu vervollkommnen und die Probleme zu lösen, die bei der ursprünglichen SWA aufgetreten waren. Sie überprüften noch einmal Andrews' ursprüngliche Befunde und griffen bei der Konstruktion des MBT™-Bracketsystems auch Forschungsergebnisse aus Japan[8, 9] auf.

Bei diesem Bracketsystem der dritten Generation blieb alles erhalten, was sich beim Originalentwurf bewährt hatte, gleichzeitig wurden aber eine Reihe von Verbesserungen eingeführt und bestimmte Details geändert, um die Mängel, die bei der klinischen Anwendung aufgetreten waren, zu beheben. Es basierte auf einer ausgewogenen Mischung von Grundlagenforschung und vielen Jahren klinischer Erfahrung. MBT™ ist eine Version des vorprogrammierten Bracketsystems, die speziell in Verbindung mit schwachen, kontinuierlich einwirkenden Kräften, Lacebacks und Bendbacks eingesetzt werden soll und die Gleitmechanik optimal ergänzt.

Die Standard-Metallbrackets erhielten statt des ursprünglichen Markierungssystems aus Punkten und Strichen eine Lasermarkierung. Außerdem waren die Brackets nicht mehr rechteckig, sondern hatten jetzt eine rhomboide Form. Dadurch wirkten sie zierlicher, und für die Abstimmung der perspektivischen Linien reichten zwei Ebenen aus, so dass es leichter wurde, die Position der Brackets exakt zu bestimmen. Es standen Metallbrackets in Standard- (Abb. 1.11) und mittlerer Größe sowie glasklare Formen (Abb. 1.12) zur Verfügung. Das Bracketsystem war einerseits so vielseitig, dass es den meisten klinischen Situationen gerecht werden konnte, andererseits hielt sich das erforderliche Inventar in Grenzen.

Wie schon erwähnt (S. 4), waren bei der ursprünglichen SWA alle Werte für die Angulation der Front größer als in den wissenschaftlichen Untersuchungen. Über die statistischen Mittelwerte hinaus war noch zusätzlich Angulation eingebaut worden. So betrug beispielsweise der Wert für den wichtigen oberen Eckzahn im System der ersten Generation (SWA) 11° und in dem der zweiten Generation (Roth)[10] 13°, während die Studien 8° ergeben hatten.

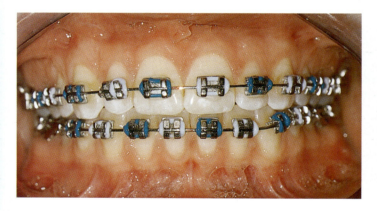

Abb. 1.11: Standard-MBT™-Metallbrackets erlauben eine optimale Zahnkontrolle.

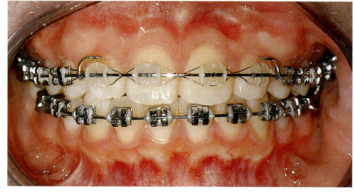

Abb. 1.12: Man erkennt auf den oberen Frontzähnen Clarity™-Brackets und auf den unteren Metallbrackets mittlerer Größe. Mit den Metallbrackets in Standard- und mittlerer Größe sowie den transparenten Formen stehen jeweils drei Varianten zur Verfügung, die man auch miteinander kombinieren kann.

Diese zusätzliche Angulation der Front war aus drei Gründen ungünstig:

1. Die antero-posteriore Verankerung wurde stark belastet.
2. In der Ausrichtungsphase verstärkte sich die Tendenz zur Vertiefung des Bisses.
3. In einigen Fällen kam die Wurzel des oberen Eckzahnes zu nahe an die Wurzel des ersten Prämolaren heran.

Da nun in allen Behandlungsstadien schwächere Kräfte eingesetzt wurden, war ein zusätzlicher „Anti-Tip" oder eine Kompensation durch Elemente zweiter Ordnung nicht mehr erforderlich. Daher entschloss man sich bei der Konstruktion des MBT™-Bracketsystems, sich bei den Angulationswerten für die Front an den ursprünglichen Forschungsergebnissen zu orientieren. Das ist günstiger für die Behandlungsmechanik, weil weniger Verankerungskontrolle erforderlich ist, sich die Tendenz zur Bissvertiefung in den ersten Behandlungsstadien verringert und man nicht so sehr auf die Mitarbeit der Patienten angewiesen ist. Mit den Werten aus den Forschungsergebnissen werden die Wurzeln im oberen Frontsegment im Vergleich zur ursprünglichen SWA um insgesamt 10° und im unteren Frontsegment um 12° weniger distal anguliert (Abb. 1.13). Da man bei den MBT™-Werten von den Daten aus Andrews' Originaluntersuchung ausgeht, sind dessen Bedingungen für eine ideale statische Okklusion vollständig erfüllt. Und wenn sich die Kondylen in zentrischer Relation befinden, wird auch eine ideale funktionelle Okklusion verwirklicht, wie Roth sie beschrieben hat.

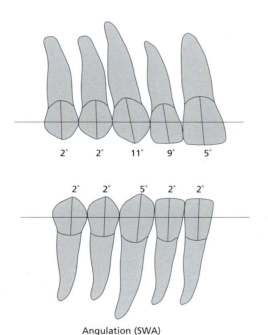
Angulation (SWA)

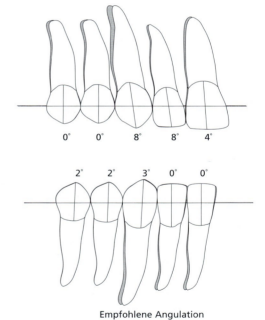
Empfohlene Angulation

Abb. 1.13: Die Empfehlungen für die Angulationswerte des MBT™-Bracketsystems basieren auf Andrews' ursprünglichen Untersuchungsergebnissen. Dadurch zeigen die Wurzeln in der Front eine geringere Neigung nach distal.

Das Bracketsystem der vorprogrammierten Apparatur ist eine Weiterentwicklung der Edgewise-Brackets, die nur relativ schlecht Torque übertragen können. Bei der Gestaltung des MBT™-Bracketsystems musste daher in die wichtigen Schneidezahn- und Molarenregionen zusätzlicher Torque eingegeben werden, um die Behandlungsziele dort mit einem Minimum an Drahtbiegungen zu erreichen (Abb. 1.14, 1.15). Dieses Konstruktionsmerkmal dient dazu, das grundsätzliche Problem der ursprünglichen Edgewise-Brackets zu lösen.

Bei den Eckzahnbrackets musste man drei Wahlmöglichkeiten für den Torque bieten, damit die verschiedenen Bogenformen der Patienten und andere klinische Variablen berücksichtigt werden können. Andrews' Untersuchungsergebnis von −7° Torque für die oberen Eckzähne und einem niedrigeren Torque-Wert von −6° (statt −11°) für die unteren Eckzähne führte zwar in vielen Fällen zu befriedigenden Lösungen. Weil sich aber die typischen kieferorthopädischen Behandlungsfälle erheblich von den 120 erwachsenen Probanden unterscheiden, die Andrews vermessen hat, sollte man bei den Eckzähnen zwischen drei Werten wählen können.

Damit das neue MBT™-System so flexibel sein konnte, entschied man sich bei den oberen Eckzähnen für Brackets mit Torquewerten von −7°, 0° und +7°. Für einen schmalen Oberkiefer und/oder vorstehende Eckzahnwurzeln sollte man die Optionen

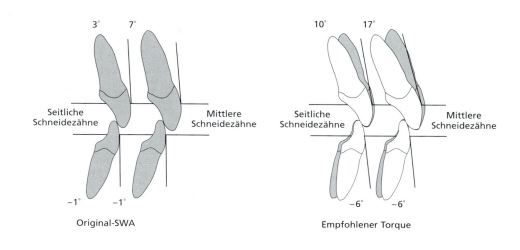

Abb. 1.14

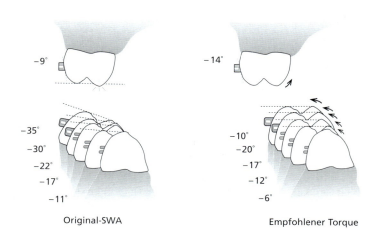

Abb. 1.15

Abb. 1.14 und **1.15**: Im Vergleich zur Original-SWA wurde beim MBT™-Bracketsystem in den entscheidenden Schneidezahn- und Molarenregionen zusätzlicher Torque eingebaut.

0° und +7° wählen (Abb. 1.16). Für die unteren Eckzähne ist ein Torque von –6° vorgesehen, falls erforderlich stehen für bestimmte Fälle aber auch Brackets mit einem Torque von 0° oder sogar +6° zur Verfügung (Abb. 1.17).

In der Zeit von 1993 bis 1997 überdachten McLaughlin und Bennett auch ihre Empfehlungen für die Platzierung der Brackets, um sie vertikal präziser setzen zu können. In den ersten Jahren hatten sie sich für die Positionierung der Brackets an der Mitte der klinischen Krone orientiert, in der Folgezeit[11] verbesserten sie jedoch das System. Dabei griffen sie die Prinzipien wieder auf, die Andrews befürwortet hatte, benutzten aber auch Messlehren, um die Präzision vertikal zu erhöhen (S. 62). Ihre Überarbeitung der Bracketkonstruktion sowie die neue Positionierungstechnik für die Brackets flossen in ein zweites Buch ein, das sie 1997 veröffentlichten (Abb. 1.18).

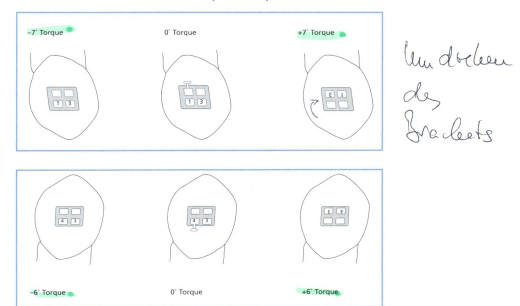

Abb. 1.16

Abb. 1.17

Abb. 1.16 und **1.17**: Beim Eckzahntorque war Vielseitigkeit gefordert; daher konnte man bei den oberen und unteren Eckzähnen zwischen drei Möglichkeiten wählen.

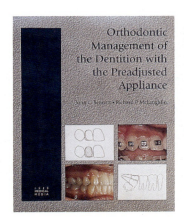 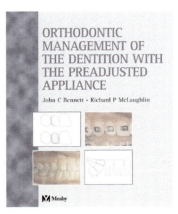

Abb. 1.18: 1997 erschien *Orthodontic Management of the Dentition with the Preadjusted Appliance* (dt. Kieferorthopädisches Management mit der vorprogrammierten Apparatur, 1998), für Januar 2002 ist eine Neuauflage geplant.

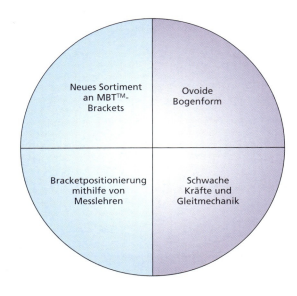

Abb. 1.19: Die kieferorthopädische Behandlungsmechanik von McLaughlin, Bennett und Trevisi bis zum Jahr 1997.

DIE LEISTUNG VON MCLAUGHLIN, BENNETT UND TREVISI IN DER ZEIT VON 1997 BIS 2001

Die moderne systematische Behandlungsmechanik musste noch um zwei Themenbereiche erweitert werden: um die Auswahl der Bögen sowie die Größe der einwirkenden Kräfte.

Die länglich-runde Bogenform hatte sich zwar in den ersten Jahren als gute Wahl erwiesen, frühere sowie aktuelle Untersuchungen zur Bogenform ließen es jedoch als sinnvoll erscheinen (Abb. 1.20), drei Grundformen zur Verfügung zu haben: spitz zulaufend, quadratisch und länglich-rund oder ovoid (S. 74). Wenn man sie übereinander legt, differieren sie vor allem in Höhe der Eckzähne und der Prämolaren um ungefähr sechs Millimeter. Im Molarenbereich sind sie etwa gleich breit, dort kann man die Bögen jedoch durch einfaches Biegen des Drahtes weiter oder enger machen, wie es gerade erforderlich ist. Die Empfehlungen zur Bogenform und zur Wahl der Bogendrähte wurden 1999 veröffentlicht.[13]

Im hier vorliegenden dritte Buch sind nun die vier elementaren Bestandteile der Behandlungsmechanik vereint. In ihm werden die Konstruktion und die Positionierung der Brackets sowie die Auswahl der Bögen besprochen, die Kraftgrößen neu festgelegt (um beispielsweise die Verwendung hitzeaktivierter Nickel-Titan-Drähte (heat-activated nickel-titanium, HANT) mit zu berücksichtigen) und so die Behandlungsphilosophie noch einmal umfassend dargestellt. Das Buch beschreibt eine effektive systematische Behandlungsmechanik für die vorprogrammierte Apparatur, die sich in der Praxis gut bewährt hat.

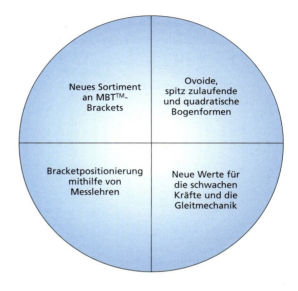

Abb. 1.20: Die kieferorthopädische Behandlungsmechanik von McLaughlin, Bennett und Trevisi bis zum Jahr 2001.

ÜBERBLICK ÜBER DIE MBT™-BEHANDLUNGSPHILOSOPHIE

Die MBT™-Behandlungsmechanik setzt sich aus den folgenden Elementen zusammen, die im weiteren Verlauf des Kapitels der Reihe nach besprochen werden:

- Bracketauswahl
- Vielseitigkeit des Bracketsystems
- Genauigkeit bei der Bracketplatzierung
- Kontinuierlich einwirkende, schwache Kräfte
- Der .022"-Slot im Vergleich zum .018"-Slot
- Frühzeitige Verankerungskontrolle
- Gruppenbewegung
- Die Verwendung von drei Bogenformen
- Vierkantstahldraht nur einer Größe
- Haken am Bogendraht
- Ligierungsmethoden für den Bogendraht
- Beachtung von Diskrepanzen in der Zahngröße
- Ausdauer in der Justierungsphase

Bracketauswahl

Das zentrale Element ist ein vielseitiges, hochqualitatives Bracketsystem. Es sind Metallbrackets in Standard- und mittlerer Größe sowie transparente Varianten erhältlich. Alle sind exakt auf bestimmte Werte eingestellt; daher können Versuche, „irgendetwas Ähnliches" zu verwenden, die Ausgewogenheit der Behandlungsmechanik beeinträchtigen, und führen möglicherweise nicht zum erwünschten Ergebnis.

Das kostbarste Gut in der kieferorthopädischen Praxis ist die Zeit des Behandlers. Daher muss sich der Kieferorthopäde auf das Bracketsystem vollständig verlassen können. Es sollte stets gleich effizient sein und ihm in der abschließenden Justierungsphase wertvolle Zeit am Behandlungsstuhl ersparen.

Vielseitigkeit des Bracketsystems

Entsprechend seinem vollständigen Namen MBT™ Versatile Plus ist das System so vielseitig (engl. versatile), dass man die meisten Probleme, denen man sich bei der Behandlung gegenüber sieht, damit lösen kann. Dank dieser Vielseitigkeit (S. 39–51) halten sich die Kosten für seine Anschaffung in Grenzen, und man vermeidet unnötiges Biegen des Bogendrahtes.

Genauigkeit bei der Bracketplatzierung

Damit steht und fällt der gesamte Behandlungsansatz. Man sollte daher mit allen Mitteln versuchen, die erforderliche Präzision zu erreichen. Dazu gehört es auch, die Position der Brackets zu verändern, wenn das im Verlauf der Behandlung notwendig geworden ist. Empfehlenswert sind Messlehren und individuelle Tabellen zur Bracketplatzierung. Interessanterweise hat das Bemühen um äußerste Genauigkeit wieder das Interesse am indirekten Bonding geweckt (S. 69).

Kontinuierlich einwirkende, schwache Kräfte

Es muss mit schwachen, kontinuierlichen Kräften gearbeitet werden. Die Autoren halten dies für den effektivsten Weg, die Zahnstellung zu verändern. Außerdem ist es für den Patienten angenehm und belastet kaum die Verankerung. Schwache Kräfte sind besonders zu Beginn der Behandlung wichtig, wenn der Angulationswert der Brackets die antero-posteriore Verankerung besonders beansprucht; außerdem kommt es darauf an, dass der Patient möglichst beschwerdefrei ist.

Man kann nicht genau in Zahlen angeben, was mit „schwachen Kräften" gemeint ist. Früher galten Kräfte im Bereich unter 200 g als schwach, Kräfte über 600 g dagegen als stark! Im Prinzip muss der Kieferorthopäde von Anfang an dünne, flexible Drähte mit minimaler Deflexion benutzen und sollte den Bogendraht nicht allzu oft wechseln. Außerdem muss er erkennen können, wann die Kraft zu groß ist, und versuchen, entsprechende Anzeichen wie etwa weiß werdendes Gewebe, Beschwerden des Patienten sowie unerwünschte Zahnbewegungen (etwa den Achterbahneffekt) zu vermeiden.

In einem späteren Behandlungsstadium werden über aktive Tiebacks und starre .019"×.025"-Arbeitsdrähte aus Stahl in Verbindung mit einer Gleitmechanik schwache, kontinuierliche Kräfte ausgeübt (S. 254). In den abschließenden Justierungsphasen benutzt man für die Feineinstellung der Zahnpositionen und das „Settling" leichte Bögen aus .014"-Stahl- oder .016"-HANT-Draht.

Obwohl man „schwache Kräfte" weder definieren noch deren genaue Größe angeben kann, wird dem Leser beim sorgfältigen Studium dieses Buches und der diversen Fallberichte hoffentlich klar werden, an welchen Prinzipien er sich in der Praxis orientieren kann.

Der .022"-Slot im Vergleich zum .018"-Slot

Für die vorprogrammierte Apparatur eignen sich .022"-Bracketschlitze offenbar am besten. Der größere Slot verschafft den Drähten, mit denen man die Behandlung beginnt, größere Bewegungsfreiheit und verhindert damit, dass zu große Kräfte ausgeübt werden (Abb. 1.21). Im späteren Behandlungsverlauf erzielt man mit .019"×.025"-Vierkantbögen aus Stahl gute Ergebnisse (Abb. 1.22). Bei .018"-Slots verwendet man normalerweise .016"×.022"- oder .017"×.025"-Vierkantdrähte als Hauptarbeitsbögen. Sie sind biegsamer, wodurch es dann allerdings bei einem Lückenschluss mit Gleitmechanik zu einer verstärkten Deflexion und Friktion kommt (S. 259).

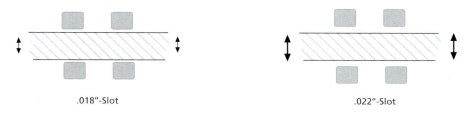

Abb. 1.21: Durch den .022"-Schlitz erhalten die initialen Bogendrähte größere Bewegungsfreiheit; so bleiben die einwirkenden Kräfte gering.

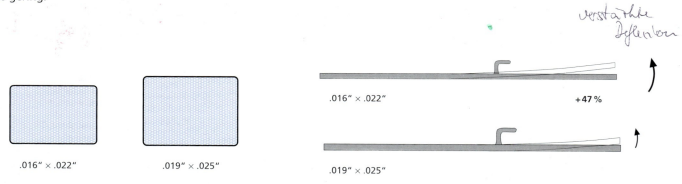

Abb. 1.22: .019"×.025"-Vierkantbögen aus Stahl sind steifer als .016"×.022"- oder .017"×.025"-Drähte; daher erzielt man mit ihnen beim Lückenschluss oder einer Überbissregulierung bessere Ergebnisse.

Frühzeitige Verankerungskontrolle

In den frühen Behandlungsstadien ist die Verankerung hauptsächlich durch die Umsetzung der Angulation, die durch die Frontzahnbrackets vorgegeben wird, gefährdet. Bei den MBT™-Brackets ist dieser Wert geringer als bei den früheren Generationen der vorprogrammierten Apparatur. Zusammen mit den leichten Bogendrähten verringert das in den alles entscheidenden Anfangsphasen die Anforderungen an die Verankerung. Kieferorthopäden, die mit diesem Behandlungsansatz noch nicht so vertraut sind, sind davon oft überrascht, sehen dann aber immer seltener Bedarf für traditionellen Headgear oder Transpalatinal- und Lingualbögen.

Lacebacks (Abb. 1.23) werden üblicherweise bei Prämolarenextraktionen, aber auch bei einigen Nichtextraktionsfällen zur Kontrolle der Eckzahnkronen eingesetzt.

Bendbacks (Abb. 1.24) werden meist zu Beginn der Behandlung eingebogen – außer in Fällen, in denen der Bogen verlängert werden muss. Sie sorgen dafür, dass die Enden der Bogendrähte im Molarenbereich nicht stören, und tragen dazu bei, eine Protrusion der Vorderzähne zu verhindern, die außer bei Klasse-II/2- oder einigen Klasse-III-Fällen meist unerwünscht ist. Bendbacks und Lacebacks verwendet man normalerweise so lange beim Nivellieren und Ausrichten, bis man den Vierkantstahldraht einsetzen kann.

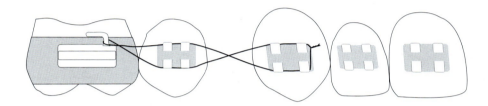

Abb. 1.23: Eckzahn-Lacebacks sind ein wichtiges Element der MBT™-Behandlungsphilosophie, um die Eckzahnkronen beim Nivellieren und Ausrichten unter Kontrolle zu halten.

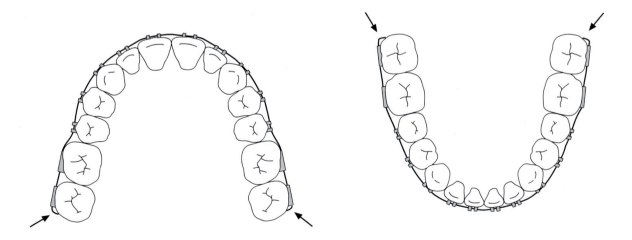

Abb. 1.24: Bendbacks dienen dazu, eine Protrusion der Vorderzähne zu verhindern, und sorgen dafür, dass die Bogendrahtenden im Molarenbereich nicht stören.

Gruppenbewegung

Wo es möglich ist, bewegt man mehrere Zähne zusammen (Abb. 1.25). Nach Prämolarenextraktionen beispielsweise retrahiert man die Eckzähne zur Vorbereitung der Gruppenbewegung kontrolliert mit Lacebacks, bis man die Inzisivi ausrichten kann. Im unteren Bogen werden die Eckzähne mit Lacebacks nach hinten gezogen, bis genügend Platz für die Front vorhanden ist. Danach wird der gesamte untere Frontzahnbereich als geschlossene Gruppe von sechs oder acht Zähnen eingestellt. Im oberen Zahnbogen zieht man die Eckzähne normalerweise nicht von den seitlichen Schneidezähnen weg. Da eine Klasse-I-Eckzahn-Relation jedoch auf jeden Fall erhalten bleiben sollte, belässt man auch dort gelegentlich das Laceback, selbst wenn das zu einer Retraktion der Eckzähne von den seitlichen Schneidezähnen führen sollte (Fallbeispiel JN, S. 123). Außerdem muss der Eckzahn in einigen Fällen mit einer Mittellinienverschiebung oder auch dann retrahiert werden, wenn der seitliche Schneidezahn zu klein ist und später aufgebaut werden soll.

Die Verwendung von drei Bogenformen

Bis Mitte der 1990er Jahre bevorzugten die Autoren die länglich-runde oder ovoide Bogenform (S. 76). Ihrer Meinung nach konnte man damit einen hohen Prozentsatz der Fälle mit vorprogrammierter Apparatur gut behandeln.

In den späten 1990er Jahren hielten die Autoren in vielen Fällen eine spitz zulaufende und gelegentlich auch eine quadratische Bogenform für sinnvoll. Die spitze Form hat den geringsten Intereckzahnabstand; dementsprechend ist sie bei Patienten mit schmalen, spitz zulaufenden Zahnbögen angezeigt. Die quadratische Form nimmt man bei breiten Zahnbögen sowie in Fällen, bei denen das untere hintere Segment jeweils bukkal aufgerichtet und der obere Bogen gedehnt werden muss. Derzeit wird empfohlen, bei allen Patienten von den jeweiligen ovoiden, spitzen oder quadratischen Formen auszugehen und den Bogen dann individuell anzupassen (S. 78–79).

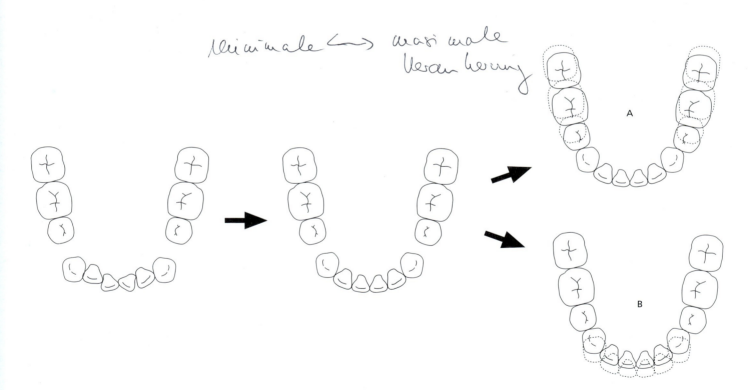

Abb. 1.25: Die Zähne sollten möglichst gruppenweise bewegt werden, die Frontsegmente beispielsweise als geschlossene Gruppe von sechs oder acht Zähnen. In Fall A ist die Lücke durch eine Mesialbewegung von Molaren und Prämolaren geschlossen worden: ein Beispiel für eine minimale Verankerung. In Fall B wurden die Schneide- und Eckzähne in die vorhandene Lücke retrahiert: Hier war eine maximale Verankerung erforderlich, wie sie auch bei einem Klasse-III- oder einem bimaxillären Protrusionsfall nötig sein kann.

Vierkantstahldraht nur einer Größe

Bei einer normalen Behandlung benutzt man nur Vierkantstahldraht der Größe .019"×.025". Eine Untersuchung von slot-füllenden Stahldrähten ergab, dass man zwar ihre Wirkung besser kontrollieren kann, dass sie aber für eine Gleitmechanik nicht so effektiv sind. In späteren Behandlungsphasen kann man gelegentlich auch .021"×.025"-Drähte aus Stahl oder hitzeaktiviertem Nickel-Titan (HANT) verwenden, damit die in das Bracketsystem eingegebenen Werte voll umgesetzt werden. Man arbeitet normalerweise mit durchgehenden Bögen; Closing-Loops (S. 252) oder Teilbögen kommen nur selten zum Einsatz.

Obwohl es zwischen dem .019"×.025"-Draht und dem .022"-Slot theoretisch ein „Spiel" von beinahe 10° gibt (Abb. 1.26), bewährt sich der Draht in der Praxis besser als erwartet. Das liegt vermutlich an der verbliebenen Angulation, die bei der Eingliederung des Vierkantdrahtes nicht korrigiert ist und sich im Behandlungsverlauf immer wieder einstellt, wenn Zähne bewegt werden (Abb. 1.26–1.30).

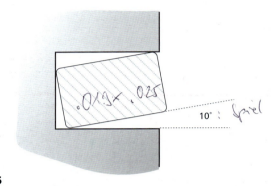

Abb. 1.26

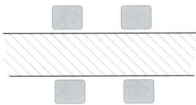

Abb. 1.27

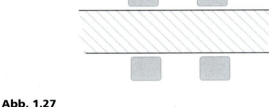

Abb. 1.28

Abb. 1.29

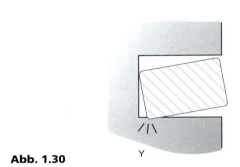

Abb. 1.30

Abb. 1.26 bis **1.30**: Der .019"x.025"-Vierkantstahldraht bewährt sich besser als erwartet – vermutlich aufgrund der beim Eingliedern des Drahtes noch vorhandenen Angulation, durch die das Torsionsmoment an den Punkten X und Y wirksam werden kann.

Haken am Bogendraht

Auf die .019"×.025"-Vierkantstahldrähte sind normalerweise Haken gelötet, die bei vielen Aufgaben gute Dienste leisten. Beim oberen Bogen liegen sie durchschnittlich 36 bis 38 mm, beim unteren 26 mm voneinander entfernt (Abb. 1.31). Dass ihre Positionen am oberen Bogen variabler sind, liegt an den Größenunterschieden der oberen seitlichen Inzisivi.

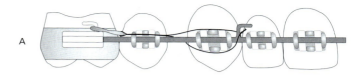

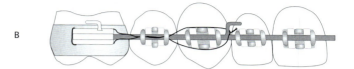

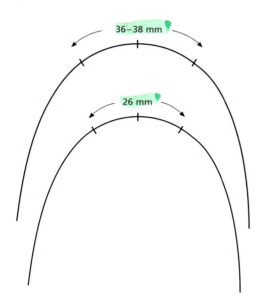

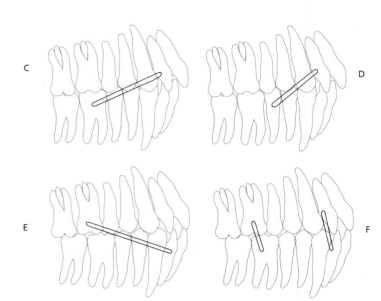

Abb. 1.31: An den oben angegebenen Positionen sind normalerweise Haken auf die .019" x.025"-Vierkantstahldrähte gelötet. Im oberen Bogen variiert der Abstand der Haken stärker; daher muss dafür ein größeres Sortiment vorrätig sein. Diese Haken können zusammen mit den Haken auf den Tubes der Molaren oder unteren zweiten Prämolaren (S. 52) genutzt werden, wodurch die Behandlungsmechanik noch vielfältiger wird. Auf diese Weise kann man beispielsweise durch eine Gruppenbewegung eine Lücke schließen (A), eine bereits geschlossene Lücke sichern (B), ferner können daran lange (C) oder kurze (D) Klasse-II-Gummizüge sowie Klasse-III- (E) und Up-and-down-Gummizüge (F) angebracht werden. Siehe auch die Abbildungen 1.32 und 1.37 auf der gegenüberliegenden Seite.

Mit den angelöteten Haken können beim Einsatz von Gleitmechanik Lücken geschlossen (Abb. 1.32) und bereits geschlossene Lücken gesichert werden (Abb. 1.33).

Außerdem kann man daran Klasse-II- oder Klasse-III-Gummizüge (Abb. 1.34, 1.35) sowie Up-and-down- (Abb. 1.36) oder kurze Klasse-II-Gummizüge (Abb. 1.37) einhängen.

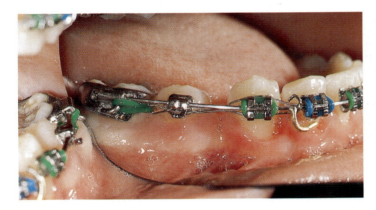

Abb. 1.32: An den angelöteten Haken des Bogendrahts werden aktive Tiebacks befestigt, um eine Lücke zu schließen. Näheres zu Tiebacks auf den Seiten 256 bis 258.

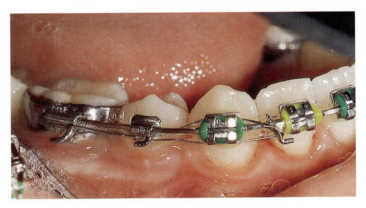

Abb. 1.33: Nachdem die Lücken geschlossen worden sind, werden passive Tiebacks eingesetzt, um zu verhindern, dass sich die Lücken wieder öffnen (Abb. 10.10, S. 286). Auf den zweiten Prämolaren wurde ein Tube aufgeklebt (S. 52).

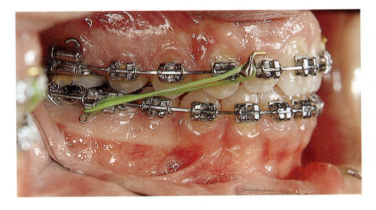

Abb. 1.34: Klasse-II-Gummizüge (Abb. 8.12, S. 225) am angelöteten Bogendrahthäkchen.

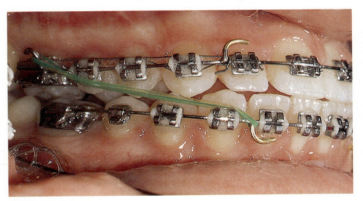

Abb. 1.35: Klasse-III-Gummizüge (Abb. 8.11, S. 225).

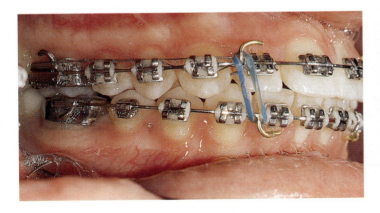

Abb. 1.36: Up-and-down-Gummizüge.

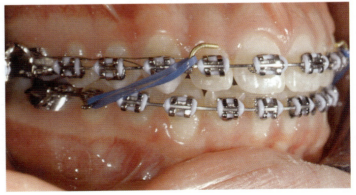

Abb. 1.37: Kurze Klasse-III-Gummizüge, die von einem Kobayashi-Haken auf dem ersten unteren Prämolaren ausgehen.

Ligierungsmethoden für den Bogendraht

Den .016"-HANT-Bogen, mit dem die Behandlung beginnt, befestigen die Autoren gerne bei der ersten Sitzung mit elastomeren Modulen (Abb. 1.38, 1.39) oder Ligaturendraht, da nichts dagegen spricht, ihn völlig in den Bracketschlitz einzubinden. Beim ersten Kontrolltermin sollte man den Bogen dann noch überall da voll einligieren, wo er dem Bracketslot nicht perfekt anliegt.

Ähnlich verfährt man auch bei der ersten und zweiten Sitzung mit Kantbögen aus HANT. Jedes Mal, wenn HANT-Drähte nicht vollständig anliegen, kann man sie an diesen Stellen abkühlen, damit sie sich besser einbinden lassen.

Bei der Eingliederung von .019"×.025"-Vierkantstahldrähten nimmt man in den ersten ein bis zwei Monaten normalerweise elastomere Module. Danach können .010"-Ligaturendrähte benutzt werden, die mithilfe spezieller Ligaturenzangen oder „Moskito"-Klemmen und Ligaturenhaltern (Abb. 1.38) eingesetzt werden. Mit den Ligaturendrähten kann der Bogen fester eingebunden werden, so dass sich die im Bracketsystem einprogrammierten Werte besser ausprägen.

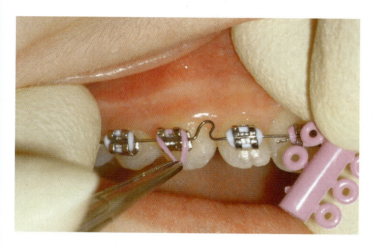

Abb. 1.38: Herkömmliche elastomere Module.

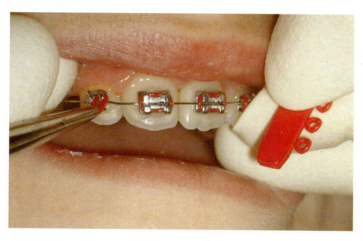

Abb. 1.39: Leicht zu befestigende elstomere Module.

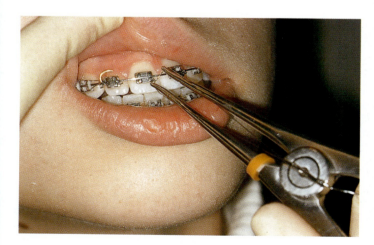

Abb. 1.40: Mit Ligaturendraht und der Ligaturenzange nach Coon kann man den Bogen fester einbinden als mit elastomeren Modulen.

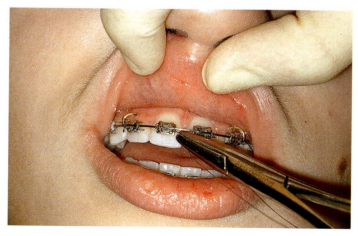

Abb. 1.41: Man kann die Drahtligaturen auch mit Gefäß- oder „Moskito"-Klemmen an den Brackets anbringen.

Beachtung von Diskrepanzen in der Zahngröße

Zum MBT™-Konzept gehört es auch, während der Planungsphase und der Behandlung stets die Zahngrößen im Auge zu behalten. In den letzten Jahren rückten Missverhältnisse bei den Zahngrößen verstärkt ins Zentrum des Interesses, weil sie in vielen Fällen ein optimales Ergebnis verhinderten. So ist zum Beispiel bekannt, dass man an den unteren Schneidezähnen oft approximal Schmelz abtragen muss, um die Zahnreihen, wie in Kapitel 10 erörtert wird, in den abschließenden Justierungsphasen gut aufeinander abstimmen zu können.

Ausdauer bei der Justierung

Zum Schluss dieses Kapitels soll noch daran erinnert werden, dass die abschließende Justierung viel Ausdauer erfordert – auch wenn die Bracketkonstruktion stark verbessert wurde und man inzwischen mehr über die Behandlungsmechanik weiß. In den abschließenden Behandlungsstadien werden leichte Bögen aus beispielsweise .014"-Stahldraht eingesetzt, in die häufig noch Biegungen eingearbeitet werden müssen. Man darf auf keinen Fall der Versuchung erliegen, die Apparaturen zu früh zu entfernen, sondern muss sich viel Zeit für die Feineinstellung und das Settling nehmen; entsprechende Techniken werden in Kapitel 10 empfohlen. Diese Ausdauer wird am Ende durch ein sehr gutes Behandlungsergebnis belohnt werden.

LITERATUR

1. Andrews L F 1972 The six keys to normal occlusion. American Journal of Orthodontics 62:296–307
2. Reukers E 1997 Straight Wire Appliance versus conventional full edgewise, prospective clinical trial. University of Nijmegen, Nijmegen
3. Reukers H A J, Kuijpers-Jagtman A M 1996 Effectiveness of orthodontic treatment: a prospective clinical trial. European Journal of Orthodontics 18:424 (abstract)
4. McLaughlin R P, Bennett J C 1989 The transition from standard edgewise to preadjusted appliance systems. Journal of Clinical Orthodontics 23:142–153
5. Bennett J C, McLaughlin R P 1990 Controlled space closure with a preadjusted appliance system. Journal of Clinical Orthodontics 24: 251–260
6. McLaughlin R P, Bennett J C 1991 Finishing and detailing with a preadjusted appliance system. Journal of Clinical Orthodontics 25:251–264
7. Bennett J, McLaughlin R P 1993 Orthodontic treatment mechanics and the preadjusted appliance. Mosby-Wolfe, London (ISBN 0 7235 1906X)
8. Sebata E 1980 An orthodontic study of teeth and dental arch form on the Japanese normal occlusions. The Shikwa Gakuho 80(7):945–969
9. Watanabe K, Koga M, Yatabe K, Motegi E, Isshiki Y A 1996 A morphometric study on setup models of Japanese malocclusions. The Shikwa Gakuho
10. Roth R H 1987 The Straight Wire Appliance 17 years later. Journal of Clinical Orthodontics 21:632–642
11. McLaughlin R P, Bennett J C 1995 Bracket placement with the preadjusted appliance. Journal of Clinical Orthodontics 29:302–311
12. Bennett J, McLaughlin R P 1997 Orthodontic management of the dentition with the preadjusted appliance. Isis Medical Media, Oxford (ISBN 1 899066 91 8). Republished in 2002 by Mosby, Edinburgh (ISBN 07234 32651)
13. McLaughlin R P, Bennett J C 1999 Arch form considerations for stability and esthetics. Revista Espana Ortodontica 29(2):46–63
14. Ouchi K, Koga M, Watanabe K, Issiki Y, Kawada E 2001 The effects of retraction forces applied to the anterior segment on orthodontic arch wires – changes in wire deflection with wire size. Presented to southern California component of Edward H Angle Society. In press.

FALLBEISPIEL SS

Kurzer Abriss der Behandlung eines Nichtextraktionsfall mit Klasse I. Weitere Details der Behandlungsmechanik findet man in den Kapitel 4 bis 10.

Die 10 Jahre und 5 Monate alte Patientin hat einen Kieferbasiswinkel (ML-NL) von 30° und leicht retrudiert stehende obere und untere Inzisivi. Zu Behandlungsbeginn bestand in der Front ein leichter Engstand mit einigen Rotationen.

Die MBT™-Behandlungsmechanik arbeitet bei der Nivellierung der Zähne mit schwachen Kräften. Lacebacks und Bendbacks unterstützen die Verankerung. Wo es angebracht ist, wird die Verankerung mit Transpalatinal- oder Lingualbögen und/oder Headgear verstärkt. Man benutzt Twistflex- und Rundstahlbögen oder Rund- und Vierkant-HANT-Drähte und arbeitet bevorzugt mit .022"-Slots. Mit dem Sortiment aus Metallbrackets in Standard- und mittlerer Größe sowie transparenten Brackets ist das System genau aufeinander abgestimmt. Bei diesem Fall wurden exakt positionierte Metall-Brackets mittlerer Größe sowie .016"-HANT-Drähte mit Bendbacks eingegliedert. Lacebacks werden hauptsächlich bei Prämolarenextraktionsfällen benutzt; sie waren hier nicht erforderlich. Bei der Positionierung der Brackets ist auf höchste Präzision zu achten.

Zum MBT™-Behandlungskonzept gehören drei mögliche Bogenformen, die individuell angepasst werden. Nach der Nivellierung und Ausrichtung der Zähne schließt man die Bogennivellierung und Einstellung des Überbisses mit .019"×.025"-Stahldraht ab, korrigiert die antero-posterioren Diskrepanzen und den Torque und schließt, wo es notwendig ist, die Lücken. Hier wurde ein Vierkantstahldraht mit passiven Tiebacks eingegliedert.

Das Settling mit den entsprechenden Techniken dauert ein bis zwei Monate, bevor dann in den meisten Fällen die Bänder und Brackets entfernt werden (Abb. 1.48).

Ein Monat nach dem Settling (Abb. 1.49).

Nach Entfernung der Apparatur (Abb. 1.50).

Wenn man im Oberkiefer ein herausnehmbares Retentionsgerät verwendet, klebt man im Unterkiefer meist Retainer von Eckzahn zu Eckzahn hinter die Zähne (s. Kapitel 11). Für die Zeit nach der Behandlung empfiehlt es sich, entsprechende Empfehlungen zu versenden (S. 316), damit die Patienten auch in der wichtigen Retentionsphase gut mitarbeiten.

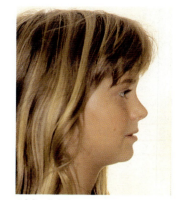

Abb. 1.42

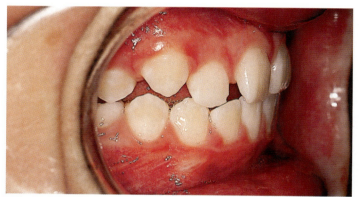

Abb. 1.45

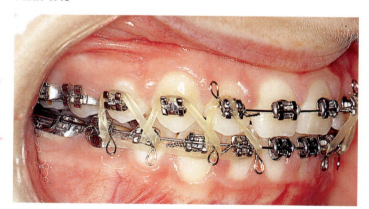

Abb. 1.48

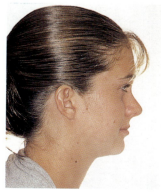

Abb. 1.51

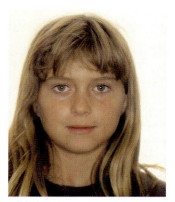

Abb. 1.43

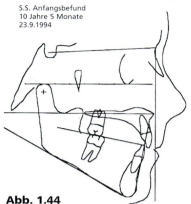

S.S. Anfangsbefund
10 Jahre 5 Monate
23.9.1994

SNA ∠	82°	
SNB ∠	79°	
ANB ∠	3°	
A-N ⊥ FH	−4 mm	
Pog-N ⊥ FH	−13 mm	
WITS	0 mm	
GoGnSN ∠	33°	
FM ∠	30°	
ML–NL ∠	30°	
IOK–A-Pog	3 mm	
IUK–A-Pog	0 mm	
IOK–NL ∠	103°	
IUK–ML ∠	80°	

Abb. 1.44

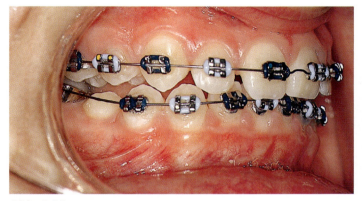

Abb. 1.46   **Abb. 1.47**

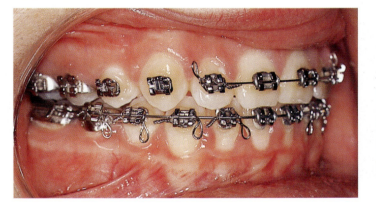

Abb. 1.49   **Abb. 1.50**

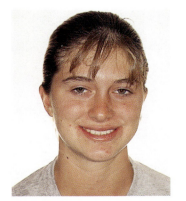

Abb. 1.52

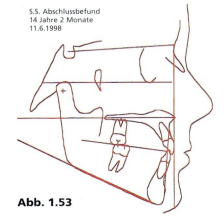

S.S. Abschlussbefund
14 Jahre 2 Monate
11.6.1998

SNA ∠	83°	
SNB ∠	82°	
ANB ∠	1°	
A-N ⊥ FH	−3 mm	
Pog-N ⊥ FH	−7 mm	
WITS	−2 mm	
GoGnSN ∠	29°	
FM ∠	26°	
ML–NL ∠	26°	
IOK–A-Pog	3 mm	
IUK–A-Pog	0 mm	
IOK–NL ∠	109°	
IUK–ML ∠	83°	

Abb. 1.53

KAPITEL 2

Beschreibung der Apparatur – Variationsmöglichkeiten und Vielseitigkeit

Einleitung 27

Merkmale eines modernen Bracketsystems 28

    Bracketsortiment 28

    Rhomboide Form 29

    Torque in der Basis – die Rolle des CAD (computer-aided-design) 30

In/Out-Kompensationswerte 31

    Umsetzung der In/Out-Kompensation 31

    Obere zweite Prämolaren 31

Angulationswerte 32

    Umsetzung der Angulation 32

Torquewerte 33

    Umsetzung des Torques 33

    Schneidezahntorque 34

    Eckzahntorque 36

    Torque der oberen Prämolaren und Molaren 37

    Torque der unteren Prämolaren und Molaren 38

Die Vielseitigkeit des Bracketsystems 39

    Beispiele für die Vielseitigkeit 39

    Palatinal stehende seitliche Schneidezähne 40

    Drei Wahlmöglichkeiten für den Torque der oberen Eckzähne 44

    Drei Wahlmöglichkeiten für den Torque der unteren Eckzähne 44

    Welchen Eckzahntorque soll man wählen? 44

    Austauschbare Brackets für die unteren Schneidezähne 48

    Austauschbare Brackets für die oberen Prämolaren 49

    Ohne Headgear: Tubes für obere zweite Molaren auf ersten Molaren 50

    Bei Klasse-II-Molarenrelationen: Tubes für untere zweite Molaren auf oberen Molaren 51

Zusätzliche Optionen bei Brackets und Tubes 52

    Bracket für kleine obere zweite Prämolaren 52

    Tubes für untere zweite Prämolaren 52

    Nicht konvertible Tubes für untere erste Molaren 53

    Doppel-Tube für untere erste Molaren und Dreifach-Tube-Attachments für obere erste Molaren 53

    Aufklebbare Minitubes für zweite Molaren 54

EINLEITUNG

Die medizinische und zahnmedizinische Behandlung ruht – so sagt man – auf drei Säulen: der Wissenschaft, der Tradition und der klinischen Erfahrung. Die 1972 eingeführte ursprüngliche SWA basierte zwar auf einer wissenschaftlichen Studie, enthielt jedoch noch viele traditionelle Merkmale der Edgewise-Zwillingsbrackets. Da der Ansatz völlig neu war, fehlten noch die klinischen Erfahrungen mit ihr. Andrews[1] hatte 120 kieferorthopädisch unbehandelte Idealfälle vermessen und sein Bracketsystem mit einigen Abänderungen auf diesen Daten aufgebaut.

Das liegt jetzt beinahe 30 Jahre zurück. Zu den wissenschaftlichen Ergebnissen und der Tradition, die in das ursprüngliche System eingeflossen sind, ist inzwischen ein reicher Schatz an klinischen Erfahrungen hinzugekommen. Die Autoren haben noch einmal Andrews' ursprüngliche Befunde überprüft und weitere Forschungsergebnisse aus japanischen Quellen mit aufgenommen[2, 3], um die neuesten wissenschaftlichen Ergebnisse zu berücksichtigen.

Die Autoren verzichteten schon recht früh auf die traditionellen starken Edgewise-Kräfte und entwickelten ein weithin anerkanntes Behandlungssystem, das auf Gleitmechanik und schwachen, kontinuierlich wirkenden Kräften beruhte. Damit folgte auf die Apparaturen von Andrews (erste Generation) und Roth (zweite Generation) eine dritte Generation von Brackets – nach dem Grundsatz, dass eine bewährte Mechanik und Kraftgröße ein neues Bracketsystem bestimmen soll, und nicht umgekehrt.

Beim MBT™-Versatile-Plus-Bracketsystem wurde alles beibehalten, was sich beim ursprünglichen Entwurf bewährt hatte, gleichzeitig wurden aber eine Reihe von Verbesserungen eingeführt und bestimmte Details geändert, um Mängel, die bei der klinischen Anwendung aufgetreten waren, zu beseitigen. Es basiert auf einer ausgewogenen Mischung aus Wissenschaft, Tradition und Erfahrung. Die Apparatur ist eine empfehlenswerte, moderne Version des vorprogrammierten Bracketsystems, die in Verbindung mit schwachen, kontinuierlich einwirkenden Kräften, Lacebacks und Bendbacks eingesetzt werden kann und die Gleitmechanik optimal ergänzt.

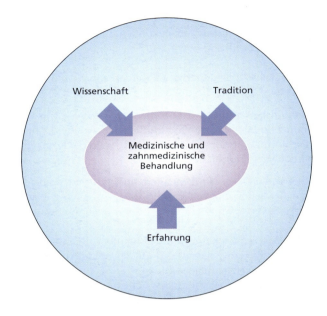

MERKMALE EINES MODERNEN BRACKETSYSTEMS

Bracketsortiment

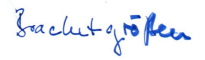

Seit den 1970er Jahren, als die ursprüngliche SWA aufkam, sind die Ansprüche an orthodontische Brackets beträchtlich gestiegen. Der moderne Kieferorthopäde erwartet drei Grundtypen, um den Anforderungen gerecht werden zu können, mit denen er in seiner Praxis alltäglich konfrontiert wird:

- Metallbrackets in Standardgröße werden vor allem da eingesetzt, wo Kontrolle besonders gefragt ist (Abb. 2.1)
- Metallbrackets mittlerer Größe erlauben weniger Kontrolle; sie kommen in Frage bei durchschnittlichen bis kleinen Zähnen, bei schlechter Mundhygiene oder aber, wenn die Kontrolle nicht oberste Priorität hat (Abb. 2.2)
- Ästhetische Brackets sind vor allem für ältere Patienten gedacht, bei denen möglichst wenig Metall zu sehen sein soll (Abb. 2.3)

Derartige Weiterentwicklungen findet man bei allen Bracketsystemen. Sie wurden daher selbstverständlich auch in das neue vorprogrammierte System aufgenommen.

Das ursprüngliche Markierungssystem aus Punkten und Strichen wurde bei den Standard-Metallbrackets durch eine Lasernummerierung ersetzt (Abb. 2.1, 2.4, 2.5). Bei den beiden anderen Formen war dies leider nicht möglich: Die Brackets mittlerer Größe waren dafür zu klein und bei den transparenten Brackets war es technisch nicht machbar. Sie sind nach wie vor mit farbigen Punkten markiert.

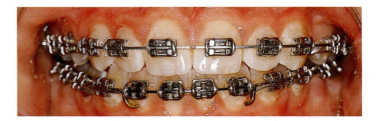

Abb. 2.1: Metallbrackets in Standardgröße.

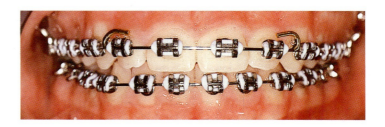

Abb. 2.2: Metallbrackets mittlerer Größe.

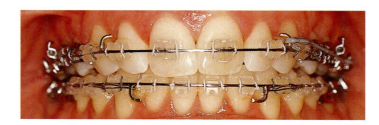

Abb. 2.3: Ästhetisch ansprechende Clarity™-Brackets.

Rhomboide Form

Die neuen Brackets sind nicht mehr rechteckig wie die Standard-Metallbrackets der Original-SWA (Abb. 2.4), sondern haben eine rhomboide Form (Abb. 2.5).

Dadurch sind sie graziler, und man hat in der Horizontalen und der Vertikalen klare Referenzlinien, die eine präzisere Positionierung der Brackets erlauben.

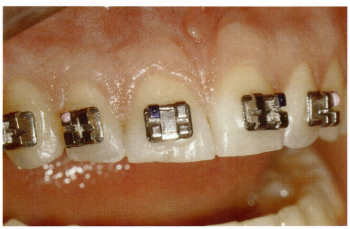

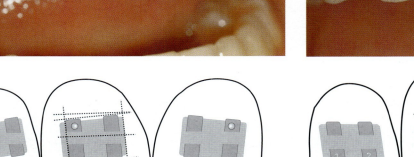

Abb. 2.4: Die ursprünglichen Standard-Metallbrackets der SWA waren rechteckig. Zur Markierung wiesen sie für den oberen Zahnbogen Punkte und für den unteren Striche auf.

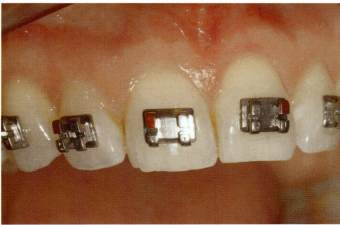

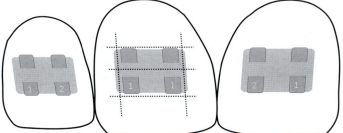

Abb. 2.5: Weil Brackets mit rhomboider Form zierlicher sind, müssen perspektivische Linien nur noch zwei Ebenen zugeordnet zu werden, so dass es leichter ist, die Brackets richtig zu platzieren.

Torque in der Basis – die Rolle des CAD (computer-aided design)

Die Torquevorgabe in die Bracketbasis verlagern zu können, war bei der ersten und zweiten Generation vorprogrammierter Brackets eine wichtige Frage, weil sich bei Brackets, deren Torque durch die Abwinklung der Slots vorgegeben war, nicht alle Slots in eine Ebene bringen ließen. Ohne Torquevorgaben in der Basis konnte man die Slots aus technischen Gründen nicht so aufsetzen, dass sie im richtigen Winkel zu den Fazialflächen der Kronen standen. Moderne Bracketsysteme wie beispielsweise das MBT™-System werden dagegen mit CAD-CAM entwickelt, computergestütztem Design und computergestützter maschineller Herstellung. Dadurch ist man bei der Gestaltung der Brackets sehr viel flexibler, denn man kann jetzt nicht nur die Slots an der richtigen Stelle anbringen, sondern auch die Stabilität der Brackets oder Merkmale wie die Tiefe des Flügels und das labio-linguale Profil verbessern. Mit dem Computer kann man zunächst für jeden einzelnen Zahn feststellen, wo sich der Bracketschlitz in Bezug auf die In/Out-Distanz und den Ansatz für den Torque genau befinden muss. Sobald dies feststeht, wird der Computer die restlichen Bereiche so gestalten, dass das Bracket sämtliche Anforderungen optimal erfüllen kann (Abb. 2.6 bis 2.8).

Die Brackets werden dann ohne den geringsten Unterschied in der Slotposition entweder mit dem gesamten Torque in der Basis (bei der Standardgröße und den transparenten Brackets) oder mit der Torquevorgabe teils in der Basis, teils in der Front (Brackets mittlerer Größe) fertiggestellt. Seit es die Möglichkeit gibt, Brackets mit CAD-CAM zu konstruieren, gehören Diskussionen über dieses Thema der Vergangenheit an!

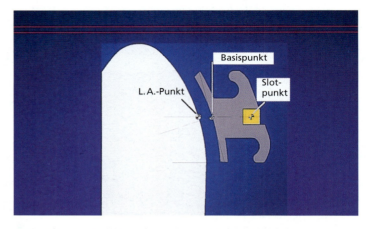

Abb. 2.6: Bei Brackets, deren Torque in der Basis einprogrammiert wurde, liegen L.A.-, Basis- und Slot-Punkt alle in der gleichen horizontalen Ebene. Um dies zu erreichen, ist auf der okklusalen Seite der Bracketbasis ein spitzer Winkel (< 90°) und auf der Gingivaseite ein stumpfer Winkel (> 90°) erforderlich.

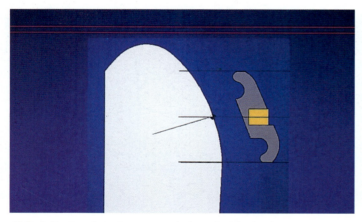

Abb. 2.7: Das CAD-System analysiert die ideale Slot-Position und entwirft dann die restlichen Bracketteile so, wie es gerade erforderlich ist.

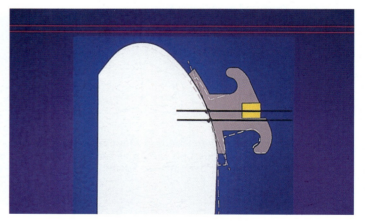

Abb. 2.8: Mit dem CAD kann man Brackets herstellen, bei denen der Torque in die Basis oder in die Front einprogrammiert oder auf beide aufgeteilt wurde.

IN-OUT-KOMPENSATIONSWERTE

Umsetzung der In-Out-Kompensation

Bei den vorprogrammierten Brackets werden die In-Out-Kompensationswerte hundertprozentig umgesetzt, weil der Bogendraht eng im Slot anliegt. Labio-lingual werden die Zähne schnell ausgerichtet – normalerweise von einem auf den anderen Termin. Daher basieren die In-Out-Kompensationswerte des MBT™-Systems auf denen der ursprünglichen SWA.

Obere zweite Prämolaren

Bei den 120 Idealfällen, die Andrews untersucht hat, hatten alle Kronen labio-lingual ihre volle natürliche Größe. In der Praxis haben jedoch die oberen zweiten Prämolaren in etwa 20% aller Fälle kleine Kronen. Bei solchen Zähnen hilft ein Bracket weiter, das 0,5 mm dicker ist als das normale (Abb. 2.9–2.11). Damit kann man die Randleisten problemlos korrekt einstellen, wie es auf Seite 52 erörtert wird. Sind die ersten und zweiten Prämolaren im Oberkiefer gleich groß, nimmt man das Bracket für den oberen ersten Prämolaren für beide Zähne. Für obere zweite Prämolaren benötigt man keinen großen Bestand an Brackets; eine Mitarbeiterin des Praxisteams sollte dies überwachen.

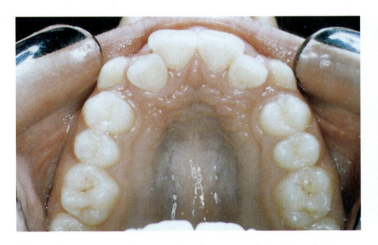

Abb. 2.9: In diesem Fall sind die oberen zweiten Prämolaren klein.

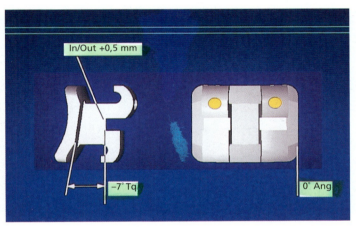

Abb. 2.10: Für kleine obere zweite Prämolaren eignet sich ein Bracket, das 0,5 mm dicker ist als üblich.

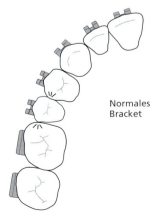

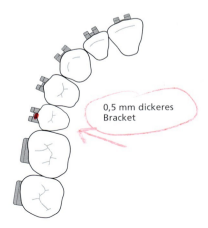

Abb. 2.11: In etwa 20% aller Fälle haben die oberen zweiten Prämolaren kleine klinische Kronen. Mit einem 0,5 mm dickeren Bracket kann man dann die Randleisten korrekt ausrichten, ohne den Bogendraht zu biegen.

ANGULATIONSWERTE

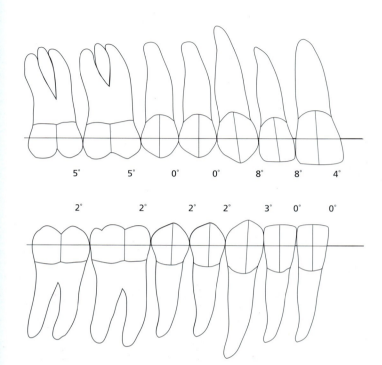

Abb. 2.12: Empfohlene Angulation.

Umsetzung der Angulation

Die vorprogrammierte Angulation wird fast vollständig ausgeprägt. Wird in ein oberes Eckzahnbracket mit 8° Angulation ein .019"×.025"-Draht eingegliedert, werden mehr als 7° völlig umgesetzt (Abb. 2.13). Mit einer Mechanik, die mit kontinuierlichen schwachen Kräften arbeitet, kann man die Angulation gut kontrollieren. Die Werte werden sich in der Praxis rasch und vollständig einstellen. Beim MBT™-Bracketsystem folgte man weitgehend den in Studien gefundenen Angaben und änderte sie nur bei den Molaren- und oberen Prämolarenattachments leicht ab.

Es ist ratsam, für alle Molaren ein Bracket mit 0° Angulation zu verwenden. Setzt man es parallel zu den bukkalen Molarenhöckern, wird es bei den oberen Molaren zu einer Angulation von 5°, bei den unteren zu einer von 2° führen (Abb. 2.14). Dieses Thema wurde von den Autoren bereits ausführlich besprochen; für weitere Einzelheiten sei der Leser auf andere Texte verwiesen.[4]

Für die oberen Prämolaren bevorzugen die Autoren Brackets mit einem Angulationswert von 0° statt der 2° in der Original-SWA. Dadurch werden die Kronen etwas steiler – in Richtung einer Klasse-I-Verzahnung – eingestellt, und man kann in einigen Fällen die Verankerung reduzieren. 2° scheinen zunächst nicht viel zu sein; nimmt man aber alle vier Prämolaren zusammen, so kommt man schon auf 8°, was dann doch für die Verankerung von Bedeutung sein kann. Bei den unteren Prämolaren hat sich die Angulation von 2°, wie sie in den ursprünglichen SWA-Brackets eingebaut war, gut bewährt, da die Kronen dadurch leicht nach mesial geneigt in Richtung einer Klasse I eingestellt bleiben. Dieser Wert wurde daher unverändert übernommen und ist nach wie vor zu empfehlen.

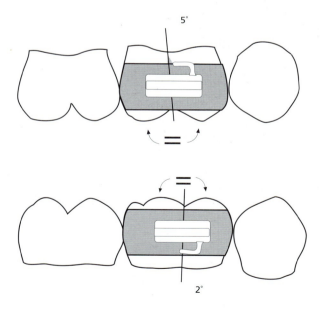

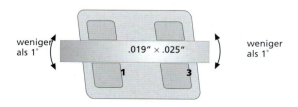

Abb. 2.13: Die in den Brackets vorprogrammierte Angulation wird nahezu vollständig umgesetzt; ein .019" x .025"-Vierkantdraht hat weniger als 1° Spiel.

Abb. 2.14 Obere und untere Molarenattachments haben 0° Angulation. Setzt man sie parallel zu den bukkalen Höckern, führt das zu einer Angulation von 5° bei den oberen und 2° bei den unteren Zähnen.

TORQUEWERTE

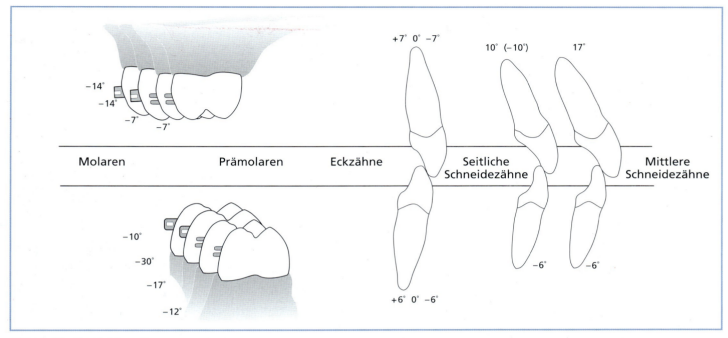

Abb. 2.15: Empfohlene Torquewerte.

Umsetzung des Torques

Wie bereits erörtert, können die In/Out-Kompensations- und Angulationswerte mit der vorprogrammierten Apparatur effizient umgesetzt werden. Bei den Torquewerten ist dies jedoch aus zwei Gründen unmöglich:

- Der Bereich, über den der Torque übertragen werden kann, ist klein und hängt von der Verwindung eines im Vergleich zur Größe des Zahnes relativ dünnen Drahtes ab (Abb. 2.16).

- Bei einer Gleitmechanik benutzt man für einen .022"-Slot normalerweise .019"×.025"-Stahldraht, weil ein Draht, der den Schlitz vollkommen ausfüllt, ein Gleiten verhindern würde. Diese Drähte haben ein Spiel von etwa 10°. Wie viel es genau ist, hängt davon ab, wie stark die Drahtkante abgerundet oder abgenutzt ist und in wieweit es bei der Herstellung des Brackets und des Drahtes zu kleinen Abweichungen gekommen ist (Abb. 2.17).

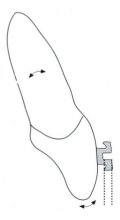

Abb. 2.16: Torque kann mit der vorprogrammierten Apparatur nur unzureichend umgesetzt werden, weil er unter anderem nur auf einen sehr kleinen Bereich einwirken kann.

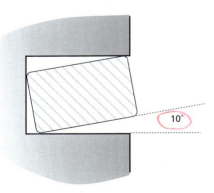

Abb. 2.17: Ein .019" x .025"-Vierkantstahldraht hat in einem .022"-Slot ein Spiel von etwa 10°. Der genaue Wert hängt davon ab, wie präzise bei der Herstellung des Drahtes und des Bracketschlitzes gearbeitet wurde und wie sehr die Drahtkanten abgerundet oder abgenutzt sind.

Weil die vorprogrammierten Brackets also nur relativ schlecht Torque übertragen, musste in die Schneidezahn-, Molaren- und unteren Prämolarenbrackets zusätzlicher Torque eingegeben werden, um das Behandlungsziel mit möglichst wenig Drahtbiegen erreichen zu können. Je nach der Bogenform, einem Vorstehen der Eckzahnwurzeln sowie anderen Faktoren, die auf den Seiten 44 bis 48 erläutert werden, sollte man bei Eckzahnbrackets zwischen drei Torquewerten wählen können.

Schneidezahntorque

Es erleichtert die Behandlung, wenn man durch eine kontrollierte Übertragung von Torque die oberen Schneidezahnwurzeln nach palatinal und die unteren Schneidezahnwurzeln nach labial bewegen kann (Abb. 2.18 bis 2.21). Dies ist bei vielen Arten von Malokklusionen erforderlich:

- Bei Klasse-II-Fällen, bei denen es durch Klasse-II-Gummizüge zu Torqueverlusten bei den oberen Inzisivi kommen kann und die Kronen der unteren Schneidezähne während des Nivellierens und als Reaktion auf die Klasse-II-Gummizüge häufig nach labial kippen.
- Bei Klasse-I-Fällen, bei denen ein korrekter Schneidezahntorque für ein gut aufeinander abgestimmtes Erscheinungsbild der Frontzähne sorgt.
- Bei Klasse-III-Fällen, bei denen ein korrekter Torque dazu beitragen kann, eine leichte dentoalveoläre Klasse III auszugleichen.

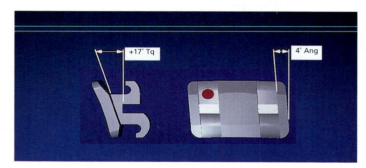

Abb. 2.18: Bracket für den oberen mittleren Schneidezahn.

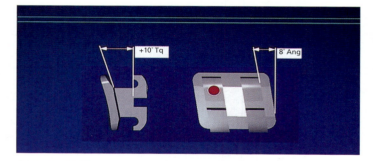

Abb. 2.19: Bracket für den oberen seitlichen Schneidezahn.

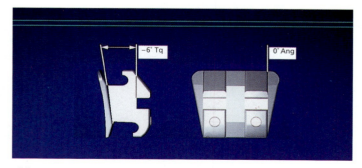

Abb. 2.20: Bracket für den unteren Schneidezahn.

Daher muss bei den oberen Inzisivi häufig der palatinale, bei den unteren der labiale Wurzeltorque verstärkt werden. Die Autoren empfehlen Torquewerte von +17° für die oberen mittleren Schneidezähne, +10° für die oberen seitlichen Schneidezähne sowie –6° für die unteren Schneidezähne (Abb. 2.21).

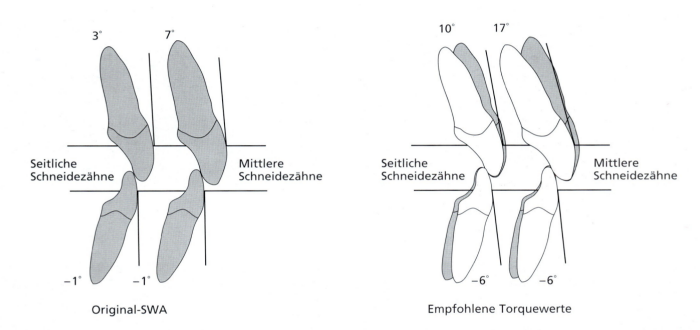

Abb. 2.21: Die Autoren empfehlen Torquewerte von +17° für die oberen mittleren, +10° für die oberen seitlichen sowie –6° für die unteren Inzisivi, damit sich die oberen Schneidezahnwurzeln leichter nach palatinal und die unteren nach labial bewegen lassen.

Eckzahntorque

Andrews vermaß 120 vollbezahnte Erwachsene ohne Fehlstellungen. Die Patienten einer typischen kieferorthopädischen Praxis bieten jedoch ein völlig anderes Bild. Während man mit dem in der Studie ermittelten Torquewert von –7° für die oberen Eckzähne bei den meisten Patienten gut zurecht kommt, werden die Wurzeln der unteren Eckzähne mit den –11° der Original-SWA leicht in eine Position gebracht, in der sie zu stark vorstehen. Um die erforderliche Flexibilität zu gewährleisten, stehen daher für die oberen Eckzähne Werte von –7°, 0° und +7° zur Verfügung (Abb. 2.22 und 2.23), für die unteren –6°, 0° und +6° (Abb. 2.24, 2.25); eine nähere Beschreibung folgt auf den Seiten 44 und 45.

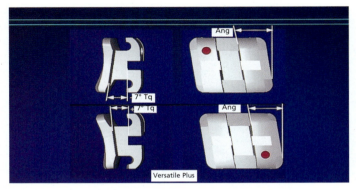

Abb. 2.22: Das obere Eckzahnbracket weist –7° Torque und, wenn man es umdreht, +7° Torque auf.

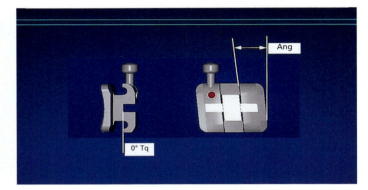

Abb. 2.23: Das obere Eckzahnbracket mit Haken hat 0° Torque.

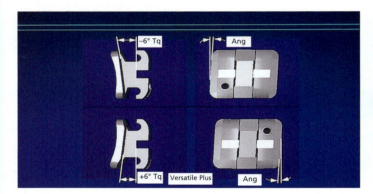

Abb. 2.24: Das untere Eckzahnbracket hat –6° Torque und, wenn man es umdreht, +6° Torque.

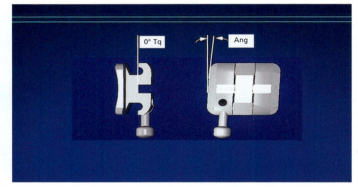

Abb. 2.25: Das untere Eckzahnbracket mit Haken weist 0° Torque auf.

Torque der oberen Prämolaren und Molaren

Die Autoren verwenden für die oberen Prämolaren weiterhin den Torquewert von −7°, mit dem man recht gut arbeiten kann.

Die −9° der Original-SWA für obere Molaren haben sich jedoch als ungeeignet erwiesen. Die Autoren ziehen einen Wert von −14° vor, da man damit eine bessere Kontrolle über die palatinalen Höcker hat (Abb. 2.26). Es kommt dadurch weniger zu okklusalen Interferenzen, wie sie durch hängende Palatinalhöcker hervorgerufen werden. Diesen Torquewert sollte man allerdings nur bei einem ausreichend breiten Oberkiefer wählen, weil die Wurzeln sonst an die Kortikalis stoßen und ein korrekter Torque nicht mehr einzustellen ist.

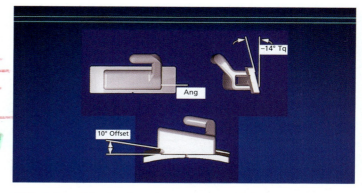

Abb. 2.27: Tube für den oberen zweiten Molaren.

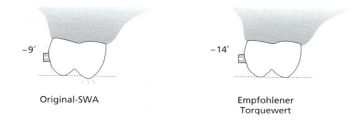

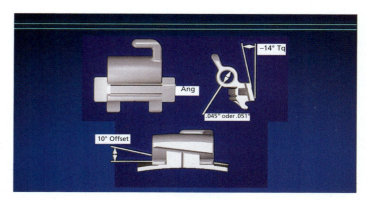

Abb. 2.26: Obere Molarenattachments mit −14° Torque ermöglichen eine bessere Kontrolle der palatinalen Höcker.

Abb. 2.28: Tube für den oberen ersten Molaren.

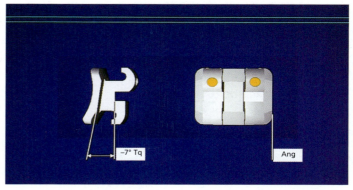

Abb. 2.29: Bracket für einen oberen ersten und zweiten Prämolaren.

Torque der unteren Prämolaren und Molaren

Bei vielen kieferorthopädischen Patienten sind die Oberkieferbögen schmal und die unteren Bögen als Ausgleich verengt. In diesem Fall müssen die unteren Molaren und Prämolaren normalerweise nach bukkal gekippt und damit aufgerichtet werden. Bei den Torquewerten der Original-SWA für erste (–30°) und zweite Molaren (–35°) kam es dagegen zu einem „Einwärtsrollen" der unteren Molaren. Daher entschieden sich die Autoren dafür, den Torquewert im Unterkiefer für die Prämolaren um 5°, für die ersten Molaren um 10° sowie für die zweiten Molaren um 25° zu erhöhen (Abb. 2.30).

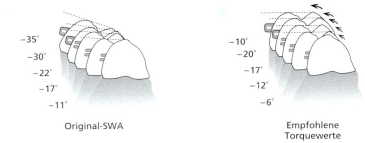

Abb. 2.30: Bei den Torquewerten für Attachments in den unteren Seitensegmenten haben sich die Autoren zu wesentlichen Veränderungen gegenüber den Original-SWA-Werten entschieden. Dadurch werden die unteren Molaren weniger „einwärts gerollt"; gleichzeitig wird die Entwicklung des Unterkieferbogens gefördert.

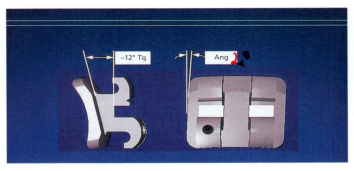

Abb. 2.31: Bracket für untere erste Prämolaren.

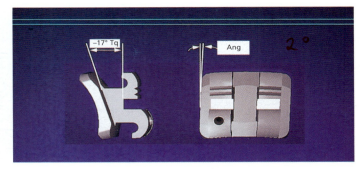

Abb. 2.32: Bracket für untere zweite Prämolaren.

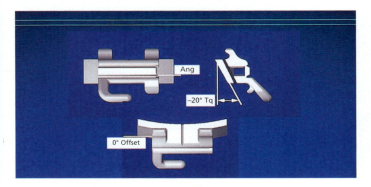

Abb. 2.33: Konvertibles Bukkal-Tube für untere erste Molaren.

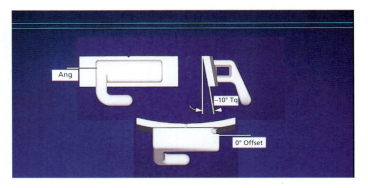

Abb. 2.34: Tube für untere zweite Molaren.

DIE VIELSEITIGKEIT DES BRACKETSYSTEMS

Bei den Brackets und Bukkal-Tubes der ersten und zweiten Generation (S. 6) gab es für jeden Zahn nur jeweils eine einzige Option mit den empfohlenen Werten für die Angulation, den Torque sowie die In/Out-Kompensation und kaum Spielraum für flexible Lösungen. Zu den grundlegenden Verbesserungen des neugestalteten MBT™-Versatile-Plus-Bracketsystems gehören daher nicht nur veränderte Angulations- und Torquewerte, sondern auch Konstruktionsmerkmale, die dem vorprogrammierten System eine völlig neue Eigenschaft verleihen: die Vielseitigkeit.

Im Folgenden wird diese Neuerung beschrieben. Je nachdem, was für die Behandlung gerade erforderlich ist, gibt es bei den Brackets und Bukkal-Tubes sieben verschiedene neue Möglichkeiten. Damit bietet das System eine Ausgangsbasis, von der aus man mithilfe der Bogendrähte und der Brackets jede erforderliche individuelle Anpassung oder auch Überkorrektur vornehmen kann. Dies kann man sich bei einzelnen Zähnen oder auch bei Zahngruppen zunutze machen. Dadurch muss man in späteren Behandlungsstadien weniger Biegungen erster, zweiter oder dritter Ordnung einarbeiten, was die Effizienz der Behandlung erhöht.

Beispiele für die Vielseitigkeit

Die Vielseitigkeit des Systems zeigt sich vor allem in den hier aufgelisteten Bereichen, die im Folgenden der Reihe nach besprochen werden:

1. Wahlmöglichkeiten bei palatinal stehenden seitlichen Schneidezähnen (–10°).
2. Drei Optionen beim Torquewert für die oberen Eckzähne (–7°, 0° und +7°).
3. Drei Optionen beim Torquewert für die unteren Eckzähne (–6°, 0° und +6°).
4. Austauschbare Brackets für untere Schneidezähne – gleiche Angulation und gleicher Torque.
5. Austauschbare Brackets für obere Prämolaren – gleiche Angulation und gleicher Torque.
6. Wenn kein Headgear benutzt wird, können die Tubes für die oberen zweiten Molaren auf den ersten Molaren verwendet werden.
7. Bei Patienten, die abschließend in Richtung einer Klasse-II-Molarenrelation eingestellt werden, kann man die Tubes für die unteren zweiten Molaren für die oberen ersten und zweiten Molaren der gegenüberliegenden Seite verwenden.

Palatinal stehende seitliche Schneidezähne

Der Kieferorthopäde steht oft vor der Aufgabe, palatinal stehende seitliche Inzisivi einzuordnen. Bei Patienten mit oberem Frontengstand und dentoalveolärer Klasse I oder III tendieren die oberen seitlichen Schneidezähne zum Kreuzbiss, und eine dauerhafte Korrektur der Wurzelstellung ist häufig schwierig. Es besteht die Gefahr, dass die Krone zu weit nach labial bewegt wird, während die Wurzel palatinal stehen bleibt. In einer solchen Situation sind zusätzliche Drahtbiegungen erforderlich, wodurch sich die Behandlungszeit entsprechend verlängert.

Derartige Probleme lassen sich auf folgende Weise leicht lösen:

- Beim Ausrichten muss man zunächst mit einer Druckfeder genügend Platz für den palatinal stehenden Zahn schaffen. Um Rotationen zu verhindern, werden die Brackets auf den benachbarten Zähnen mit Draht einligiert (Abb. 2.35 und 2.36).

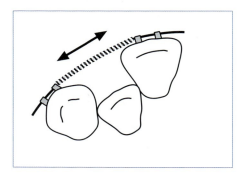

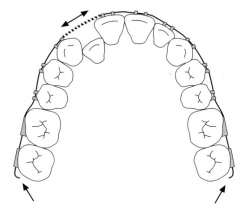

Abb. 2.35: Bevor man versucht, palatinal stehende Inzisivi nach labial zu verschieben, muss dafür genügend Platz geschaffen werden. Die Bendbacks liegen 2 mm distal der Molarentubes, damit der Zahnbogen länger werden kann.

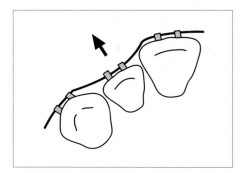

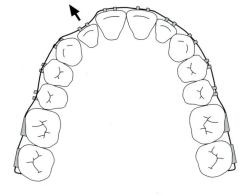

Abb. 2.36: Nachdem genügend Platz geschaffen wurde, kann man die seitlichen Inzisivi mit einem .015"-Twistflexdraht oder einem .016"-HANT-Draht behutsam nach labial bewegen.

Palatinalstand 12/22!

- Auf den palatinal stehenden seitlichen Schneidezahn wird ein normales Bracket geklebt, das allerdings um 180° gedreht ist (Abb. 2.37, 2.38), so dass es einen Torquewert von −10° statt +10° hat. Dadurch kann die Wurzel leichter nach labial gekippt werden, wenn der Vierkantbogen eingegliedert wird. Die Angulation von 8° bleibt unverändert. Man setzt das Bracket für die linke Seite auf den linken Schneidezahn und das für die rechte Seite auf den rechten Schneidezahn. Das soll hier nur erwähnt werden, weil häufig danach gefragt wird! Es ist falsch, das linke Schneidezahnbracket für den rechten Schneidezahn zu nehmen oder umgekehrt.

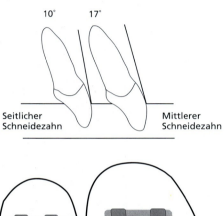

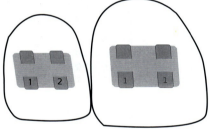

Abb. 2.37: Die herkömmliche Positionierung eines oberen seitlichen Schneidezahnbrackets erzeugt einen Torque von +10°.

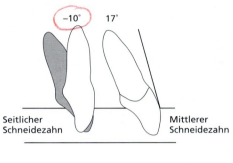

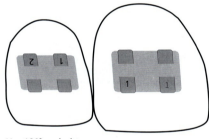

Um 180° gedreht

Abb. 2.38: Dreht man das Bracket am seitlichen Inzisivus um 180°, so entsteht ein Torque von −10° statt +10°.

Die folgenden Bilder zeigen, wie man mithilfe einer Druckfeder Platz für die Einordnung eines palatinal stehenden oberen seitlichen Schneidezahnes schaffen kann. Die Spiralfeder wurde durch Aufsetzen eines geschlitzten Röhrchens (split round tube, 517–620 3M Unitek) erneut aktiviert.

Palatinal verlagertes 12

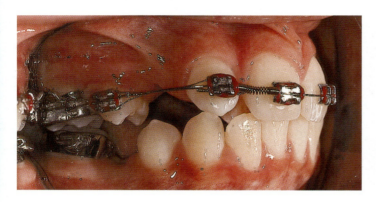

Abb. 2.39a: In diesem Fall einer Klasse I mit Engstand, einem palatinal stehenden rechten seitlichen Schneidezahn sowie einer oberen Mittellinienverschiebung nach rechts hat man sich zur Extraktion der oberen ersten und der unteren zweiten Prämolaren entschlossen. Nach anfänglichem Nivellieren und Ausrichten wurde eine Spiralfeder eingesetzt, um Platz für den seitlichen Schneidezahn zu schaffen. Im Unterkiefer wurden in diesem Stadium noch keine Brackets gesetzt, weil dort im weiteren Verlauf der Behandlung wahrscheinlich eine Kunststoffschiene benötigt wird.

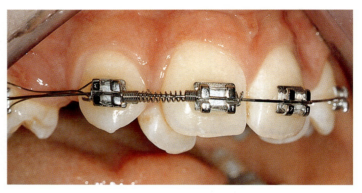

Abb. 2.39b: Derselbe Fall einen Monat später. Wenn man Lücken auf diese Weise öffnet, sollte man dafür runden .018"-Stahldraht oder stärkere Bogendrähte verwenden. Man nimmt ein Stück einer geschlossenen Spiralfeder, deren mittlerer Teil zur Aktivierung auseinandergezogen wurde. So gibt es normalerweise keine Probleme mit scharfen Drahtenden, wie sie bei offenen Druckfedern vorkommen können. Für die Neueinstellung und Reaktivierung wurden schon die Module von den Brackets abgenommen.

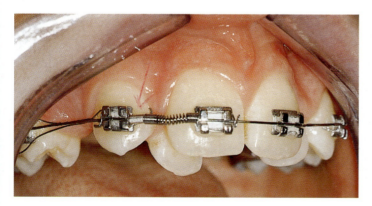

Abb. 2.39c: Hier wurde ein geschlitztes Röhrchen auf den Bogendraht aufgesetzt, um die Spiralfeder zu reaktivieren. Dadurch muss man den Bogendraht bei der Reaktivierung nicht mehr abnehmen. Die Zähne neben der Druckfeder müssen immer fest mit Draht einligiert werden, damit es nicht zu unerwünschten Rotationen kommt.

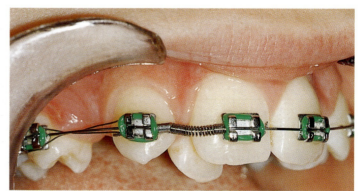

Abb. 2.39d: Es wurden Module eingesetzt und der Patient angewiesen, in vier Wochen wiederzukommen. Die Druckfeder wird Platz für den seitlichen Schneidezahn schaffen und mit dafür sorgen, dass die Mittellinien wieder korrekt verlaufen.

In dieser Behandlungssequenz wird ein palatinal stehender seitlicher Schneidezahn eingeordnet.

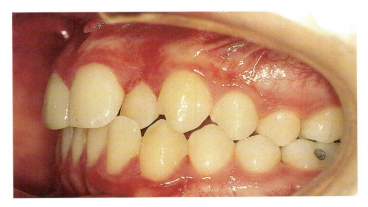

Abb. 2.40a: Bei diesem Nichtextraktionsfall steht ein oberer linker seitlicher Schneidezahn im Kreuzbiss.

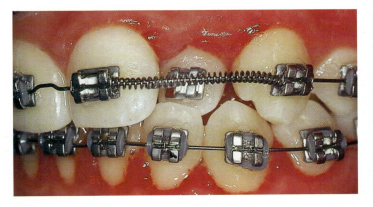

Abb. 2.40b: Eine offene Druckfeder schafft Platz für den seitlichen Schneidezahn (S. 40), den man dann nach labial zu verschieben versucht. Die benachbarten Zähne sind mit Draht einligiert. Das Bracket für den oberen linken seitlichen Schneidezahn wurde um 180° gedreht.

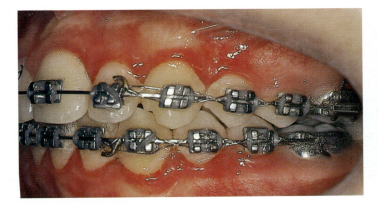

Abb. 2.40c: Als Arbeitsbögen wurden .019" x .025"-Vierkantstahldrähte eingegliedert. Zusätzliche Biegungen mussten in diesem Fall nicht eingearbeitet werden.

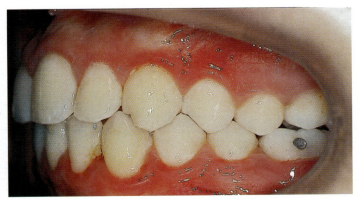

Abb. 2.40d: Der Fall nach dem Entfernen der Apparatur.

Drei Wahlmöglichkeiten für den Torque der oberen Eckzähne (–7°, 0°, +7°)

Bei den oberen Eckzähnen ist eine effektive Torquekontrolle besonders wichtig, da diese Zähne bei einer wechselseitig geschützten Okklusion eine zentrale Rolle spielen. Bei ihnen müssen Angulation und Torque optimal sein, damit sie ihre Aufgabe bei der Laterotrusion erfüllen können und bei maximaler Interkuspidation lateral ein wenig Spielraum haben.

An den Eckzähnen, den Zähnen mit den längsten Wurzeln im menschlichen Gebiss, zeigt es sich besonders deutlich, dass die vorprogrammierte Apparatur nur sehr schlecht Torque übertragen kann. Wenn man sich aus den drei vorhandenen Möglichkeiten den richtigen Torquewert ausgesucht hat, muss man weniger Biegungen in den Bogendraht einarbeiten.

Im MBT™-System stehen für die oberen Eckzähne zwei Brackettypen mit drei unterschiedlichen Torquewerten (–7°, 0°, +7°) zur Verfügung (Abb. 2.41).

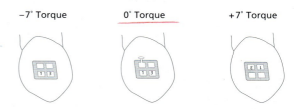

Abb. 2.41: Im MBT™-Bracketsystem hat man für die oberen Eckzähne die Wahl zwischen drei Torquewerten.

Drei Wahlmöglichkeiten für den Torque der unteren Eckzähne (–6°, 0°, +6°)

Mit dem Torquewert[4] der ursprünglichen SWA von –11° konnte es passieren, dass die unteren Eckzahnwurzeln zu weit vortraten. Die Autoren nehmen daher für die unteren Eckzähne lieber einen Torque von –6°, in einigen Fällen aber auch 0° oder sogar +6°. Sie bevorzugen diese im Vergleich zu den Angaben aus den Studien geringeren Torquewerte, weil es bei unteren Eckzahnwurzeln manchmal zu einer Gingivarezession kommt; dann ist es günstig, die Wurzeln in den Alveolarknochen hinein zu bewegen. Bei Tiefbiss muss die Eckzahnkrone gelegentlich nach labial gekippt, und gleichzeitig die Stellung der Wurzel im Alveolarknochen beibehalten werden. Der Torquewert von –6° harmoniert gut mit den um 5° veränderten Torquewerten in der unteren Prämolarenregion. Das MBT™-System bietet auch für die unteren Eckzähne zwei Brackettypen, bei denen man zwischen drei verschiedenen Torquewerten (–6°, 0°, +6°) wählen kann (Abb. 2.42).

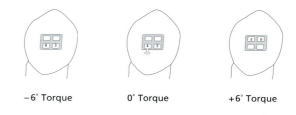

Abb. 2.42: Im MBT™-Bracketsystem hat man für die unteren Eckzähne die Wahl zwischen drei Torquewerten.

Woran sollte man sich bei der Auswahl des Eckzahntorques orientieren?

Bei der Auswahl sind sechs Faktoren entscheidend:

1. Die Bogenform
2. Das Vorstehen der Eckzähne
3. Die Entscheidung zur Extraktion (Angulationskontrolle)
4. Überbiss
5. Gaumennahterweiterung
6. Nichtanlage oberer seitlicher Schneidezähne, bei der Lücken geschlossen werden sollen.

Bogenform

Wenn die Zahnbögen gut entwickelt und keine wesentlichen Korrekturen der Zahnstellung nötig sind, benutzt man für die oberen Eckzähne normalerweise Brackets mit −7° und für die unteren solche mit −6° Torque. Bei einem eher länglich-runden oder spitz zulaufenden Bogen entscheidet man sich bei oberen und unteren Eckzähnen unter Umständen für Brackets mit 0° Torque. Hat der Patient eindeutig eine schmale, spitze Bogenform (Fallbeispiel AL., S. 86), dann kommt man in vielen Fällen mit +7° für die oberen und +6° für die unteren Brackets weiter (Abb. 2.43, 2.44).

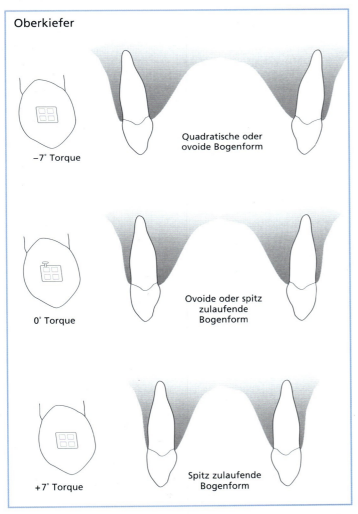
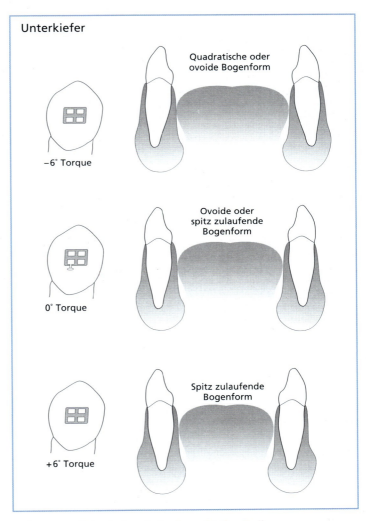

Abb. 2.43 und **2.44:** Die Bogenform spielt bei der Wahl der oberen und unteren Eckzahnbrackets eine wichtige Rolle.

Vorstehende Eckzähne

Brackets mit –7° Torque für die oberen und +6° Torque für die unteren Eckzähne sind normalerweise nicht angebracht, wenn der Patient vorstehende Eckzähne hat oder die Eckzähne bereits zu Beginn der Behandlung eine Gingivarezession aufweisen. Dann sollte man Brackets mit 0° Torque oder +7° für den oberen beziehungsweise +6° für die unteren Eckzähne nehmen (Abb. 2.45).

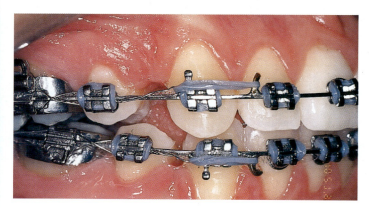

Abb. 2.45: Bei diesem Fall, bei dem eine Retraktion des Eckzahnes erforderlich war, standen die Eckzahnwurzeln schon bei Behandlungsbeginn vor. Entsprechend nahm man zur Unterstützung der Behandlungsmechanik beim oberen und unteren Eckzahn Brackets mit 0° Torque.

Die Entscheidung zur Extraktion (Angulationskontrolle)

Viele Behandler halten Brackets mit –7° Torque für den oberen und –6° Torque für den unteren Eckzahn nicht für optimal, wenn Prämolaren extrahiert werden müssen oder bei der Behandlung die Angulation eines Eckzahnes stark verändert werden muss. Sie bevorzugen für die Retraktion oder eine wesentliche Angulationsänderung von Eckzähnen Brackets mit 0° Torque. Dahinter steckt der Gedanke, dass 0°-Brackets die Eckzahnwurzeln besser im spongiösen Knochen halten, was die Angulationskontrolle erleichtert. Da die Eckzahnbrackets mit 0° Torque oft bei einer Eckzahnretraktion (Abb. 2.45) oder einer Klasse-II-Mechanik eingesetzt werden, ist an ihnen auch noch ein Haken angebracht.

Überbiss

Bei Klasse II/2 und anderen Fällen mit Tiefbiss müssen die unteren Eckzahnkronen häufig nach labial bewegt werden, während die Wurzeln in der Mitte des Alveolarfortsatzes verbleiben sollten. Das geht leichter, wenn man dafür untere Eckzahnbrackets mit 0° oder +6° Torque benutzt (Abb. 2.46).

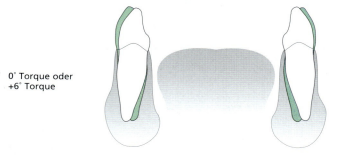

0° Torque oder +6° Torque

Abb. 2.46: Wählt man für die unteren Eckzähne Brackets mit 0° oder +6° Torque, lassen sich die Eckzahnkronen leichter nach labial bewegen, während die Wurzeln in der Mitte des Alveolarfortsatzes verbleiben. Das kann man sich in manchen Fällen mit Tiefbiss zunutze machen.

Fälle mit Gaumennahterweiterung

Nach einer Gaumennahterweiterung verbreitert sich nach dem oberen Bogen sekundär auch der untere Bogen. Dabei verändert sich die Achsenstellung der unteren Zähne[5] (Aufrichtung). Um diese positive Entwicklung zu unterstützen, empfiehlt es sich, für die unteren Eckzähne Brackets mit 0° oder +6° Torque zu benutzen.

Nichtanlage oberer seitlicher Schneidezähne, bei der Lücken geschlossen werden sollen

Fehlt einer oder beide oberen seitlichen Inzisivi, kann man sich dafür entscheiden, die Lücken zu schließen und die Eckzähne nach mesial an die mittleren Schneidezähne heranzuführen. In diesem Fall sollte man das obere Eckzahnbracket mit einem Torque von –7° um 180° drehen. Dadurch erhält es bei einer gleichbleibenden Angulation von 8° einen Torquewert von +7°. Das Bracket der linken Seite wird auf den linken Eckzahn und das Bracket der rechten Seite auf den rechten Eckzahn gesetzt. Es ist falsch, das linke Eckzahnbracket für den rechten Eckzahn zu nehmen oder umgekehrt.

Das umgedrehte Eckzahnbracket ist gut an die Zahnoberfläche angepasst, und die In/Out-Dimension stimmt ebenfalls. Im Stadium der Kantbögen lässt sich die Eckzahnwurzel auf diese Weise mit einem Minimum an Biegearbeit in eine palatinale Position bringen (Abb. 2.47).

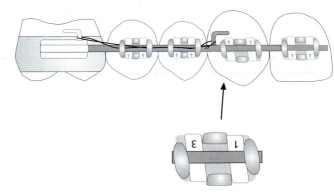

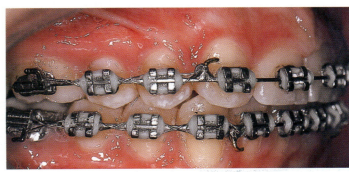

Abb. 2.47: Bei diesem Fall war der obere rechte seitliche Schneidezahn nicht angelegt. Hier nutzt man die vielseitigen Eigenschaften des MBT™-Systems, um die Behandlungsmechanik zu unterstützen. Das Bracket für den oberen rechten Eckzahn wird um 180° gedreht. Der obere erste bleibende Molar trägt ein Tube für den unteren linken zweiten Molaren mit 0° Rotation, um die Behandlung mit einer guten Klasse-II-Molarenrelation abschließen zu können (Abb. 2.58, S. 51).

Austauschbare Brackets für die unteren Schneidezähne

In die unteren Schneidezahnbrackets wurde 0° Angulation eingebaut. Dies entspricht den in Untersuchungen ermittelten Werten und reduziert im unteren Zahnbogen die Anforderungen an die Verankerung. Außerdem hat es den Vorteil, dass alle unteren Schneidezahnbrackets untereinander austauschbar sind (Abb. 2.48–2.50), so dass das Inventar überschaubar bleibt.

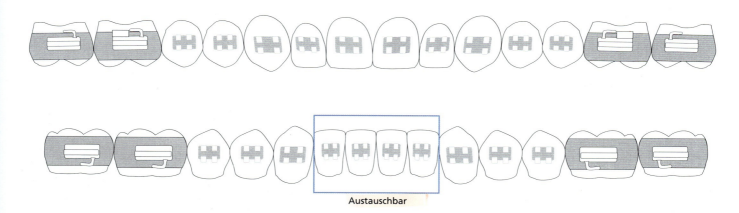

Abb. 2.48: Die unteren Schneidezahnbrackets kann man untereinander austauschen, weil sie alle einen Angulationswert von 0° haben.

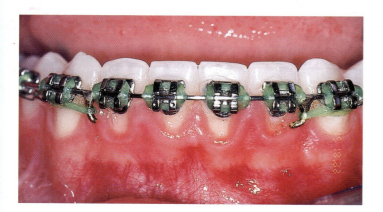

Abb. 2.49: Die unteren Schneidezahnbrackets weisen 0° Angulation auf und sind untereinander austauschbar.

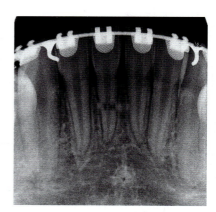

Abb. 2.50: Intraorale Röntgenaufnahmen zeigen die parallel laufenden unteren Schneidezahnwurzeln des Patienten vom nebenstehenden Foto.

Austauschbare Brackets für die oberen Prämolaren

Ähnliches gilt auch für die oberen Prämolarenbrackets. Im Bracketsystem sind für alle oberen Prämolaren 0° Angulation vorgesehen, um die Verankerung nicht zu stark zu belasten und schneller eine Klasse-I-Relation herbeizuführen. Dank der Angulation von 0° sind die Brackets untereinander austauschbar (Abb. 2.51–2.54), so dass der Bestand übersichtlich bleibt.

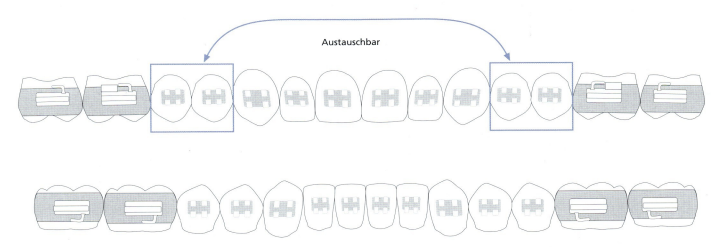

Abb. 2.51: Aufgrund ihres Angulationswertes von 0° können die Prämolarenbrackets für die rechte und die linke Seite sowie für die ersten und die zweiten Prämolaren untereinander ausgetauscht werden.

Abb. 2.52 bis **2.54:** Die oberen Prämolarenbrackets haben eine Angulation von 0° und können zwischen dem ersten und dem zweiten Prämolaren sowie der rechten und der linken Seite ausgetauscht werden. Die Eckzahnwurzeln sind gut eingestellt und haben die richtige Angulation.

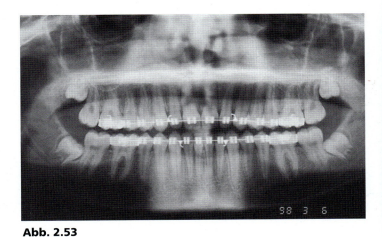

Abb. 2.53

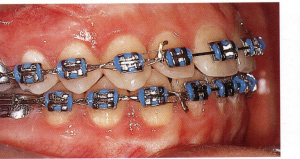

Abb. 2.52

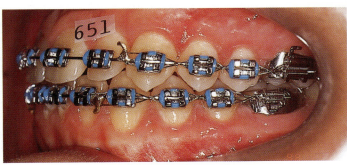

Abb. 2.54

Wenn kein Headgear benutzt wird, können die Tubes für die oberen zweiten Molaren auf den ersten Molaren verwendet werden.

Für obere erste und zweite Molaren gelten die Werte: –14° Torque, 0° Angulation und 10° Antirotation. Das Tube für den oberen zweiten Molaren kann daher auch auf den oberen ersten Molaren verwendet werden, falls kein Headgear erforderlich ist (Abb. 2.55, 2.56).

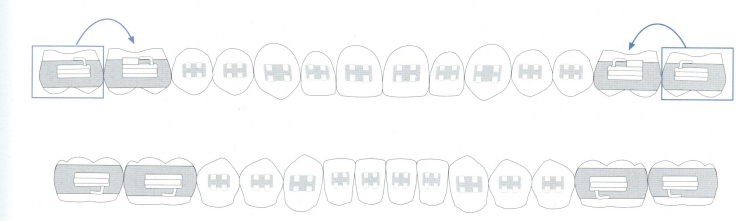

Abb. 2.55: Attachments für obere zweite Molaren können auch für obere erste Molaren benutzt werden, wenn kein Headgear benutzt werden muss.

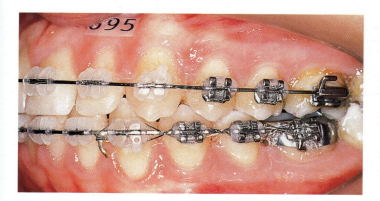

Abb. 2.56: Bei diesem Nichtextraktionsfall musste kein Headgear getragen werden. Daher wurde ein Tube für den oberen zweiten Molaren auf den oberen ersten Molaren geklebt.

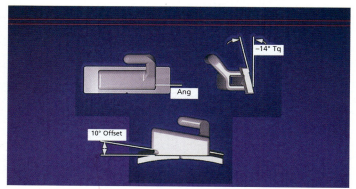

Abb. 2.57: Das Tube für obere zweite Molaren kann auch auf oberen ersten Molaren verwendet werden, falls kein Headgear erforderlich ist.

Bei Patienten, die in eine Klasse-II-Molarenrelation eingestellt werden, kann man die Tubes für die unteren zweiten Molaren für die oberen ersten und zweiten Molaren der gegenüberliegenden Seite verwenden.

Wenn nur im oberen Zahnbogen zwei Prämolaren extrahiert wurden und als Behandlungsziel eine Klasse-II-Verzahnung der Molaren angestrebt wird, ist es oft schwierig, eine gute Feineinstellung zu erreichen.

Dann ist es vorteilhaft, obere Molarentubes mit einer Rotation von 0° statt der üblichen 10° sowie mit einer Angulation von 0° statt der üblichen 5° zu verwenden. Das kann man im vielseitigen MBT™-Bracketsystem erreichen, indem man auf die oberen Molaren Tubes für untere zweite Molaren der Gegenseite setzt, d. h. die linken Tubes nach rechts oben und die rechten Tubes nach links oben (Abb. 2.58–2.60). Zusätzlich müssen die Tubes noch in eine andere Angulationsstellung gebracht werden, bei der mehr Schmelz vom mesialen als vom distalen Höcker zu sehen ist. Auf diese Weise erreicht man die nötige Feineinstellung der Angulation.

In einigen Fällen versucht man besser, erst einmal einen Großteil der Behandlungsziele mit normalen oberen Molarentubes zu erreichen, und geht dann für das Finishing zu unteren zweiten Molarentubes über. Kommt man ohne allzu viel Behandlungsmechanik aus, kann man auch gleich von Anfang an die Tubes für die unteren zweiten Molaren verwenden.

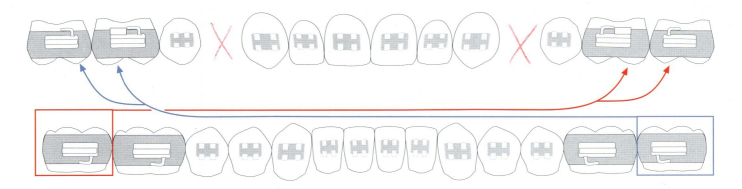

Abb. 2.58: Für eine abschließende Einstellung in die Klasse-II-Molarenrelation kann man Attachments für untere zweite Molaren in den Justierungsstadien auf obere erste und zweite Molaren der gegenüberliegenden Seite setzen. Die unteren Attachments haben eine Rotation von 0°. In solchen Fällen sollte normalerweise eine mesio-palatinale Rotation der oberen Molaren gefördert werden; deshalb ist ein Molarenattachment mit 0° Rotation einem normalen oberen Molarenattachment mit 10° Rotation vorzuziehen.

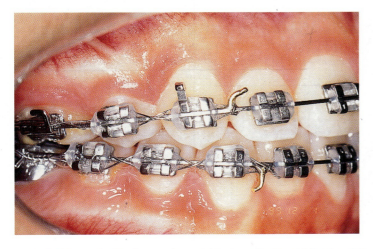
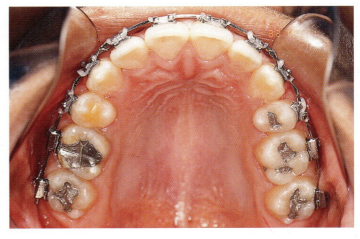

Abb. 2.59 und 2.60: Es wurde entschieden, diesen Fall in eine Klasse-II-Molarenrelation einzustellen. Tubes für untere zweite Molaren mit 0° Rotation wurden auf die oberen ersten und zweiten Molaren der gegenüberliegenden Seite gesetzt, um zu einer guten Molarenokklusion beizutragen.

ZUSÄTZLICHE OPTIONEN BEI BRACKETS UND TUBES

Seit seiner Einführung im Mai 1997 konnte das MBT™-Bracketsystem dank der klinischen Erfahrungen und der Rückmeldungen der Anwender ständig weiterentwickelt und verbessert werden. Man konnte zwar bereits von Anfang an ein dickeres Bracket für den oberen zweiten Prämolaren wählen, doch kamen nun weitere nützliche Elemente hinzu, so dass das System noch vielseitiger wurde. Einige von ihnen werden im Folgenden vorgestellt.

Bracket für kleine obere zweite Prämolaren

Im Praxisalltag sieht man gelegentlich kleine obere zweite Prämolaren. Für solche Zähne ist ein 0,5 mm dickeres Bracket eine gute Alternative (Abb. 2.61), um die Randleisten gut auszurichten. Man muss allerdings beim Kleben sehr sorgfältig darauf achten, dass es nicht zu weit vorsteht, da es sonst beim Kauen leicht beschädigt werden kann. Für obere zweite Prämolaren benötigt man keinen großen Bestand an Brackets; eine Mitarbeiterin des Praxisteams sollte dies überwachen.

Tubes für untere zweite Prämolaren *(Drehstand bei leichten)*

Diese Tubes, die im Jahr 2000 entwickelt und getestet wurden, werden in Zukunft sicher ein fester Bestandteil der kieferorthopädischen Behandlungsmechanik werden. Diese von Grund auf neue Entwicklung wurde durch die Flexibilität der .016"-HANT-Drähte möglich, die selbst bei einem leichten Drehstand schon zu Beginn der Behandlung problemlos durch die Tubes auf den unteren zweiten Prämolaren durchgezogen werden können (Abb. 2.62).

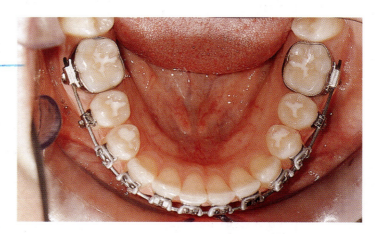

Abb. 2.62: Untere zweite Prämolarentubes von okklusal aus gesehen. Ein Vierkant-HANT-Draht konnte problemlos eingegliedert werden.

Tubes auf unteren zweiten Prämolaren sind sauberer und komfortabler als herkömmliche Brackets. Da sie graziler sind, stören sie weniger, und lösen sich nicht so leicht ab, wie es bei den Brackets in diesem Bereich früher oft der Fall war. Eine normale Gleitmechanik (Abb. 2.63, 2.64) funktioniert mit ihnen praktisch reibungslos. Die Tubes sind außerdem selbstligierend, so dass man bei jedem Termin etwas Zeit spart.

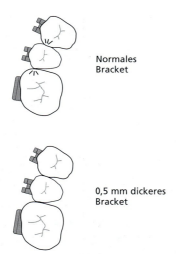

Abb. 2.61: Mit einem dickeren Bracket kann man bei kleinen oberen zweiten Prämolaren die Randleisten besser ausrichten, ohne noch am Bogendraht biegen zu müssen.

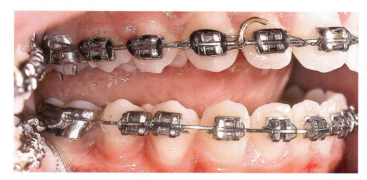

Abb. 2.63: Im Bereich des unteren zweiten Prämolaren brechen normale Brackets selbst bei sorgfältigstem Bonding häufig ab.

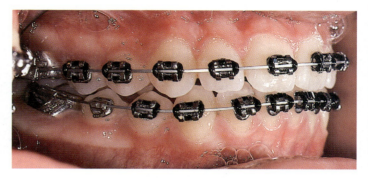

Abb. 2.64: Das untere zweite Prämolarentube ist komfortabler und normalerweise nicht so bruchanfällig wie das entsprechende Bracket.

Nicht konvertible Tubes für untere erste Molaren

Diese Tubes haben viele Vorteile gegenüber den größeren, konvertiblen unteren ersten Molarenattachments. Sie sind komfortabler, sauberer und stabiler (Abb. 2.65). Außerdem stören sie in diesem wichtigen Bereich weniger, da sie graziler sind. Dadurch lassen sich die Brackets dort leichter präzise platzieren. Sie werden daher in vielen Praxen gerne eingesetzt und den sperrigeren, konvertiblen Attachments vorgezogen.

Doppel-Tube für untere erste Molaren und Dreifach-Tube-Attachments für obere erste Molaren

Sie sind für Behandlungen mit Segmentbogentechnik gedacht. Die Autoren setzen diese Mechanik selten ein, sondern bevorzugen im Allgemeinen gingivale Headgear-Tubes. Aber Behandler, die früher mit dem Segmentbogen-Konzept gearbeitet haben und nun zum MBT™-System wechseln, das auf durchgehenden Bögen aufbaut, werden diese Attachments gerne verwenden.

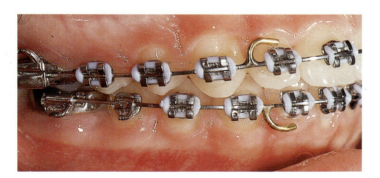

Abb. 2.65: Nicht konvertible untere erste Molarentubes haben viele Vorteile gegenüber den herkömmlichen, sperrigeren konvertiblen unteren ersten Molarenattachments.

Aufklebbare Minitubes für zweite Molaren

Wenn ein zweiter Molar in die Behandlung mit einbezogen werden muss, der Zahn aber noch nicht so weit durchgebrochen ist, dass sich ein Band legen lässt, kann man mesiobukkal ein kleines Tube aufkleben (Abb. 2.66, 2.67). Diese Tubes sind komfortabel und richten den zweiten Molaren erstaunlich effektiv aus.

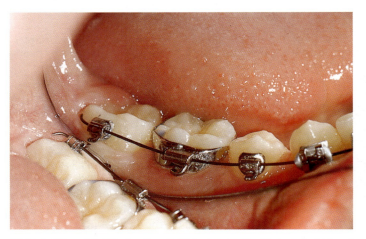 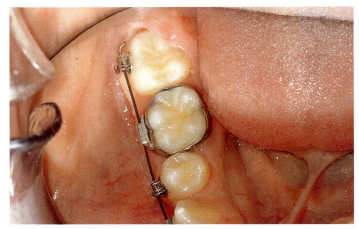

Abb. 2.66 und **2.67:** In diesem Fall, der von bukkal und okklusal zu sehen ist, befinden sich auf dem zweiten Prämolaren und beiden Molaren Tubes. Die aufklebbaren Minitubes für zweite Molaren (3M Unitek 066–5044, 066–5033) sind vor allem dann sinnvoll, wenn der Molar erst zum Teil durchgebrochen ist und sind in der klinischen Praxis erstaunlich effektiv.

LITERATUR

1. Andrews L F 1972 The six keys to normal occlusion. American Journal of Orthodontics 62:296–307
2. Sebata E 1980 An orthodontic study of teeth and dental arch form on the Japanese normal occlusions. The Shikwa Gakuho 80(7):945–969
3. Watanabe K, Koga M, Yatabe K, Motegi E, Isshiki Y A 1996 A morphometric study on setup models of Japanese malocclusions. The Shikwa Gakuho
4. Bennett J, McLaughlin R P 1997 Orthodontic management of the dentition with the preadjusted appliance. Isis Medical Media, Oxford (ISBN 1 899066 91 8) pp. 283–288. Republished in 2002 by Mosby, Edinburgh (ISBN 07234 32651)
5. Sandstrom R A, Klapper L, Papaconstantinou S 1988 Expansion of the lower arch concurrent with rapid maxillary expansion. American Journal of Orthodontics 94:296–302

KAPITEL 3

Bracketpositionierung und Set-up

Einleitung   57
   Äußerste Präzision   57
   Umgang mit dem Patienten   57

Vollständiges oder partielles Bekleben?   58

Theorie der Bracketpositionierung – Vermeidung von Fehlern   59
   Präzision bei der horizontalen Ausrichtung   60
   Präzision bei der axialen Einstellung   61
   Präzision in der Vertikalen   61

Vertikale Bracketpositionierung mithilfe von Messlehren und Tabellen   62
   Klinische Anwendung von Messlehren   62
   Empfohlene Tabelle zur Bracketpositionierung   63
   Individuelle Tabellen zur Bracketpositionierung   63

Setzen von Molarenbändern   66
   Separieren   66
   Bebänderung oberer Molaren   66
   Obere Molarenbänder – rasche Gaumenerweiterung   66
   Bebänderung unterer Molaren   67

Direktes Bondingverfahren   68

Indirektes Bondingverfahren   68

Vorteile des indirekten Bondingverfahrens   69

Nachteile des indirekten Bondingverfahrens   69

EINLEITUNG

Der wichtigste Behandlungsschritt nach der korrekten Diagnose und Behandlungsplanung ist das Set-up. Die Bebänderung und das Kleben der Brackets sollten daher nicht delegiert, sondern vom Kieferorthopäden selbst durchgeführt werden, damit die Apparatur wirklich akkurat sitzt.

Äußerste Präzision

Präzision ist das A und O bei der Positionierung der Brackets, damit die einprogrammierten Vorgaben des Bracketsystems vollständig und effizient umgesetzt werden können. Damit unterstützt man die Behandlungsmechanik und erhöht die Chance auf dauerhaft gute Behandlungsergebnisse.

Umgang mit dem Patienten

Wenn man diesen Behandlungsschritt gelassen und in aller Ruhe ausführt, wird der Patient seine Befürchtungen weitgehend vergessen und kaum Beschwerden haben. So gewinnt man von Anfang an sein Vertrauen, und er arbeitet dann im weiteren Verlauf der Behandlung besser mit.[1]

Nach dem Set-up sollte der Patient entsprechende Anweisungen erhalten, die in Kapitel 5 erläutert werden (S. 112).

Es ist sinnvoll, beim Kleben der Brackets und Zementieren der Bänder lichthärtende Systeme zu verwenden. So reduziert sich der Zeitdruck, der dabei auf dem Kieferorthopäden lastet. Bei den Klebematerialien sollte man die Empfehlungen des Herstellers genau befolgen und zur Aushärtung das richtige Licht benutzen; auf diese Weise kann man eine gute Haftung erzielen und das Risiko reduzieren, dass sich ein Bracket oder Band wieder löst.

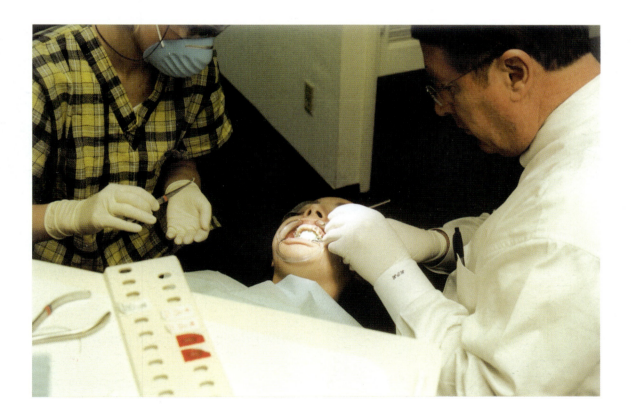

VOLLSTÄNDIGES ODER PARTIELLES BEKLEBEN?

Bei vielen Patienten ist es richtig, alle Brackets und Bänder schon bei Behandlungsbeginn einzusetzen, damit sich etwaige Beschwerden auf dieses eine Mal beschränken und von Anfang an alle Zähne korrigiert werden. Gelegentlich kann jedoch ein partielles Bekleben sinnvoll sein, bei dem man einzelne Zähne und auch Zahngruppen ohne Attachment belässt. Im Folgenden werden einige dieser Situationen beschrieben.

Außerhalb stehende Zähne

Wenn einzelne Zähne vertikal oder horizontal außerhalb des ursprünglichen Zahnbogens stehen (Abb. 3.1), empfiehlt es sich oft, den verlagerten Zahn erst dann mit einem Bracket zu versehen, wenn die anderen Zähne gut ausgerichtet sind und genügend Platz geschaffen wurde.

Fälle mit Tiefbiss

Auf den Seiten 134 und 135 wird erläutert, wie man die Behandlung eines Tiefbisses angeht. Wenn man sich jedoch gegen eine Aufbissplatte oder einen okklusalen Aufbau entschieden hat, sollte die Behandlung zunächst im oberen Bogen beginnen. Hat sich der Überbiss dann allmählich verringert, kann man auch auf die unteren Inzisivi Brackets kleben, ohne dass sie den Patienten stören oder man Schäden am Schmelz oder den gerade gesetzten Brackets befürchten muss.

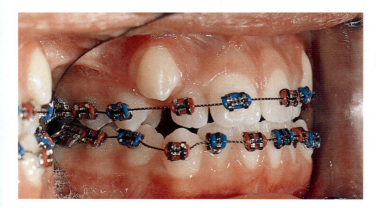

Abb. 3.1: Auf diesen vertikal und horizontal verlagerten, oberen rechten Eckzahn wurde bei Behandlungsbeginn kein Bracket gesetzt. Es muss zunächst Platz geschaffen werden, bevor man versucht, ihn in den Zahnbogen einzuordnen.

Fälle, bei denen Schmelz abgetragen werden muss

Bei dreieckig geformten Schneidezähnen muss normalerweise approximal Schmelz abgetragen werden (Abb. 3.2). In einem solchen Fall ist es besonders im Unterkiefer vorteilhaft, erst später Brackets auf die Inzisivi zu kleben. Setzt man die Brackets nämlich bereits bei Behandlungsbeginn, werden die unteren Schneidezähne – vor allem bei einem Nichtextraktionsfall – während des Ausrichtens unweigerlich etwas nach labial gekippt. Trägt man dann Schmelz ab und muss die Zähne anschließend wieder zurückkippen, dreht man sich sozusagen im Kreis. Das lässt sich vermeiden, wenn man auf die unteren Schneidezähne zunächst keine Brackets klebt.

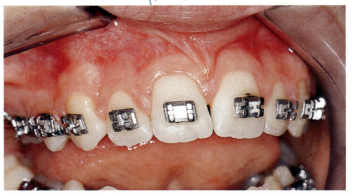

Abb. 3.2: Dreieckig geformte Schneidezähne müssen normalerweise rekonturiert werden, um unschöne schwarze Dreiecke zu vermeiden. Es kann bei solchen Fällen vorteilhaft sein, im unteren Schneidezahnbereich erst später Brackets zu setzen, um die unerwünschte Protrusion zu Beginn der Behandlung zu reduzieren. Die Behandlungsmechanik wird einfacher, wenn man dreieckig geformte untere Schneidezähne schon vor dem Bekleben mit Brackets rekonturiert.

Verwendung von Sliding jigs und Fälle im Wechselgebiss

Wird zur Kontrolle oder Distalisierung der oberen Molaren ein Sliding jig (Fallbeispiel TC, S. 195) verwendet, kommen auf die oberen Prämolaren und manchmal auch auf die oberen Eckzähne zu Beginn der Behandlung normalerweise keine Brackets.

Bei Behandlungen im Wechselgebiss werden meist nur die bleibenden Zähne in die Apparatur mit einbezogen. Milchzähne können gelegentlich hinzugenommen werden, um entweder die Festigkeit und Stabilität der Apparatur zu erhöhen oder um die Position der Milchzähne zu verändern.

THEORIE DER BRACKETPOSITIONIERUNG – VERMEIDUNG VON FEHLERN

Es sollte kein Aufwand gescheut werden, die Brackets präzise zu platzieren. Werden die Brackets perfekt positioniert, stellt sich auch ohne große Probleme eine gute Okklusion ein und die abschließende Feineinstellung wird einfacher. Auf diese Weise wird die Effizienz in einer vollen Praxis erhöht.

Bei der ursprünglichen Edgewise-Apparatur platzierte man die Brackets normalerweise unabhängig von der Zahngröße mithilfe von Millimeter-Messlehren und Standardmesswerten für den Abstand von der inzisalen oder okklusalen Kante nicht nur. Bei diesem Messsystem befanden sich die Brackets dann bei großen Schneidezähnen nicht nur näher an der Schneidekante als bei kleinen Zähnen, sie saßen außerdem in einem unterschiedlichen Neigungsgrad auf den Zähnen, so dass sich die Torque- und die In/Out-Kompensationswerte veränderten, die die Brackets übertrugen. Weil aber bei der Edgewise-Apparatur ohnehin immer noch Biegungen in den Bogendraht eingearbeitet werden mussten, war das Messsystem für sie akzeptabel.

Andrews führte bei der SWA mit der Mitte der klinischen Krone eine zuverlässigere theoretische Position ein. Die Flügel des Brackets sollten dabei parallel zur Längsachse der klinischen Krone ausgerichtet werden.[2] Damit waren die leidigen Schwankungen bei den Torque- und In/Out-Kompensationswerten der ursprünglichen Edgewise-Methode behoben. Wie im Folgenden beschrieben, erwies es sich jedoch als schwierig, die Brackets nur anhand der Mitte der klinischen Krone exakt vertikal auszurichten. Daher wurden in dieser Hinsicht viele Fehler gemacht. Die Autoren befürworten jetzt die Verwendung von Messlehren, allerdings mit individuell angepassten Platzierungstabellen (S. 63). Diese Tabellen orientieren sich zwar immer noch an Andrews' Referenzpunkt, der Mitte der klinischen Krone, gewährleisten jedoch eine höhere vertikale Genauigkeit, so dass Brackets nun seltener versetzt werden müssen.

Beim direkten Bondingverfahren sollte man nicht von der Seite, von oben oder von unten auf die Zähne schauen. Damit der Behandler beim Bonding die richtige Sicht auf die Zähne hat, muss der Patient den Kopf wenden und der Kieferorthopäde von Zeit zu Zeit seine Sitzposition verändern (Abb. 3.3).

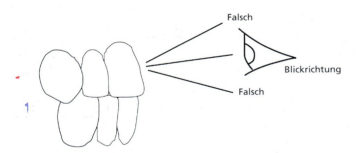
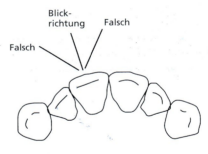

Abb. 3.3: Bei der Bracketplatzierung ist es wichtig, die Zähne aus der richtigen Perspektive zu betrachten.

Präzision bei der horizontalen Ausrichtung

Bei Schneidezähnen und Molaren sind die vestibulären Oberflächen relativ flach, so dass kleinere Fehler die Stellung dieser Zähne nicht wesentlich verändern (Abb. 3.4). Bei den gewölbteren vestibulären Flächen von Eckzähnen und Prämolaren muss man dagegen unbedingt äußerst präzise arbeiten, weil hier Fehler bei der horizontalen Bracketpositionierung zu Rotationen führen. Für die okklusale oder inzisale Sicht auf Eckzähne, Prämolaren, Molaren und gedrehte Inzisivi sollte man einen Mundspiegel benutzen (Abb. 3.6), um das Bracket besser in der Längsachse der Krone positionieren zu können. Untere Eckzahnbrackets sollten direkt auf die vertikale Mittellinie oder leicht nach mesial gesetzt werden, damit sich ein guter Kontakt zu den seitlichen Schneidezähnen einstellt (Abb. 3.7).

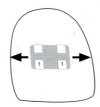

Abb. 3.4: Fehler in der horizontalen Bracketposition führen zu Rotationen.

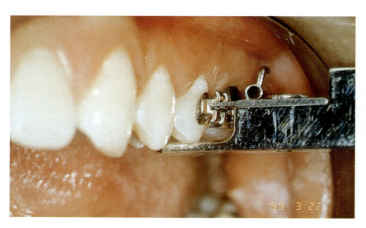

Abb. 3.5: Ob die horizontale und vertikale Position exakt ist, kann von bukkal überprüft werden.

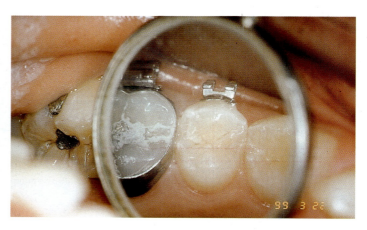

Abb. 3.6: Mithilfe eines Mundspiegels sollte man überprüfen, ob die Brackets im Bereich der Eckzähne, Prämolaren und Molaren horizontal richtig positioniert wurden.

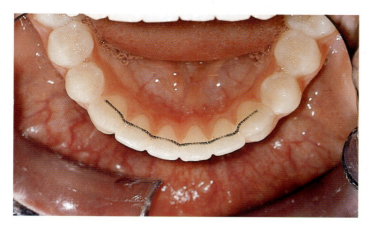

Abb. 3.7: In diesem Fall waren die Brackets auf den unteren Eckzähnen leicht distal der vertikalen Mittellinie aufgesetzt worden. Die so entstandenen Kontakte zu den seitlichen Schneidezähnen sind besonders links nicht ganz ideal.

Rotierte Schneidezähne

Bei gedreht stehenden Inzisivi ist es ratsam, die Brackets etwas mehr mesial oder distal zu platzieren; dabei kann man manchmal auf der mesialen oder distalen Seite der Bracketbasis auch etwas mehr Komposit applizieren. Auf diese Weise kann man die Rotation auch ohne spezielle Maßnahmen vollständig korrigieren (Abb. 3.8).

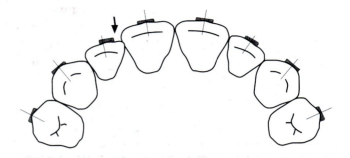

Abb. 3.8: Auf einem rotierten Zahn kann das Bracket leicht nach mesial oder distal versetzt aufgeklebt werden. Auf diese Weise kann der Drehstand vollständig korrigiert werden.

Präzision bei der axialen Einstellung

Um Brackets präzise platzieren zu können. muss man bei jedem Zahn genau die Längsachse der klinischen Krone vor Augen haben (Abb. 3.9). Unterlaufen einem hier Fehler, stimmt später die Angulation des Zahnes nicht. Die Bracketflügel müssen parallel zur Längsachse ausgerichtet sein und sie gleichmäßig überspannen. Dabei hilft es, nicht auf die inzisalen Kanten der Schneidezähne zu achten.

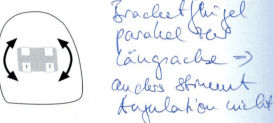

Abb. 3.9: Um das Bracket nicht im falschen Winkel aufzusetzen, muss man bei jedem Zahn die Längsachse der Krone vor Augen haben.

Präzision in der Vertikalen

Das ist der schwierigste Teil bei der Positionierung der Brackets (Abb. 3.10). Hier kann man erheblich genauer arbeiten, wenn man Messlehren und eine individuell angepasste Bracketplatzierungstabelle (S. 65) zu Hilfe nimmt. Über die dabei auftretenden Probleme mit Abweichungen bei den Zahnlängen, Zähnen mit labial oder lingual verlagerten Wurzeln, noch nicht vollständig durchgebrochenen Zähnen und entzündlichen Veränderungen der Gingiva wurde schon früher berichtet.[3]

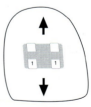

Abb. 3.10: Am schwierigsten ist es, die Brackets vertikal exakt auszurichten.

VERTIKALE BRACKETPOSITIONIERUNG MITHILFE VON MESSLEHREN UND TABELLEN

Klinische Anwendung von Messlehren

Die Messlehren zur Bracketpositionierung werden in jedem Mundbereich geringfügig anders angelegt. In den Schneidezahnregionen nimmt man einen Winkel von 90° zur labialen Oberfläche (Abb. 3.11, 3.12), im Eckzahn- und Prämolarenbereich setzt man sie parallel zur Okklusionsebene an (Abb. 3.13) und in der Molarenregion parallel zur jeweiligen Kaufläche der einzelnen Molaren (Abb. 3.14).

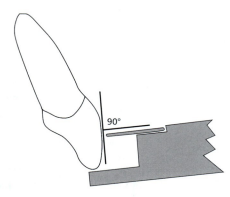

Abb. 3.11: In der Schneidezahnregion wird die Messlehre in einem Winkel von 90° zur labialen Oberfläche angelegt.

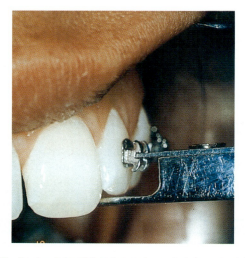

Abb. 3.12: In der Schneidezahnregion wird die Messlehre in einem Winkel von 90° zur labialen Oberfläche angelegt.

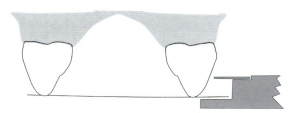

Abb. 3.13: Im Bereich der Eckzähne und Prämolaren wird die Messlehre parallel zur Okklusionsebene angelegt.

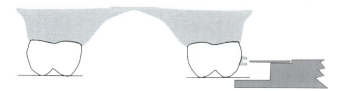

Abb. 3.14: In der Molarenregion wird die Messlehre parallel zur jeweiligen Kaufläche der einzelnen Molaren verwendet.

Empfohlene Tabelle zur Bracketpositionierung

In den frühen 1990er Jahren führten die Autoren aufgrund der ständigen Schwierigkeiten mit der vertikalen Bracketplatzierung eine Untersuchung durch, in der sie die Lokalisation in der Mitte der klinischen Krone näher untersuchten.[4] Tabelle 3.1 zeigt die Empfehlungen zur Bracketpositionierung, die sie veröffentlichen. Zur Bestimmung der Zahngröße wurde empfohlen, entweder die voll durchgebrochenen Zähne im Mund oder die Zähne auf Gipsmodellen auszumessen. Damit konnte man dann für den oberen und den unteren Zahnbogen die für den Patienten zutreffenden Zeilen aus der Tabelle auswählen, und die Brackets anschließend mithilfe der Messlehre vertikal in der Höhe aufsetzen, die in den ausgewählten Zeilen jeweils angegeben war.

Individuelle Tabellen zur Bracketpositionierung

Mit der empfohlenen Tabelle zur Bracketpositionierung kommt man in vielen Fällen gut zurecht. Zunehmend werden jedoch individuell angepasste Tabellen verwendet, wie sie in den Abbildungen 3.15 und 3.16 zu sehen sind. Die handgeschriebenen Tabellen für den einzelnen Patienten sind rasch erstellt. Sie kommen dann mit zu den Unterlagen, und man kann beim Set-up oder, falls erforderlich, auch im weiteren Verlauf der Behandlung darauf zurückgreifen. Das erleichtert die Arbeit, egal ob man direkte oder indirekte Bondingverfahren anwendet.

Tab. 3.1: Empfehlungen zur Bracketpositionierung

7	6	5	4	3	2	1	OK
2,0	4,0	5,0	5,5	6,0	5,5	6,0	+ 1,0 mm
2,0	3,5	4,5	5,0	5,5	5,0	5,5	+ 0,5 mm
2,0	**3,0**	**4,0**	**4,5**	**5,0**	**4,5**	**5,0**	**Durchschnitt**
2,0	2,5	3,5	4,0	4,5	4,0	4,5	−0,5 mm
2,0	2,0	3,0	3,5	4,0	3,5	4,0	−1,0 mm
7	6	5	4	3	2	1	UK
3,5	3,5	4,5	5,0	5,5	5,0	5,0	+ 1,0 mm
3,0	3,0	4,0	4,5	5,0	4,5	4,5	+ 0,5 mm
2,5	**2,5**	**3,5**	**4,0**	**4,5**	**4,0**	**4,0**	**Durchschnitt**
2,0	2,0	3,0	3,5	4,0	3,5	3,5	−0,5 mm
2,0	2,0	2,5	3,0	3,5	3,0	3,0	−1,0 mm

OK rechts														OK links
Standardwerte für Erwachsene	2,0	3,0	4,0	4,5	5,0	4,5	5,0	5,0	4,5	5,0	4,5	4,0	3,0	2,0	Standardwerte für Erwachsene
	2,5	2,5	3,5	4,0	4,5	4,0	4,0	4,0	4,0	4,5	4,0	3,5	2,5	2,5	
UK rechts															UK links

OK rechts														OK links
Standardwerte für Kinder	2,0	2,5	3,5	4,0	4,5	4,0	4,5	4,5	4,0	4,5	4,0	3,5	2,5	2,0	Standardwerte für Kinder
	2,0	2,0	3,0	3,5	4,0	3,5	3,5	3,5	3,5	4,0	3,5	3,0	2,0	2,0	
UK rechts															UK links

Abb. 3.15: Noch nicht ausgefüllte individuelle Tabelle zur Bracketpositionierung. Man sollte eine Version für Erwachsene und eine für Kinder zur Verfügung haben.

OK rechts														OK links
Standardwerte für Kinder	2,0	2,5	3,5	4,0	~~4,5~~ 5,0	4,0	~~4,5~~ 5,0	4,5	4,0	~~4,5~~ 5,0	4,0	3,5	2,5	2,0	Standardwerte für Kinder
	2,0	2,0	3,0	3,5	4,0	3,5	3,5	3,5	3,5	4,0	3,5	3,0	2,0	2,0	
UK rechts															UK links

Abb. 3.16: Individuell angepasste Tabelle zur Bracketpositionierung. Sie zeigt die Werte eines Kindes mit spitzen oberen Eckzähnen und einem angeschlagenen oberen rechten mittleren Schneidezahn.

1. Individuelle Tabellenwerte für einige obere Eckzähne und untere erste Prämolaren

Besonders bei spitzen Zähnen ist es manchmal vorteilhaft, die Brackets auf oberen Eckzähnen und unteren ersten Prämolaren 0,5 mm weiter gingival zu platzieren.

2. Individuelle Tabellenwerte für Fälle mit anomalen Schneidekanten

In einigen Fällen sind die inzisalen Kanten abradiert oder frakturiert, die Kronen laufen spitz zu oder zeigen entwicklungsbedingte Unregelmäßigkeiten. Bei solchen Abrasionen, Frakturen oder atypischen Formen wie spitz zulaufenden Eckzähne versagen die Standardtabellen und Messlehren.

Bei manchen Fällen ist es einfacher, das genaue Ausmaß, um das der inzisale Schmelz korrigiert werden muss, erst zu beurteilen, nachdem die Zähne ausgerichtet worden sind. In anderen Fällen verweigert der Patient möglicherweise zunächst die Schmelzkorrekturen, so dass diese erst im weiteren Verlauf der Behandlung gemacht werden können. Dann muss man einschätzen, wie die Schneidekante letztlich aussehen wird und wie lang die Kronen sein werden, und die individuelle Tabelle zur Bracketpositionierung entsprechend abändern.

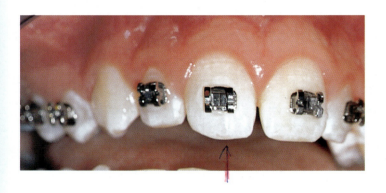

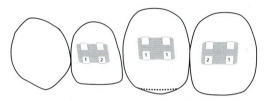

Abb. 3.17: Dieser Patient hat ästhetisch ungünstige tonnenförmige Zähne. Das Bracket auf dem oberen rechten mittleren Schneidezahn wurde um 0,5 mm nach gingival versetzt, weil zu erwarten ist, dass die Schneidekante später rekonturiert werden muss.

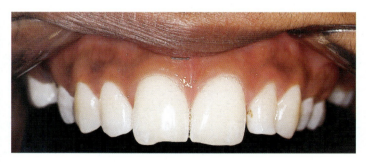

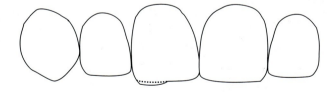

Abb. 3.18: Diese Schneidekante oben rechts sollte noch vor der Behandlung rekonturiert werden, sonst muss man das Bracket um 0,5 mm nach gingival versetzen.

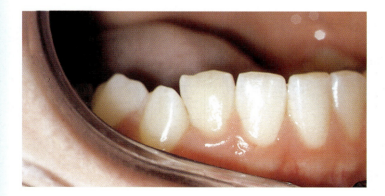

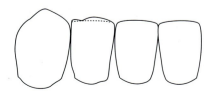

Abb. 3.19: Diese Schneidekante eines unteren rechten seitlichen Schneidezahnes sollte noch vor der Behandlung rekonturiert werden; anderenfalls muss man das Bracket 0,5 mm weiter gingival setzen als bei den anderen Schneidezähnen.

3. Individuelle Tabellenwerte bei Tiefbiss und offenem Biss

Bei Tiefbiss kann es sinnvoll sein, die Schneidezahn- und Eckzahnbrackets 0,5 mm weiter okklusal zu platzieren. Bei offenem Biss sollten sie 0,5 mm weiter gingival sitzen.

4. Individuelle Tabellenwerte bei Prämolarenextraktionen

Bei Prämolarenextraktionsfällen wird die Höhe des Molarenattachments individuell festgelegt, um vertikale Stufen an den Extraktionsstellen zu vermeiden. Wenn erste Prämolaren extrahiert werden, gilt dies auch für die Positionierung des Brackets auf den zweiten Prämolaren (Abb. 3.20), damit die Randleisten der Eckzähne und der zweiten Prämolaren vertikal im richtigen Verhältnis zueinander stehen. Werden zweite Prämolaren extrahiert, muss nur die Höhe der Molarenattachments individuell angepasst werden (Abb. 3.21). Damit ist das richtige vertikale Verhältnis der Randleisten der ersten Prämolaren und der ersten Molaren schon gewährleistet.

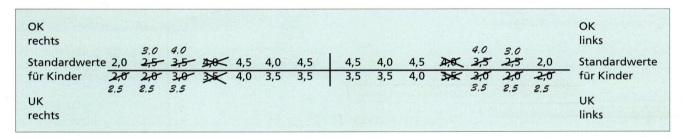

Abb. 3.20: Individuelle Tabelle zur Bracketpositionierung bei Extraktion der ersten Prämolaren.

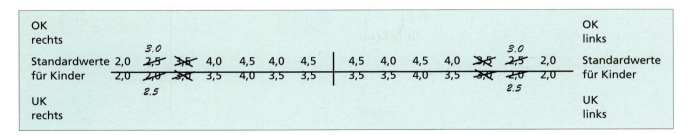

Abb. 3.21: Individuelle Tabelle zur Bracketpositionierung bei Extraktion der zweiten Prämolaren.

SETZEN VON MOLARENBÄNDERN

Separierung

Es muss ausreichend separiert werden (Abb. 3.22 und 3.23). Das erleichtert die genaue Platzierung der Bänder und macht den Vorgang für den Patienten angenehmer. Im Idealfall sollten die Separiergummis etwa eine Woche lang liegen bleiben. Nimmt man sie eher heraus, können die Zähne bei der Platzierung des Bandes empfindlich reagieren. Werden sie länger belassen, fallen sie möglicherweise leicht heraus.

Manchmal ist es schwierig, im Bereich der zweiten Molaren Separiergummis zu legen; eine gute Alternative sind Separatoren aus Metall (TP 353–020) (Abb. 3.23). Bei kleinen Kontaktpunkten zwischen Prämolaren kann man auch graue elastomere Module nehmen.

Bebänderung oberer Molaren

Das obere Molarentube sollte die bukkale Fissur überspannen; das kann man von okklusal aus überprüfen (Abb. 3.25). Es ist sorgfältig darauf zu achten, dass die distale Bandseite nicht zu tief am Zahnfleischrand sitzt. Daher setzt man das Band beim Aufsetzen zuerst auf der mesiopalatinalen Seite. Der Sitz sollte dann von bukkal überprüft werden, um sicherzustellen, dass das Band parallel zu den bukkalen Höckern liegt (Abb. 3.24). Es ist besonders für den zweiten Molaren günstig, wenn das Tube mehr okklusal als gingival auf dem Band aufgeschweißt ist.

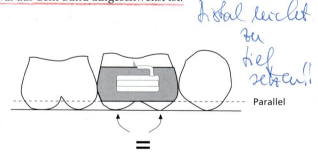

Abb. 3.24: Von bukkal aus gesehen sollten Tube und Band parallel zu den bukkalen Höckern liegen.

Wahl der oberen Molarenbänder bei Fällen mit Gaumennahterweiterung

Bei einer Gaumennahterweiterung ist ein anderes Verfahren ratsam. Nachdem man gut separiert hat, wählt man Bänder, die eine Nummer zu groß sind. Diese werden mit etwas Glasionomerzement provisorisch zementiert. Auf diese Weise ist gewährleistet, dass sie bei der Abdrucknahme in der richtigen Position verbleiben. Nach der Abdrucknahme können die Bänder entfernt, gereinigt und ins Labor geschickt werden. Man setzt erneut die Separatoren ein, und kann dann ein paar Tage später die Apparatur für die Gaumennahterweiterung zementieren.

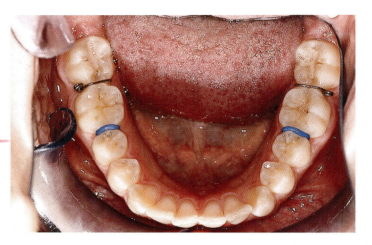

Abb. 3.22: Man sollte möglichst blaue S2-Separiergummis (3M Unitek 406–084) verwenden. Für eine präzise Platzierung des Bandes ist eine ausreichende Separierung unerlässlich.

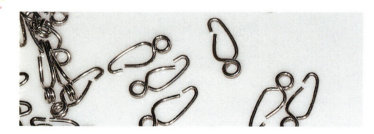

Abb. 3.23: Für die Kontaktflächen zwischen Molaren, besonders distal des oberen ersten Molaren, sind Separatoren aus Metall (TP 353–020) eine gute Alternative.

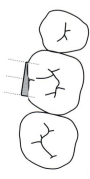

Abb. 3.25: Von okklusal gesehen sollte das obere Molarentube die bukkale Fissur überspannen.

Bebänderung unterer Molaren

Das Tube für untere zweite Molaren sollte die bukkale Fissur, das für untere erste Molaren die mesio-bukkale Fissur überspannen (Abb. 3.26). Das sollte in der Sicht von okklusal überprüft werden. Wenn man größere untere erste Molaren bebändert, ist sorgfältig darauf zu achten, dass das Tube nicht zu weit mesial und die mesiale Seite des unteren Molarenbandes nicht zu tief am Zahnfleischrand sitzt (Abb. 3.27 und 3.28). Auch bei diesen Bändern sollte von bukkal überprüft werden, ob sie parallel zu den bukkalen Höckern verlaufen (Abb. 3.24). Die Mesialseite darf nicht zu weit gingival sitzen (Abb. 3.28). Es ist günstig, wenn das Tube mehr okklusal (idealerweise bei etwa 2,0 oder 2,5 mm) als gingival auf das Band aufgeschweißt ist.

Konvertible sind sperriger als nicht konvertible Tubes. Sie können zu okklusalen Interferenzen führen, und man setzt das Band deshalb häufig gingival zu tief. Daher verwendet man im Unterkiefer besser Bänder mit nicht konvertiblen Tubes (Abb. 3.29).

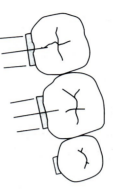

Abb. 3.26: Das Tube für untere Molaren sollte die bukkale Fissur überspannen. Bei großen unteren ersten Molaren kann es sinnvoll sein, das Tube ein wenig distal von dieser Position anzubringen.

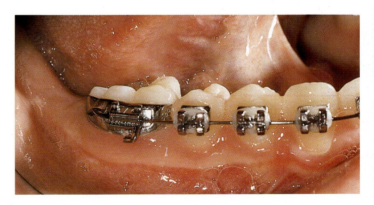

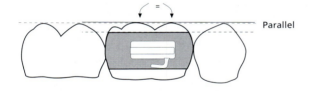

Abb. 3.27: Bei den unteren ersten Molaren darf das Band mesial nicht zu tief eingesetzt werden.

Abb. 3.28: Die Mesialseite der unteren Molarenbänder darf nicht zu tief gingival sitzen, wie es bei diesem Fall passiert ist.

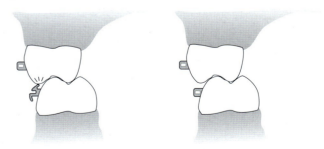

Abb. 3.29: Bei unteren Molaren sollte man statt konvertibler lieber nicht konvertible Tubes verwenden, da sie nicht so sperrig sind. Sie sind stabiler, angenehmer für den Patienten und stören weniger.

DIREKTES BONDINGVERFAHREN

Nach der Reinigung der Schmelzoberfläche sowie dem Anätzen und Auftragen des Primers wird das Bracket in fünf Schritten positioniert und geklebt:

1. Man schätzt, wo sich der Mittelpunkt der klinischen Krone befindet, und positioniert dort das Bracket so, dass seine Flügel parallel zur Längsachse der klinischen Krone verlaufen. Das Bracket wird dann in dieser Position zu dreiviertel auf die Zahnoberfläche aufgepresst (Abb. 3.30a).

2. Das überschüssige Klebematerial wird entfernt (Abb. 3.30b).

3. Man überprüft mit einer Messlehre, ob die vertikale Lage dem Wert aus der individuellen Tabelle zur Bracketpositionierung entspricht (Abb. 3.30c).

4. Die axiale und horizontale Position wird noch einmal überprüft und dann das Bracket voll auf die Schmelzoberfläche aufgedrückt (Abb. 3.30d).

5. Vor der Lichthärtung wird das überschüssige Bondingmaterial vollständig entfernt (Abb. 3.30e).

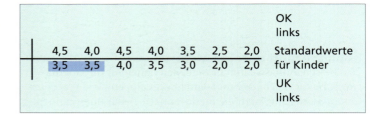

	4,5	4,0	4,5	4,0	3,5	2,5	2,0	OK links
	3,5	3,5	4,0	3,5	3,0	2,0	2,0	UK links

Standardwerte für Kinder

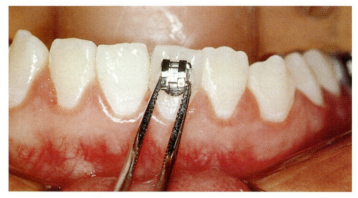

Abb. 3.30a: Man schätzt ab, wo der Mittelpunkt der klinischen Krone ist, und positioniert dort das Bracket so, dass seine Flügel parallel zur Längsachse der klinischen Krone verlaufen.

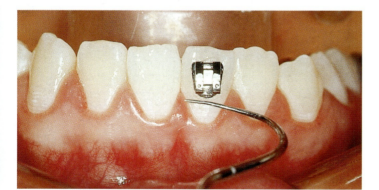

Abb. 3.30b: Das überschüssige Klebematerial wird entfernt.

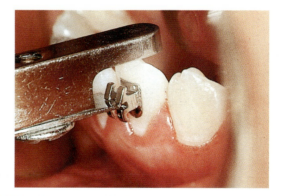

Abb. 3.30c: Die vertikale Position wird überprüft.

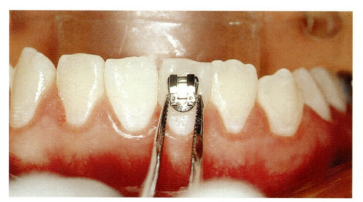

Abb. 3.30d: Die axiale und horizontale Position wird noch einmal überprüft.

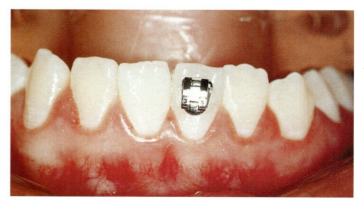

Abb. 3.30e: Lichthärtung nach vollständiger Entfernung des überschüssigen Bondingmaterials.

INDIREKTES BONDINGVERFAHREN

Augenblicklich ist das indirekte Bonding wieder mehr in den Mittelpunkt des Interesses gerückt. Das ist darauf zurückzuführen, dass bessere Adhäsive und bessere Materialien für die Übertragungsschablonen entwickelt wurden und Lippen-/Wangenhalter wie die Nola™-Retraktoren, die im Nola™-Dry-Field-System benutzt werden, weiter verbessert wurden. Ein weiterer Grund für dieses angestiegene Interesse ist, dass man mittlerweile anerkannt hat, welche Bedeutung eine präzise Bracketpositionierung bei der festsitzenden Behandlung für den Erfolg der modernen Kieferorthopädie hat und dass man mit indirekten Bondingverfahren, sofern sie sorgfältig angewandt werden, sehr viel präziser arbeiten kann.

1999 stellte Sondhi einen neuen, speziell für das indirekte Bonding entwickelten Kunststoff vor.[5] Er empfahl, für jedes Bracket eine lichtgehärtete Adhäsivbasis herzustellen und es dann indirekt mit dem neuen chemisch aushärtenden Material zu kleben. Durch einen Zusatz von 5% Mikrofüllern aus pyrogenem Siliziumdioxid wurde die Viskosität dieses Materials verbessert, so dass es jetzt auch in jeden kleinsten Spalt zwischen Schmelz und Basis fließt. Das Material, das nach zwei Minuten vollständig ausgehärtet ist, ist mittlerweile allgemein anerkannt.

Gegenwärtig werden viele Verbesserungen eingeführt und getestet. Es würde den Umfang dieses Buches sprengen, das indirekte Bondingverfahren ausführlich mit allen Empfehlungen zu beschreiben. Der Leser kann sich in den Publikationen von Sondhi[5] und den Mitteilungen der Hersteller näher darüber informieren sowie bei Kalange[6] mehr über die Technik erfahren, die er für die Benutzung von Sondhis Material vorschlägt.

VORTEILE DES INDIREKTEN BONDINGVERFAHRENS

Mit dem indirekten Bonding arbeitet man vor allem in den Molarenbereichen genauer. Darüber hinaus erspart es den Separiertermin, verringert die Zeit, die der Kieferorthopäde am Behandlungsstuhl verbringen muss, und der Patient freut sich über eine kürzere Sitzung für das Set-up.

Für einen Headgear ist es eventuell besser, die oberen Molaren zu bebändern, weil die Bänder belastbarer sind als die eingeklebten Brackets. Ansonsten werden aber auf die hinteren Zähne keine Bänder aufgesetzt, damit man die Mundhygiene besser kontrollieren kann. Bei Patienten, die eine bakterielle Endokarditis durchgemacht haben, sind immer Brackets vorzuziehen.[7] Das indirekte Bonding ist für diese kleine Patientengruppe von Vorteil, weil bei ihnen stets eine gründliche Entfernung der Zahnbeläge gewährleistet sein muss. Diese Patienten sollten ihren Mund in den letzten beiden Tagen vor dem Einsetzen der Brackets sowie vor den anschließenden Kontrollterminen zwei Mal täglich[7] mit 0,2-prozentiger Chlorhexidinlösung spülen.

NACHTEILE DES INDIREKTEN BONDINGVERFAHRENS

Man benötigt für das indirekte Bonding zusätzliche Abdrücke; außerdem ist das Vorgehen technisch anspruchsvoll. Die Verfahren für Bonding und Schablonenherstellung werden zwar ständig verbessert, doch bestätigen diejenigen, die damit arbeiten, dass man die Technik möglichst perfekt beherrschen sollte und es von Vorteil ist, einen Techniker mit der entsprechenden Laborausstattung in der Praxis zu haben.

Die Arbeit im Labor ist recht zeitaufwändig. Nachdem das Modell ausgegossen wurde, zeichnet der Kieferorthopäde auf jeder Zahnkrone mit einem Bleistift die Längsachse ein. Der Techniker kann dann die Brackets auf dem Modell annähernd korrekt positionieren und lagert es dann in einer lichtdichten Box. Zu gegebener Zeit bringt der Kieferorthopäde dann die Brackets in der Idealposition an. Nach Meinung der Autoren eignen sich für den Einsatz im Labor besonders vorbeschichtete Brackets (APC™), weil sie bequem zu handhaben, leicht zu identifizieren (dadurch werden Verwechslungen vermieden) und frei von Verunreinigungen sind. Der Techniker fertigt dann die Übertragungsschablone an und führt die weiteren Laborarbeiten durch. Es ist wichtig, dass dem Patienten beim Einsetzen der Brackets mitgeteilt wird, dass der Kieferorthopäde die Position der Brackets festgelegt hat.

Trotz dieser Nachteile wird das indirekte Bonding nun wahrscheinlich häufiger angewandt als früher, da die Brackets sehr viel präziser angebracht werden müssen und mittlerweile dafür bessere Techniken und Materialien zur Verfügung stehen.

LITERATUR

1. Gross A M 1990 Increasing compliance with orthodontic treatment. Child and Family Behavioural Therapy 12(2)
2. Andrews L F 1989 Straight-Wire – the concept and the appliance. Wells Co, LA
3. Bennett J, McLaughlin R P 1997 Orthodontic management of the dentition with the preadjusted appliance. Isis Medical Media, Oxford (ISBN 1 899066 91 8) pp. 28–40. Republished in 2002 by Mosby, Edinburgh (ISBN 07234 32651)
4. McLaughlin R P, Bennett J C 1995 Bracket placement with the preadjusted appliance. Journal of Clinical Orthodontics 29:302–311
5. Sondhi A 1999 Efficient and effective indirect bonding. American Journal of Orthodontics and Dentofacial Orthopedics 115:352–359
6. Kalange J T 1999 Ideal appliance placement with APC brackets and indirect bonding. Journal of Clinical Orthodontics 33:516–526
7. Roberts G J, Lucas V S, Omar J 2000 Bacterial endocarditis and orthodontics. Journal of the Royal College of Surgeons, Edinburgh 45:141–145

KAPITEL 4

Bogenform

Einleitung 72

    Die Suche nach der idealen Bogenform 72

    Rezidivneigung nach Veränderung der Bogenform 72

    Fälle mit stabiler Expansion 72

    Formvarianten des Zahnbogens beim Menschen 73

    Die Probleme des Behandlers 73

Praktische Lösungen 74

    Verwendung von drei Bogenformen 74

    Empfohlene Relationen 75

    Die spitz zulaufende Bogenform 76

    Die quadratische Bogenform 76

    Die ovoide Bogenform 76

Systematisches Vorgehen beim Umgang mit der Bogenform 77

    Standardisierte oder individuell angepasste Bögen? 77

    Transparente Schablonen bei Behandlungsbeginn 77

    Kontrolle der Bogenform in den ersten Behandlungsstadien 77

    Kontrolle der Bogenform mit Vierkant-HANT-Drähten 78

    Kontrolle der Bogenform mit Vierkantstahldrähten 78

    Individuelle Anpassung – Bestimmung der IBF 78

Modifikationen der Bogenform und des Bogendrahts 80

    Bei posterioren Torquekorrekturen 80

    Nach einer maxillären Dehnung 80

    Dehnung des oberen Zahnbogens mit Bogendrähten 81

    Dehnung des oberen Zahnbogens mit einem Jockey-Draht 82

    Asymmetrien 82

Die Bogenform beim Finishing und Feineinstellung – Notwendigkeit des Settlings 83

Die Bogenform bei der Retention 83

Bestandsliste für Bogendrähte 84

Fallbeispiel AL. Ein Klasse-I-Fall mit einer spitz zulaufenden Bogenform 86

EINLEITUNG

Zu Zeiten der Standard-Edgewise-Technik passten die Kieferorthopäden die Drahtbögen an die individuellen Zahnbögen der Patienten an. Doch nach Einführung der vorprogrammierten Apparatur galt offenbar das ungeschriebene Gesetz, dass es für alle Patienten mit einer solchen Apparatur nur eine einzige richtige Bogenform gäbe. Diese Annahme hat sich mit der Zeit als falsch erwiesen. Eine gewisse Anpassung an die individuelle Bogenform ist wichtig. Die In/Out-Kompensationswerte sind in die vorprogrammierte Apparatur integriert, so dass Biegungen erster Ordnung entfallen. Das vereinfacht zwar die Bogenform, befreit den Behandler aber nicht davon, für verschiedene Personen jeweils unterschiedliche Formen zu verwenden.

In einer modernen kieferorthopädischen Praxis muss bei der Wahl der Bogenform ein Gleichgewicht zwischen Effizienz (einer einzigen Bogenform für alle Patienten) und Präzision (der für ein stabiles Ergebnis erforderlichen individuellen Gestaltung) gefunden werden. Dieses Kapitel beginnt mit einem kurzen Überblick über die Literatur, der diese Behauptung unterstreichen soll; anschließend wird ein System für das Vorgehen in der Praxis vorgestellt.

Die Suche nach der idealen Bogenform

Seit über einem Jahrhundert wird dieses Thema in zahnärztlichen und kieferorthopädischen Publikationen diskutiert. In den frühen Ansätzen, die Zahnbogenform des Menschen zu erklären und zu klassifizieren, findet man häufig geometrische Begriffe wie Ellipsen, Parabeln und Kettenlinien. Hawley,[1] Scott,[2] Brader[3] und andere beschrieben ideale Bogenformen. Die Autoren haben diese frühen Arbeiten, von denen einige die Aufstellung von Vollprothesen betreffen, in einem Artikel besprochen,[4] halten sie jedoch für nicht mehr relevant in der modernen Kieferorthopädie. Wegen der zahlreichen individuellen Varianten war es auch unrealistisch, nach einer einzigen „Ideal"bogenform für alle Patienten zu suchen (S. 73).

Rezidivneigung nach Veränderung der Bogenform

In einem Buch, das Graber herausgegeben hat, besprach Riedel[5] 1969 in einem Kapitel zur Retention frühere Untersuchungen, die sich mit der Stabilität der Bogenform befasst haben. Vielen Berichten zufolge kehren die Zähne sehr häufig in ihre Ausgangsposition zurück, nachdem die Intereckzahn- und Intermolarenabstände im Rahmen einer kieferorthopädischen Behandlung verändert worden waren. Nur ein Autor hatte beobachten können, dass ein leicht vergrößerter mandibulärer Intereckzahnabstand nach Ablauf der Retention für einen „angemessenen Zeitraum" stabil geblieben war. Für Riedel war offensichtlich, dass „die Bogenform, vor allem die des Unterkieferbogens, nicht dauerhaft durch eine Apparatur geändert werden kann".

De La Cruz et al.[6] berichteten 1995, dass es bei 45 Klasse-I- und 42 Klasse-II/1-Fällen noch mindestens 10 Jahre nach der Retention zu langfristigen Änderungen der Bogenform kam. Sie folgerten daraus, dass sich die Bogenform nach der Retention tendenziell wieder der Form annäherte, die sie vor der Behandlung gehabt hatte – und dies umso mehr, je größer die Veränderung war. Sie schlugen vor, man solle sich, wenn man ein stabiles Ergebnis erzielen wolle, am besten an der Bogenform orientieren, die der Patient vor der Behandlung hatte, betonten aber auch, dass selbst eine Beschränkung auf möglichst geringfügige Veränderungen keine Garantie dafür sei, dass das Resultat nach der Retention stabil bleibe.

1998 untersuchten Burke et al.[7] in einer Meta-Analyse 26 frühere Studien über den Intereckzahnabstand im Unterkiefer. Sie kamen zu dem Schluss, dass „der Intereckzahnabstand im Unterkiefer unabhängig von der jeweiligen Diagnose und Behandlung dazu tendiert, im Verlauf der Behandlung um etwa ein bis zwei Millimeter zuzunehmen und nach der Retention um etwa den gleichen Betrag wieder zu schrumpfen".

Der Artikel von Burke et al.[7] bestätigt nur den Tenor, der allgemein in der kieferorthopädischen Literatur herrscht: Wenn im Verlauf einer kieferorthopädischen Behandlung die Bogenform verändert wird, zeigt sich in vielen Fällen eine Tendenz, in den ursprünglichen Zustand zurückzukehren. Das gilt vor allem für den Intereckzahnabstand. Veränderungen im Intermolarenabstand scheinen dagegen stabiler zu sein.

Fälle, bei denen der untere Intereckzahnabstand möglicherweise stabil bleibt

Bei den meisten Behandlungen sollte man den unteren Intereckzahnabstand wegen des Risikos eines Rezidivs nicht vergrößern. Nach Felton et al.[8] kehren die Zähne nach einem bukkalen Aufrichten in etwa 70 % der Fälle wieder in ihre Ausgangsposition zurück. Zu den 30 %, in denen das Ergebnis stabil bleibt, gehören wahrscheinlich folgende Fälle:

Ein Tiefbiss (etwa bei Klasse-II/2-Fällen), bei dem sich die unteren Eckzähne an die palatinalen Konturen der oberen Eckzähne angepasst und nach lingual geneigt haben

Wenn der Biss geöffnet wird, können die unteren Eckzähne aufgerichtet werden. Damit dies stabil bleibt, muss die Regulierung des Überbisses über die Behandlung hinaus erhalten bleiben. In einem Artikel aus dem Jahre 1974 berichtete Shapiro[9], dass sich die Bogenlängen und der Intermolarenabstand bei 22 Nichtextraktionsfällen und 58 Extraktionsfällen nach der Behandlung und nach Abschluss der Retention verändert hatten. Er kam zu dem Schluss, dass alle Gruppen beim mandibulären Intereckzahnabstand eine starke Rezidivneigung aufweisen. Nur Klasse-II/2-Fälle zeigten eine deutlich größere Stabilität als Klasse-I- oder Klasse-II/1-Fälle. Bei ihnen fiel auch die Reduktion der Bogenlänge nach Abschluss der Retention deutlich geringer aus. Der Grund für diese interessanten Befunde könnte darin liegen, dass Klasse-II/2-Fälle normalerweise einen Tiefbiss aufweisen, bei dem die unteren Eckzähne durch die Palatinalflächen der oberen Eckzähne gezwungen werden, nach lingual auszuweichen. Wenn der Biss geöffnet wird, können sich die unteren Eckzähne wieder aufrichten. Ihre Schneidekanten bewegen sich dann nach labial (Abb. 2.46, S. 46), ihre Wurzelspitzen dagegen nach lingual, so dass die Zähne als ganzes in der gleichen Position bleiben.

Fälle, bei denen eine Gaumennahterweiterung indiziert ist und die Dehnung des oberen Zahnbogens nach der Behandlung erhalten wird

Gemäß Ladner und Muhl[10] reagiert der untere Bogen nach einer Gaumennahterweiterung mit einer bukkalen Aufrichtung, die stabil sein kann. Sandstrom et al.[11] untersuchten das Ausmaß dieser Reaktion und fanden, dass sich der Intereckzahnabstand durch das Aufrichten durchschnittlich um 1,1 mm und der Intermolarenabstand um 2,9 mm vergrößern. Der Platzgewinn im unteren Bogen scheint allerdings nicht allzu groß zu sein. Haas[12] zufolge nahm der untere Intereckzahnabstand nach einer stark forcierten Dehnung des oberen Bogens nur in „einigen wenigen Fällen" um 3 bis 4 mm zu.

Trotz der überwältigenden Fülle an Belegen dafür, dass die Erweiterung des unteren Bogens nicht erhalten bleibt, vergrößerten Braun et al. zufolge[13, 14] die beliebtesten Nickel-Titan-Drähte aus dem Angebot der größeren kieferorthopädischen Dentalfirmen den Intereckzahnabstand im Unterkiefer um durchschnittlich 5,9 mm und im Oberkiefer um durchschnittlich 8,2 mm.

Formvarianten des Zahnbogens beim Menschen

Dass der Zahnbogen des Menschen in Größe und Form variiert, wird von den meisten Autoren bestätigt. So haben beispielsweise Felton et al.[8] 1987 nach der idealen kieferorthopädischen Bogenform gesucht. Sie überprüften die Unterkiefermodelle von 30 unbehandelten Idealfällen (aus Andrews' Untersuchung von 120 Probanden), 30 Nichtextraktionsfällen mit Klasse I sowie 30 Nichtextraktionsfällen mit Klasse II und fanden bei keiner dieser Gruppen eine vorherrschende Bogenform. Aufgrund der zahlreichen Variationen, die sie in ihrer Studie beobachten konnten, stellten sie fest, dass die Bogenform in vielen Fällen individuell angepasst werden muss, um eine möglichst langfristige Stabilität zu erzielen.

Allgemein geht man davon aus, dass die Form des Zahnbogens zunächst von der Form des jeweiligen Kieferknochens abhängt und dann nach dem Durchbruch der Zähne von der oralen Muskulatur beeinflusst wird. Aufgrund genetischer Unterschiede und Umwelteinflüsse entwickelt sich eine enorme Variationsbreite, die man in der alltäglichen Praxis immer wieder bestätigt findet.

Die Probleme, vor denen der Behandler steht

Aufgrund wissenschaftlicher Artikel und klinischer Beobachtungen kann man folgende klare Aussagen machen:

- Es gibt eine enorme Variationsbreite bei den Bogenformen des Menschen.

- Daraus folgt, dass es keine Bogenform gibt, die für alle kieferorthopädischen Fälle geeignet ist.

- Wird die Bogenform des Patienten während der Behandlung verändert, besteht eine starke Tendenz (in bis zu 70% der Fälle), dass sie nach der Entfernung der Apparaturen wieder ihre ursprüngliche Form annimmt.

Was bedeuten diese Befunde für die Arbeit der Kieferorthopäden? Müssen nun für jeden Patienten die Bogendrähte individuell angefertigt werden? Oder kann man, wenn auch mit einigen Abänderungen, mit einem System vorgeformter Bögen arbeiten?

Im Folgenden wird ein systematischer Umgang mit der Bogenform beschrieben und empfohlen.

PRAKTISCHE LÖSUNGEN

Verwendung von drei Bogenformen

Chuck[15] hat 1932 als erster die Bogenformen in spitz zulaufend, quadratisch und ovoid unterteilt. Diese Klassifizierung wurde seitdem von zahlreichen Autoren und Klinikern übernommen. Schließlich begannen die Hersteller entsprechende Bogenformen herzustellen, die auch als schmal, normal und breit bezeichnet werden. Mit drei Bogenformen erreicht man vor allem in den frühen Bogendrahtstadien eine bessere Anpassung an die individuellen Verhältnisse als mit einer einzigen Bogenform. Legt man diese Einteilung der Bogenformen der Studie von Felton et al.[8] zugrunde, dann ergeben sich bei den einzelnen Probandengruppen die in Tabelle 4.1 dargestellten Verhältnisse.

In einer unveröffentlichten Untersuchung aus einer der Praxen der Autoren wurden die unteren Zahnbögen von 200 aufeinanderfolgenden Fällen (vor allem Kaukasier) mit transparenten Schablonen in den drei Formen verglichen. Daraus ergab sich (Abb. 4.1), dass etwa 50 % der unteren Zahnbögen eine spitz zulaufende, 8 % eine quadratische und 42 eine ovoide Form hatten. Das deckt sich recht gut mit den Resultaten von Felton et al.

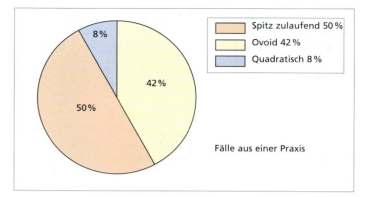

Abb. 4.1

	Spitz zulaufend (%)	Quadratisch (%)	Ovoid (%)
Andrews' Fälle	27	20	53
Probanden mit Klasse I	60	3	37
Probanden mit Klasse II	53	7	40

Tab. 4.1

Nojima et al.[16] untersuchten mithilfe von drei entsprechend geformten Schablonen die Bogenformen von japanischen und kaukasischen Patienten mit Klasse I, II und III (Abb. 4.2, 4.3). In der Gruppe der Kaukasier fanden sie bei 44 % spitz zulaufende, bei 18 % quadratische und bei 38 % ovoide Bögen. Der Anteil an Klasse-III-Fällen (von denen 44 % quadratische Bögen haben) war allerdings bei beiden Gruppen gleich. Ein typisches kaukasisches Patientengut würde jedoch weniger Klasse-III-Fälle aufweisen, so dass in einer Praxis mit vorwiegend kaukasischen Patienten eher Verhältnisse von 50 % spitz zulaufend, 8 % quadratisch und 42 % ovoid anzutreffen wären. Die globalen Unterschiede sind ganz offensichtlich: bei den japanischen Probanden sind 12 % der Bögen spitz zulaufend, 46 % quadratisch und 42 % ovoid. Bei ihnen ist also das Verhältnis von quadratischen zu spitz zulaufenden Bogenformen genau umgekehrt.

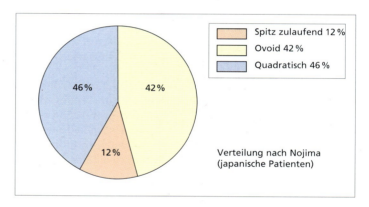

Abb. 4.2

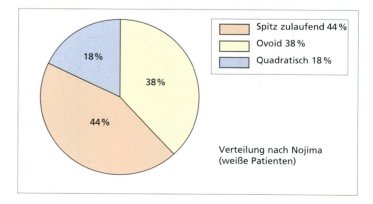

Abb. 4.3

Empfohlene Relationen

Wie bereits erwähnt (S. 72), blieb das Ergebnis einer geringfügigen bukkalen Aufrichtung im unteren Bogen bei Fällen mit palatinaler Dehnung sowie bei Tiefbiss stabil. Daher scheint man bei einer Praxis mit überwiegend kaukasischer Klientel von den in Abbildung 4.4 empfohlenen Verhältnissen (Abb. 4.4) von 45% spitz zulaufenden, 10% quadratischen und 45% ovoiden Bogenformen (S. 84) ausgehen zu können.

Diese drei Formen sind in den Abbildungen 4.5 bis 4.7 dargestellt. Die Autoren verwenden sie in den ersten Behandlungsstadien, in späteren Stadien richten sie sich bei jedem Patienten nach dessen individueller Bogenform (IBF).

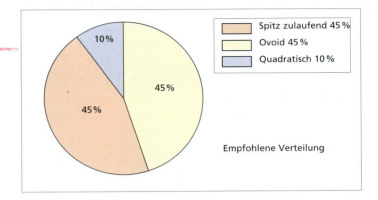

Abb. 4.4

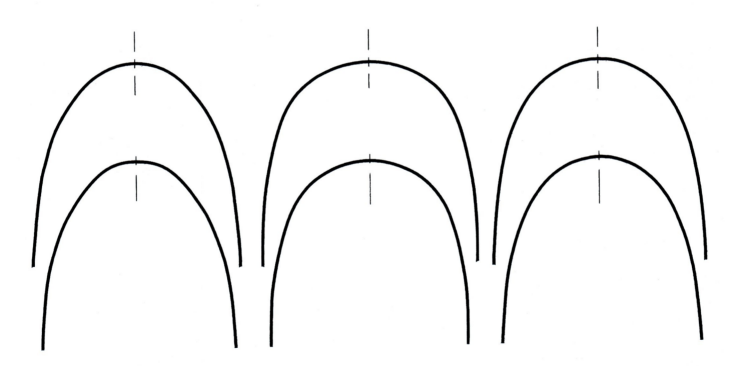

Abb. 4.5: Spitz zulaufend **Abb. 4.6:** Quadratisch **Abb. 4.7:** Ovoid

Die spitz zulaufende Bogenform

Diese Bogenform mit dem kleinsten Intereckzahnabstand sollte in den ersten Behandlungsstadien unbedingt bei Patienten mit schmalen, spitz zulaufenden Zahnbögen benutzt werden (Fallbeispiel AL, S. 86). Dies gilt besonders, wenn die Patienten zusätzlich noch Gingivarezessionen in den Eckzahn- und Prämolarenregionen aufweisen, was man vor allem bei Erwachsenen häufig beobachtet. Bei ihnen wird die spitz zulaufende Bogenform häufig in Verbindung mit umgedrehten Eckzahnbrackets verwendet.

Wenn sich die kieferorthopädische Behandlung auf einen Zahnbogen beschränkt, muss man häufig mit der spitz zulaufenden Bogenform arbeiten, damit der behandelte Bogen nicht breiter wird als der unbehandelte. Diese Bogenform kann im hinteren Teil leicht abgeändert werden, damit sie zum Intermolarenabstand des Patienten passt.

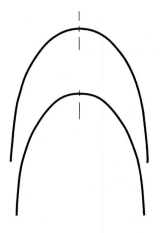

Die quadratische Bogenform

Diese Bogenform eignet sich von Behandlungsbeginn an für Fälle mit breiten Zahnbögen (Fallbeispiel CW, S. 152). Sie ist auch, zumindest im ersten Teil der Behandlung, in Fällen vorteilhaft, bei denen die unteren hinteren Segmente bukkal aufgerichtet und der obere Bogen gedehnt werden muss. Wenn überexpandiert wurde, kann es sinnvoll sein, in späteren Behandlungsstadien zu einer ovoiden Bogenform überzugehen. Mit der quadratischen Bogenform lässt sich eine Dehnung des oberen Bogens nach Gaumennahterweiterung gut aufrechterhalten (S. 80).

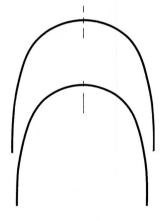

Die ovoide Bogenform

Mit dieser Bogenform haben die Autoren in den letzten 15 Jahren bevorzugt gearbeitet[17] (Fallbeispiel JN, S.120). Zusammen mit geeigneten Finishing-, Settling- und Retentionsverfahren (S. 289) erzielt man in den meisten Fällen ein ausreichend stabiles Ergebnis, das sich nach der Behandlung nur minimal zurückstellt. Nach aktuellen wissenschaftlichen Ergebnissen (s. oben) sollte man jedoch noch zusätzlich vermehrt spitz zulaufende Bogenformen einsetzen. Wenn man alle drei Formen übereinander legt, unterscheiden sie sich vor allem auf der Höhe der Eckzähne und ersten Prämolaren um bis zu 6 mm (Abb. 4.8 und 4.9).

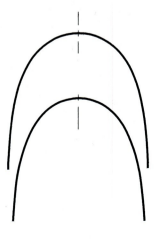

SYSTEMATISCHES VORGEHEN BEIM UMGANG MIT DER BOGENFORM

Standardisierte oder individuell angepasste Bögen?

In einer modernen kieferorthopädischen Praxis ist es unmöglich, die Drähte für jeden Patienten einzeln zu biegen. Mit dem im Folgenden beschriebenen System ist das auch nicht nötig.

Zu Beginn der Behandlung verwendet man als Nivellierungs- und Ausrichtungsbögen .015"-Twistflex- oder runde .016"-HANT-Drähte, die nur geringe Kräfte ausüben. Ihre Bogenform ist häufig vorübergehend verzerrt, da sie an fehlstehenden Zähne einligiert werden. Man kann jedoch davon ausgehen, dass diese Drähte in der kurzer Zeit, in der sie liegen, die Form des Zahnbogens kaum verändern. Daher eignet sich für sie eine ovoide Standardbogenform.

Aber sobald sich die Zähne ausrichten und man zu stärkeren HANT- und schließlich Stahldrähten übergeht, beeinflussen die Drähte zunehmend auch die Form des Zahnbogens, weil sie eine größere Zugfestigkeit haben und jeweils länger liegen bleiben. Man sollte sie daher im weiteren Verlauf der Behandlung in eine für den Patienten geeignete individuelle Form biegen.

Transparente Schablonen bei Behandlungsbeginn

Zu Beginn der Behandlung kann man die Form des unteren Zahnbogens mithilfe entsprechender transparenter Schablonen am Modell des Patienten bestimmen (Abb. 4.10). Man kann die Form zwar in diesem Stadium häufig nur ungefähr zuordnen, das kann jedoch bereits eine große Hilfe sein.

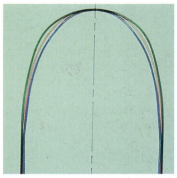
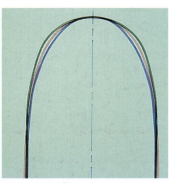

Abb. 4.8: Übereinandergelegte obere Bogenformen.

Abb. 4.9: Übereinandergelegte untere Bogenformen.

Kontrolle der Bogenform in den ersten Behandlungsstadien

Es empfiehlt sich, runde Drähte nur in ovoider Form vorrätig zu haben (S. 84), um das Inventar in Grenzen zu halten. Zu Beginn nimmt man normalerweise .015"- oder .0175"- Twistflex-, .016"-HANT- oder manchmal auch .014"-Stahldrähte, die man alle ohne Anpassung in der ovoiden Form einsetzt.

Erst wenn man beim Nivellieren und Ausrichten zu stärkeren runden Drähten (S. 111, 112) übergeht, muss man einige individuell zurechtbiegen. Bei Patienten, die zu Beginn der Behandlung beim Vergleich mit der Schablone spitz zulaufende oder quadratische Zahnbögen aufwiesen, sollten dann die ovoiden Bögen aus .016"-, .018"- und .020"-Rundstahldrähten, soweit es nötig ist, individuell angepasst werden. Das ist natürlich nicht erforderlich, wenn bereits zu Behandlungsbeginn eine ovoide Bogenform vorlag.

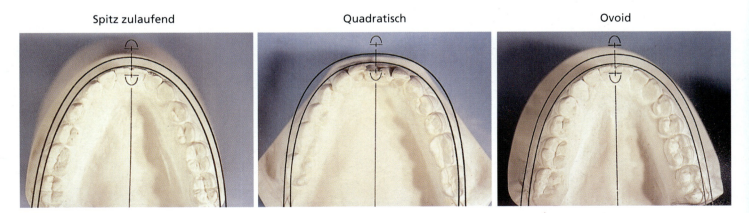

Abb. 4.10: Anhand transparenter Schablonen lässt sich zu Beginn der Behandlung abschätzen, ob ein Patient einen spitz zulaufenden, quadratischen oder ovoiden unteren Zahnbogen hat.

Kontrolle der Bogenform mit Vierkant-HANT-Drähten

Bei den Vierkant-HANT-Drähten kann die vorgefertigte Form nicht individuell angepasst werden. Man sollte sie daher in allen drei Formen vorrätig haben, weil sie – wie die stärkeren Runddrähte – in etwa der Zahnbogenform der Patienten entsprechen sollten, die anhand der transparenten Schablonen ermittelt wurde.

Vierkant-HANT-Drähte bleiben unter Umständen einige Monate lang liegen und beeinflussen, besonders in Höhe der wichtigen Eckzähne, die Bogenform des Patienten. Wenn sie nicht die entsprechende spitz zulaufende, quadratische oder ovoide Form haben, können sie die ursprüngliche Form des Zahnbogens ungünstig verändern.

Kontrolle der Bogenform mit Vierkantstahldrähten

Arbeitsbögen aus .019"×.025"-Vierkantstahl beeinflussen die Form des Zahnbogens sehr und müssen daher an die jeweilige individuelle Bogenform (IBF) angepasst werden. Das ist einfach und schnell zu bewerkstelligen; daher kann diese Arbeit delegiert werden und muss nur noch abschließend vom Kieferorthopäden überprüft werden. Bei der Lagerhaltung von .019"×.025"-Stahldrähten (S. 84) kann man zwischen drei Lösungen wählen:

1. Man hat sie nur in ovoider Form vorrätig und biegt sie bei Bedarf zurecht.

2. Man hat ovoide und spitz zulaufende Formen auf Lager, so dass man nicht so viel anpassen muss. Diese Lösung ist sinnvoll, wenn man vor allem Kinder behandelt, bei denen die quadratische Bogenform selten benutzt wird.

3. Man hat alle drei Formen auf Lager. Dann ist der Aufwand für Anpassungen minimal, dafür nimmt man einen größeren Bestand in Kauf. Aber auch wenn man sich für diese Lösung entschieden hat, müssen noch einige Drähte individuell angepasst werden, weil die IBF in vielen Fällen nicht genau den vorgefertigten Basisformen entspricht.

Individuelle Anpassung – Bestimmung der IBF

Nachdem die Vierkant-HANT-Drähte ihre Aufgabe erfüllt haben, kann man jedem Patienten ganz individuell einen .019"×.025"-Edelstahlbogen anpassen. Dabei geht man vom unteren Zahnbogen aus und stimmt die obere Form so darauf ab, dass sie die untere überall um 3 mm überragt (Abb. 4.11a–f):

- Nach dem Vierkant-HANT-Stadium (Abb. 4.11a) formt man den unteren Zahnbogen mit einer Wachsschablone ab, um die Eindrücke der Brackets festzuhalten (Abb. 4.11b).

- Der .019"×.025"-Draht aus Edelstahl wird an diese Abdrücke im Wachs angebogen (Abb. 4.11d)

- Man vergleicht den Bogen mit dem Ausgangsmodell des Unterkiefers oder einer Fotokopie des Modells, um sicherzustellen, dass er dessen Form möglichst genau entspricht.

- Die Symmetrie des Bogens wird mithilfe einer Schablone überprüft.

- Zum Schluss fotokopiert man den Draht und bewahrt die Kopie in den Unterlagen des Patienten auf. Das ist seine individuelle Bogenform (IBF). Bei unteren Vierkantstahlbögen orientiert man sich an der IBF, obere Bögen sollten 3 mm breiter sein. Eine solche Anpassung ist besonders bei den stärkeren Runddrähten und den .019"×.25"-Edelstahlbögen wichtig. Die 3 mm Überstand des oberen Drahtbogens entsprechen der Beziehung der beiden Zahnreihen und sorgen in der Mehrzahl der Fälle dafür, dass die Bögen gut aufeinander abgestimmt sind (Abb. 4.11f).

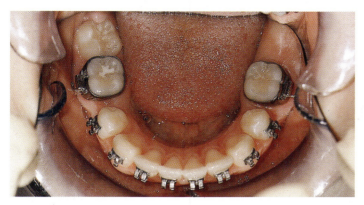

Abb. 4.11a: Der untere Vierkant-HANT-Draht wurde entfernt.

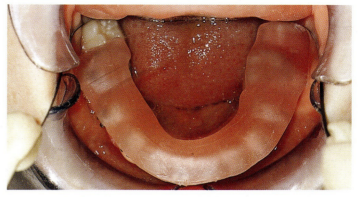

Abb. 4.11b: Eine in warmem Wasser erweichte Wachsplatte wird über den unteren Bogen gelegt, um die Abdrücke der Brackets festzuhalten.

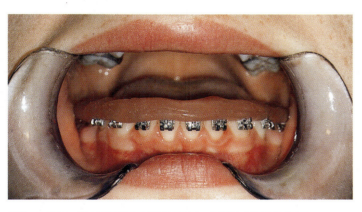

Abb. 4.11c: Die Wachsschablone von labial aus gesehen.

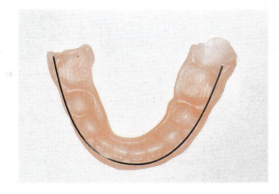

Abb. 4.11d: Der .019"x.025"-Vierkantstahldraht wird an die Abdrücke der Brackets angebogen.

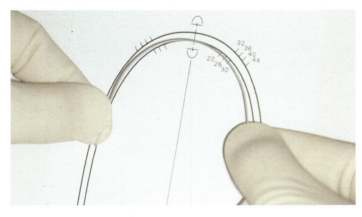

Abb. 4.11e: Die Symmetrie des Vierkantstahlbogens wird mithilfe einer Schablone überprüft. Dann fertigt man eine Fotokopie an, die nun für den unteren Bogen als individuelle Bogenform (IBF) dient.

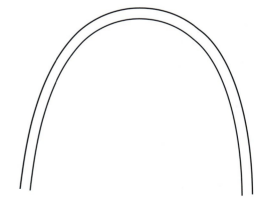

Abb. 4.11f: Nachdem man die IBF des unteren Bogens bestimmt hat, kann man einen oberen Bogen erstellen, der überall etwa 3 mm breiter sein sollte als der untere.

MODIFIKATIONEN DER BOGENFORM UND DER BOGENKOORDINIERUNG

In einigen Fällen muss man von der IBF und der normalen Koordinierung der oberen und unteren Bogenformen abweichen.

Bei posterioren Torquekorrekturen

Durch den in den Brackets vorgegebenen verstärkten bukkalen Wurzeltorque der oberen Molaren wird der obere Bogen eher schmaler. Bei den unteren Molarenbrackets ist dagegen ein progressiver bukkaler Kronentorque vorprogrammiert, durch den sich die Kronen aufrichten und der untere Bogen verbreitert (Abb. 4.12). Beides zusammen kann zur Ausbildung eines Kreuzbisses führen. In einem solchen Fall kann man das hintere Segment des oberen Bogendrahts aufweiten, so dass der obere Bogen den unteren in den Molarenregionen um 5 mm überragt.

Nach einer maxillären Dehnung

Wurde der Oberkiefer mit einer Quad-Helix oder einer Apparatur zur Gaumennahterweiterung gedehnt (Abb. 4.13a), dann richten sich die Zähne im unteren Bogen häufig bukkal auf, während der obere Zahnbogen zum Rezidiv neigt (Abb. 4.13b). Diesen Effekten kann man begegnen, indem man den unteren Bogen mit einer breiteren Bogenform aufweitet (normalerweise eine Größe breiter – zum Beispiel statt eines spitz zulaufenden einen ovoiden Bogen) und die Dehnung des oberen Bogens mit einer entsprechend breiteren Bogenform stabilisiert.

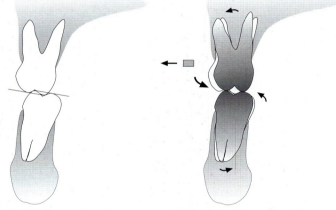

Vor der Torque-Korrektur   Während der Torque-Korrektur

Abb. 4.12: Bei der Torquekorrektur von Molaren kann es leicht zur Ausbildung eines seitlichen Kreuzbisses kommen. In einem solchen Fall muss das hintere Segment des oberen Bogendrahts aufgeweitet werden.

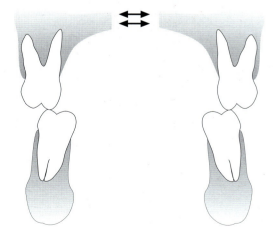

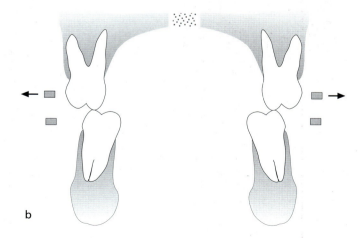

Abb. 4.13: Nach einer Dehnung des oberen Bogens (a) muss häufig oben eine breitere Bogenform gewählt werden, während der untere Zahnbogen eventuell verengt werden muss (b), um unerwünschten Veränderungen im Molarenbereich entgegenzuwirken.

Dehnung des oberen Zahnbogens mit Bogendrähten

Gelegentlich ist ein Zahnbogen (meist der obere) etwas schmaler als der andere, so dass die Abstimmung der Bogenformen besondere Aufmerksamkeit erfordert. Mit .019"×.025"-Vierkantstahldrähten kann der schmalere Bogen leicht gedehnt werden (S. 108). Mit ihnen lässt sich auch eine Dehnung, die mit einer Quad-Helix oder durch eine Gaumennaherweiterung erzielt wurde, stabilisieren. Zu diesem Zweck weitet man den nach der IBF geformten Bogen in Höhe der Molaren auf oder verwendet für einen begrenzten Zeitraum einen quadratischen Bogen.

Es gibt eine spezielle Technik für die Aufweitung. So ist beim Biegen des Drahtes besonders darauf zu achten, dass der Bogen nicht zu sehr aufgeweitet und dadurch die Form verzerrt wird (Abb. 4.14). Hält man den aufgeweiteten Bogen an den Enden fest und biegt ihn in die IBF, die man ausgewählt hat, zurück, so muss er wieder exakt dieser IBF entsprechen (Abb. 4.15). Wurde er zu stark oder falsch expandiert (Abb. 4.16 und 4.17), wird die Form beim Zusammendrücken der Enden von der IBF abweichen. Dann wird es Probleme geben, weil der Intereckzahnabstand zu klein oder zu groß geworden ist.

Kontrolle der Aufweitung des Bogens

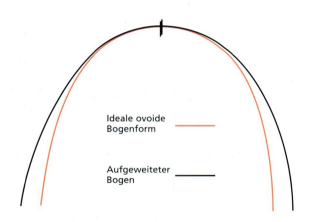

Abb. 4.14: Bei der Aufweitung des Bogendrahts ist die richtige Technik entscheidend.

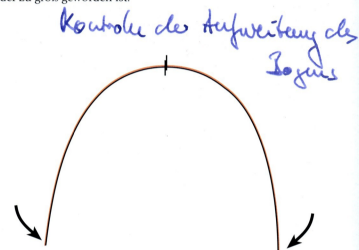

Abb. 4.15: Falls der Bogen richtig aufgeweitet wurde, nimmt er, wenn er an den Enden in die Form des Idealbogens zurückgedrückt wird, wieder die richtige Form an.

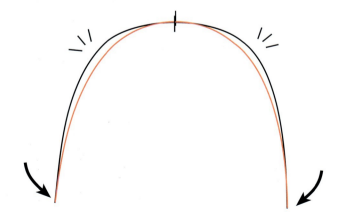

Abb. 4.16: Falsch aufgeweitet.

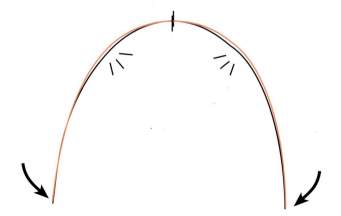

Abb. 4.17: Falsch aufgeweitet.

Dehnung des oberen Zahnbogens mit einem Jockey-Draht

Mit einem .019"×.025"-Vierkantdraht kann man den Zahnbogen bei einer Routinebehandlung nur begrenzt dehnen. Falls speziell kurz vor dem Abschluss der Behandlung stärker gedehnt werden muss, kann man einen „Jockey-Bogen" einsetzen (Fallbeispiel MS, S. 238, 239), der ebenfalls aufgeweitet ist und praktisch als zweiter Bogendraht über dem normalen Bogendraht eingebunden wird (Abb. 4.18). Der Jockey-Bogen kann aus .019"×.025"-Vierkantstahldraht oder aus stärkeren runden Stahldrähten bestehen. Es ist praktisch, ihn – sofern vorhanden – in den Headgeartubes der oberen ersten Molaren enden zu lassen.

Um eine körperliche Bewegung der Molaren zu erreichen und ein Kippen zu vermeiden, ist es hilfreich, wenn der normale .019"×.025"-Draht in der Molarenregion bukkalen Wurzeltorque ausübt. Bei Expansionen in der Molarenregion muss genügend spongiöser Knochen vorhanden sein, damit die Wurzeln nicht gegen die kortikale Knochenplatte gedrückt werden (Abb. 10.15, S. 290).

Asymmetrien

Hat der Patient, was häufig vorkommt, eindeutig einen asymmetrischen Zahnbogen, können die Bogendrähte im weiteren Verlauf der Behandlung modifiziert werden, um die Korrektur der Asymmetrie zu unterstützen (Abb. 4.19–4.21).

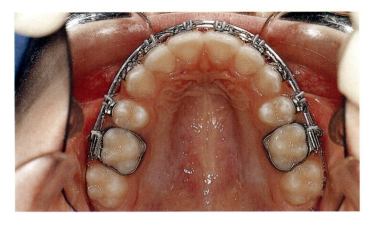

Abb. 4.18: Okklusale Ansicht eines eingegliederten „Jockey-Bogens". Dies kann ein .019"x .025"-Vierkant- oder ein stärkerer runder Stahldraht sein.

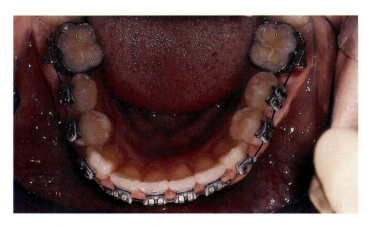

Abb. 4.19: Okklusale Ansicht eines asymmetrischen unteren Bogens.

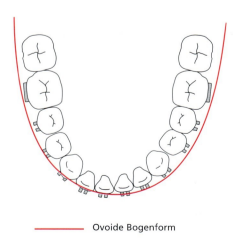

Abb. 4.20: Der asymmetrische untere Bogen aus Abb. 4.19 im Vergleich mit einer ovoiden Bogenform.

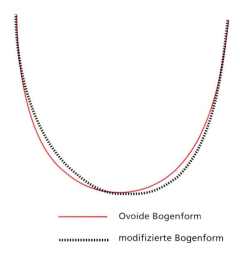

Abb. 4.21: Änderung des unteren Drahtbogens, um der dentalen Asymmetrie aus Abb. 4.19 entgegenzuwirken und sie zu korrigieren.

DIE BOGENFORM BEIM FINISHING UND DER FEINEINSTELLUNG – NOTWENDIGKEIT DES SETTLINGS

Auch in den abschließenden Behandlungsstadien spielt die Bogenform noch eine wichtige Rolle. Sie muss sich nach der Feineinstellung erst noch richtig etablieren. Daher erfordert fast jeder Fall eine Settling-Phase. Folgendes Vorgehen ist zu empfehlen:

- Man sollte von den Vierkantdrähten nicht direkt zu Retainern übergehen, ohne die Patienten ein Settling mit leichteren Drähten durchlaufen zu lassen. Kurz vor dem Abschluss der Behandlung gliedern die Autoren im Unterkiefer gerne einen durchlaufenden Bogen aus .014"-Edelstahl- oder .016"-Nickeltitandraht sowie im Oberkiefer einen Teilbogen aus .014"-Edelstahldraht, der nur die Schneidezähne umfasst, samt leichten Dreieckselastics ein. Der Patient kommt etwa sechs Wochen lang alle 14 Tage zur Kontrolle (Fallbeispiele JN, S. 124 und MO'T, S. 274). In dieser Zeit etablieren sich die vertikalen Korrekturen sowie die Formen der oberen und unteren Zahnbögen, so dass das Kräfteverhältnis zwischen Zunge und perioraler Muskulatur wieder ausgewogen ist.

- Wenn Zähne extrahiert wurden, sollten die Nachbarzähne in der Settling-Phase leicht zusammengebunden werden, um ein Öffnen der Lücke zu verhindern.

- Wenn der Oberkieferbogen in einem früheren Behandlungsstadium gedehnt wurde, muss die Dehnung beim Settling aufrechterhalten werden. Dies erreicht man mit einer herausnehmbaren Kunststoffplatte (Abb. 10.22, S. 295).

- Bei Klasse-II-Behandlungsfällen kann der erreichte Overjet beim Settling rezidivieren; daher ist auch im Oberkiefer ein durchlaufender .014"-Bogendraht erforderlich, der hinter den Molaren umgebogen wird (Fallbeispiel DO, S. 210). Dies verlangsamt unter Umständen das Settling, ist aber nötig, um den richtig eingestellten Overjet beizubehalten. Zur Unterstützung können Biegungen zweiter Ordnung eingeführt werden.

DIE BOGENFORM BEI DER RETENTION

Untere Schneidezähne neigen meist zum Rezidiv. Um das nach Möglichkeit zu verhindern, sollten von Eckzahn zu Eckzahn Retainer eingeklebt werden (S. 307). Wenn die ersten Prämolaren extrahiert wurden, kann der Retainer bis auf die zweiten Prämolaren ausgedehnt werden. Im Normalfall trägt der Patient im Unterkiefer einen eingeklebten Retainer, im Oberkiefer einen herausnehmbaren Retainer aus Kunststoff. Auf diese Weise kann der untere Zahnbogen im Bereich der Prämolaren und Molaren schmaler werden, während der obere Bogen gehalten wird (Abb. 4.22). Eventuell muss man den Kunststoffretainer im Oberkiefer entsprechend beschleifen oder für zwei bis vier Wochen weglassen, damit sich die oberen Prämolaren und Molaren den Veränderungen im Unterkiefer anpassen können (Abb. 4.23). Anschließend kann dann ein neuer Kunststoffretainer angefertigt werden. Wird der Retainer im Oberkiefer aus einer Tiefziehfolie hergestellt, modifiziert man ihn zwei bis vier Wochen lang immer wieder und fertigt dann einen neuen Retainer an.

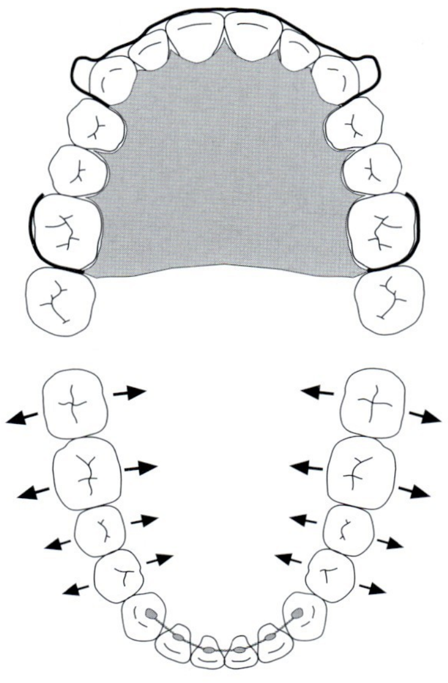

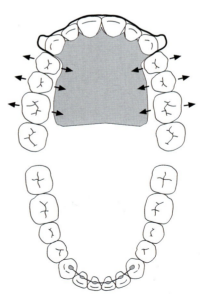

Abb. 4.22: Bei der Retention werden die oberen Zähne gehalten, während sich die unteren in labio-lingualer Richtung frei einstellen können.

Abb. 4.23: Der Kunststoffretainer im Oberkiefer kann für zwei bis vier Wochen weggelassen oder entsprechend abgeändert werden, damit sich die oberen Molaren und Prämolaren an die Veränderungen im Unterkiefer anpassen können. Anschließend wird für den Oberkiefer ein neuer herausnehmbarer Retainer angefertigt und angepasst.

BESTANDSLISTE FÜR BOGENDRÄHTE

Das Schaubild auf dieser Seite zeigt ein mit System zusammengestelltes Inventar. Je nachdem, wie groß die Praxis ist und inwieweit man das Anpassen der Drähte auf ein Minimum beschränken will, sollte man die Arbeitsdrähte aus Stahl in einer, zwei oder drei Bogenformen vorrätig haben.

Passt man die Bogendrähte individuell an, ist das Risiko eines Rezidivs geringer und man erzielt eher ein ästhetisch ansprechendes Ergebnis. Wählt man dagegen für einen Patienten mit einem schmalen Gesicht eine breite Bogenform, so läuft man Gefahr, dass das Ergebnis nicht stabil bleibt und das Lächeln unnatürlich wirkt. Der Kieferorthopäde sollte daher in seiner Praxis ein System haben, mit dem er jedem Patienten eine passende Bogenform eingliedern kann, ohne ein zu großes Inventar anlegen oder seine Zeit mit unnötigem Drahtbiegen verschwenden zu müssen. In diesem Kapitel wurde ein System beschrieben, mit dem die Autoren selber arbeiten und das sie weiterempfehlen können.

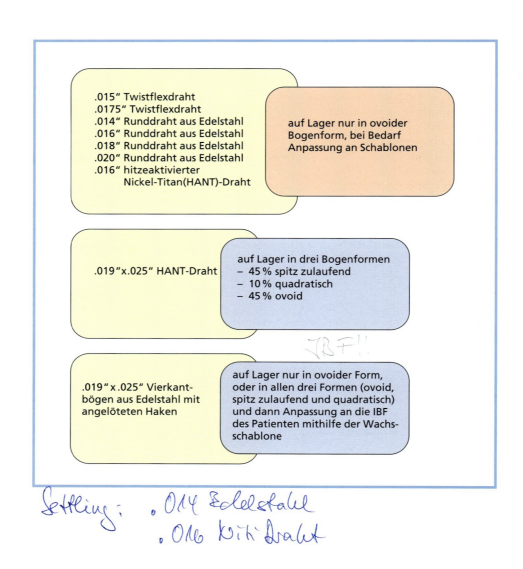

LITERATUR

1. Hawley C A 1905 Determination of the normal arch and its application to orthodontia. Dental Cosmos 47:541–552
2. Scott J H 1957 The shape of the dental arches. Journal of Dental Research 36:996–1003
3. Brader A C 1972 Dental arch form related to intra-oral forces. American Journal of Orthodontics 61:541–561
4. McLaughlin R P, Bennett J C 1999 Arch form considerations for stability and esthetics. Revista Espana Ortodontica 29(2):46–63
5. Riedel R A 1969 In: Graber T M (ed) Current orthodontic concepts and techniques. Saunders, Philadelphia
6. De La Cruz A R, Sampson P, Little R M, Artun J, Shapiro P A 1995 Long-term changes in arch form after orthodontic treatment and retention. American Journal of Orthodontics 107:518–530
7. Burke S P, Silveira A M, Goldsmith L J, Yancey J M, Van Stewart A, Scarfe WC 1998 A meta-analysis of mandibular intercanine width in treatment and post retention. Angle Orthodontist 68(1):53–60
8. Felton M J, Sinclair P M, Jones D L, Alexander R G 1987 A computerized analysis of the shape and stability of mandibular arch form. American Journal of Orthodontics 92:478–483
9. Shapiro P A 1974 Mandibular arch form and dimension. American Journal of Orthodontics 66:58–70
10. Ladner P T, Muhl Z F 1995 Changes concurrent with orthodontic treatment when maxillary expansion is a primary goal. American Journal of Orthodontics and Dentofacial Orthopedics 108:184–193
11. Sandstrom R A, Klapper L, Papaconstantinou S 1988 Expansion of the lower arch concurrent with rapid maxillary expansion. American Journal of Orthodontics 94:296–302
12. Haas A J 1980 Long-term posttreatment evaluation of rapid palatal expansion. Angle Orthodontist 50:189–217
13. Braun S, Hnat W P, Fender D E, Legan H L 1998 The form of the human dental arch. Angle Orthodontist 68(1):29–36
14. Braun S, Hnat W P, Leschinksy R, Legan H L 1999 An evaluation of the shape of some popular nickel titanium alloy preformed arch wires. American Journal of Orthodontics and Dentofacial Orthopedics 116:1–12
15. Chuck G C 1934 Ideal arch form. Angle Orthodontist 4:312–327
16. Nojima K, McLaughlin R P, Isshiki Y, Sinclair P M 2001 A comparative study on Caucasian and Japanese mandibular clinical arch forms. Angle Orthodontist 71:195–200
17. Bennett J, McLaughlin R P 1993 Orthodontic treatment mechanics and the preadjusted appliance. Mosby-Wolfe, London (ISBN 0 7235 1906X)

FALLBEISPIEL AL

Beim folgenden Fall handelt es sich um eine Patientin, die zu Beginn der Behandlung eine spitz zulaufende Bogenform und vorstehende Eckzahnwurzeln besaß.

Bei dieser 15 Jahre und 5 Monate alten Patientin lag eine skelettale Klasse I mit einem großen Kieferbasiswinkel als vertikalem Strukturmerkmal vor. Von vorne gesehen hatte sie ein schmales Gesicht mit einer leichten Unterkieferasymmetrie zur linken Seite. Die unteren Inzisivi standen mit einer Achsenneigung von 78° zur Unterkieferbasis (IUK-ML-Winkel) nach lingual gekippt; ihr Abstand zur A-Pogonion-Linie betrug –1mm. Das Profil war ansprechend und harmonisch.

Dental bestand bei der Patientin im Seitenbereich eine Klasse-I-Verzahnung. Maximale Interkuspidation und zentrische Relation stimmten überein, beim Schlussbiss waren keinerlei Abweichungen festzustellen. In Ober- und Unterkiefer wies sie einen leichten Frontengstand auf, die Eckzahnwurzeln standen deutlich vor. Die obere und die untere Mittellinie stimmten überein. An der Schneidekante des oberen rechten mittleren Schneidezahns war der Schmelz geringfügig beschädigt.

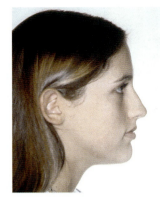

Abb. 4.24

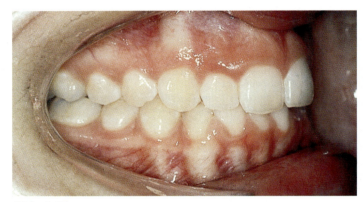

Abb. 4.27

Der schmale und spitz zulaufende Zahnbogen entsprach der Gesichtsform. Die ersten und zweiten Molaren wiesen ausgedehnte, aber keine tiefe Restaurationen auf. Die dritten Molaren, für die es kaum Platz gab, waren auf der linken Seite impaktiert; oben links befand sich ein überzähliger dritter Molar. Es wurde beschlossen, alle dritten Molaren zu entfernen. Zur Auflösung des leichten Frontengstands sollten die bukkalen Segmente getorquet und aufgerichtet sowie die unteren Schneidezähne leicht protrudiert werden. Es wurde eine spitz zulaufende Bogenform gewählt, um die Grundform der Zahnbögen zu erhalten.

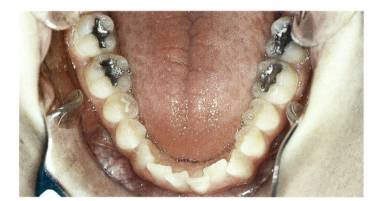

Abb. 4.30

Es wurden Standardmetallbrackets mit .022"-Slots geklebt. Die Brackets für die unteren und oberen Eckzähne wurden umgedreht, um die Eckzahnwurzeln im Knochen zu halten. Alle Zähne einschließlich der zweiten Molaren wurden bebändert oder erhielten Brackets. Als erste Bögen wurden .016"-HANT-Drähte in ovoider Bogenform eingegliedert.

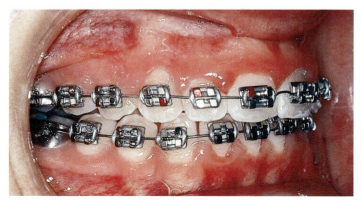

Abb. 4.33

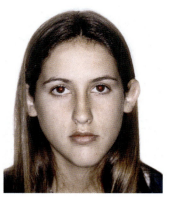
Abb. 4.25

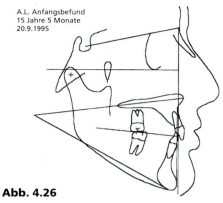
Abb. 4.26

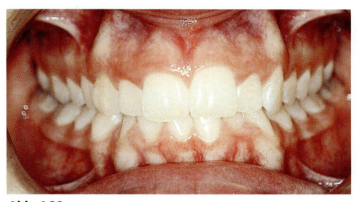
Abb. 4.28

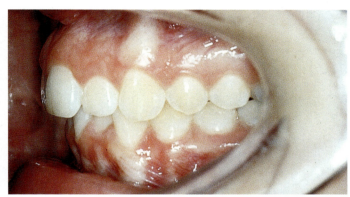
Abb. 4.29

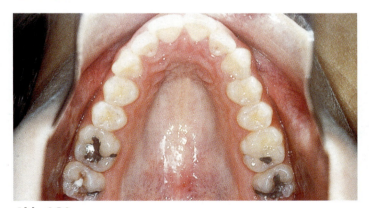
Abb. 4.31

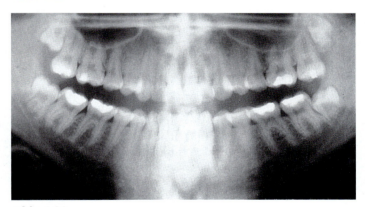
Abb. 4.32

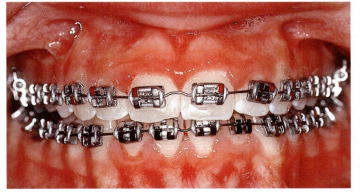
Abb. 4.34

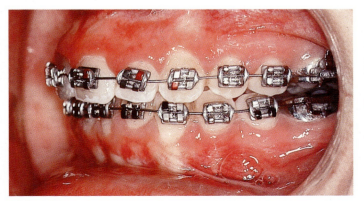
Abb. 4.35

Die ovoiden .016"-HANT-Bögen wurden gegen .019"×.025"-Vierkant-HANT-Drähte in der gewählten spitz zulaufenden Bogenform ausgetauscht. Mit ihnen konnten aufgrund des niedrigeren Torquewertes der unteren Prämolaren- und Molarenbrackets des MBT™-Systems die bukkalen Segmente getorquet und aufgerichtet werden (Abb. 4.40). Dadurch wurde Platz für die Ausrichtung der Front gewonnen. Aufgrund der Entscheidung, die Eckzahnbrackets herumzudrehen, konnten die Eckzahnwurzeln beim Nivellieren und Ausrichten gut eingestellt werden.

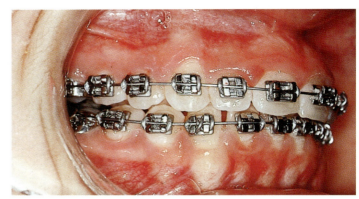

Abb. 4.36

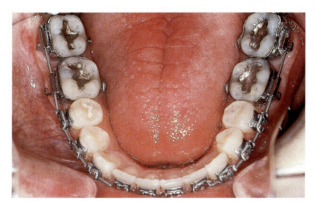

Abb. 4.39

Nach den .019"×.025"-Vierkant-HANT-Drähten wurden .019"×.025"-Vierkantbögen aus Edelstahl mit spitz zulaufender Bogenform und angelöteten Haken eingegliedert. Die Patientin trug eine kurze Zeit lang leichte Klasse-II-Gummizüge, um den geringfügigen Overjet zu reduzieren, der sich entwickelt hatte. Die .019"×.025"-Stahlbögen wurden im weiteren Verlauf der Behandlung beibehalten. Da die Zahnbögen der Patientin in der Ausrichtungsphase ein wenig zu stark ovoid geworden zu sein schienen, wurde besonders darauf geachtet, immer .019"×.025"-Stahlbögen in spitz zulaufender Bogenform einzugliedern, um die Zahnbögen wieder leicht zu verengen. Die Okklusalansichten vom Ende der Behandlung zeigen, dass dieses Ziel erreicht wurde.

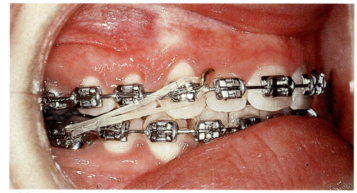

Abb. 4.42

Gegen Ende der Behandlung bat der überweisende Zahnarzt um eine Rekonturierung des Schmelzes an der Schneidekante des oberen rechten mittleren Inzisivus. Danach wurde das Schneidezahnbracket neu gesetzt und im Oberkiefer mithilfe eines .014"-Stahldrahtes erneut nivelliert und ausgerichtet. Im unteren Bogen wurde ein .016"-HANT-Draht eingegliedert, damit das Settling einsetzen konnte.

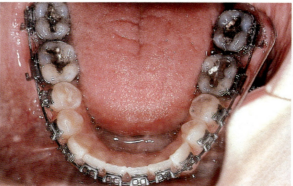

Abb. 4.45

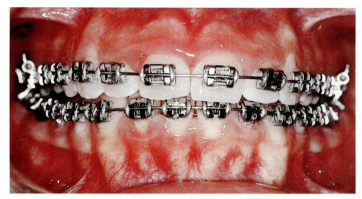

Abb. 4.37

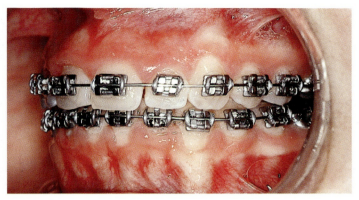

Abb. 4.38

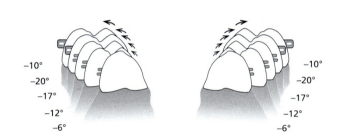

Abb. 4.40

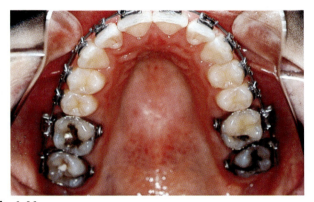

Abb. 4.41

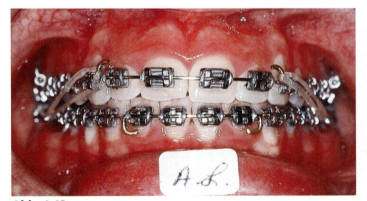

Abb. 4.43

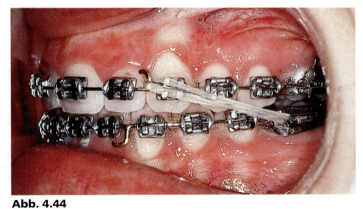

Abb. 4.44

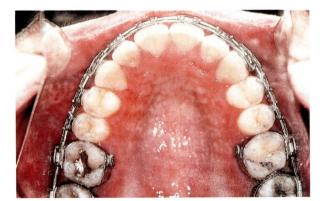

Abb. 4.46

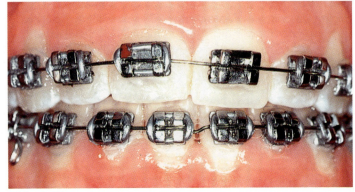

Abb. 4.47

Während des Settlings kamen selektiv Up-and-down-Gummizüge und leichte Drähte zum Einsatz, damit sich die Bogenform stabilisieren konnte.

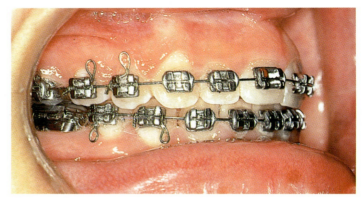

Abb. 4.48

Es wurde eine ästhetisch ansprechende Zahnstellung erzielt. Die Positionen der Eckzahnkronen und -wurzeln ergaben sich aus den in diesem Fall benutzten Bracketwerten: 7° Torque und 8° Angulation im Oberkiefer sowie 6° Torque und 3° Angulation im Unterkiefer.

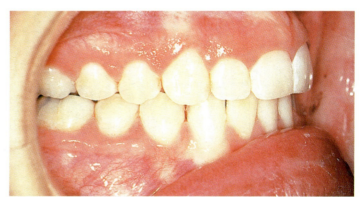

Abb. 4.51

Zur Retention wurde im Unterkiefer ein Retainer eingeklebt, und im Oberkiefer ein herausnehmbarer Retainer eingegliedert. Für diese Patientin eignete sich die spitz zulaufende Bogenform besonders gut, weil sie zur ursprünglichen Form des unteren Zahnbogens passte und ihrem schmalen Gesicht entsprach. Die Bogenform war in den ersten Behandlungsphasen ein wenig zu ovoid geworden, dank der Vierkantstahlbögen konnte jedoch letztlich die spitz zulaufende Form wieder hergestellt und stabilisiert werden.

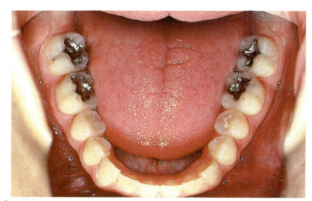

Abb. 4.54

Das Gesicht der Patientin hat sich gegenüber dem Aussehen zu Beginn, das sehr zufriedenstellend war, kaum verändert. Bei den unteren Inzisivi wurde die linguale Kippung reduziert. Der IUK-ML-Winkel beträgt jetzt 85°, der Abstand zur A-Pogonion-Linie wurde durch Proklination um 1 mm verringert, so dass der untere Frontengstand aufgelöst werden konnte.

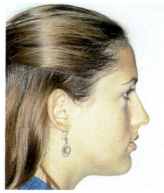

Abb. 4.57

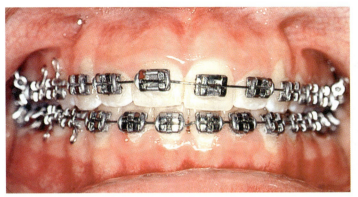
Abb. 4.49

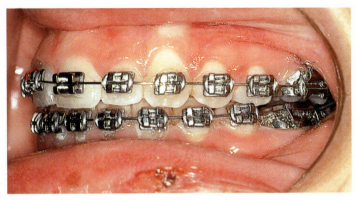
Abb. 4.50

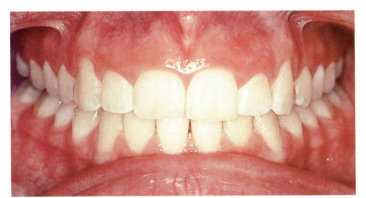
Abb. 4.52

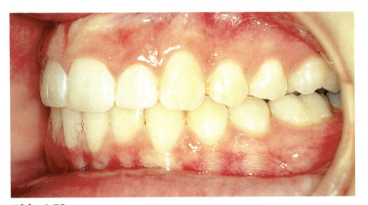
Abb. 4.53

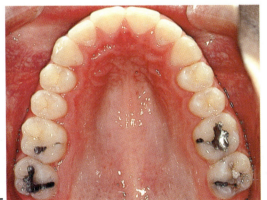
Abb. 4.55

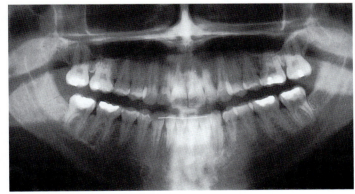
Abb. 4.56

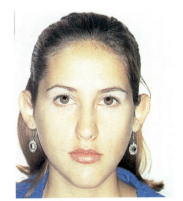
Abb. 4.58

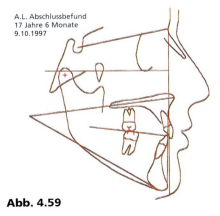
Abb. 4.59

A.L. Abschlussbefund
17 Jahre 6 Monate
9.10.1997

SNA ∠ 78 °
SNB ∠ 75 °
ANB ∠ 3 °
A–N ⊥ FH   −1 mm
Pog–N ⊥ FH   −2 mm
WITS   0 mm
GoGnSN ∠ 43 °
FM ∠ 31 °
ML–NL ∠ 38 °
IOK–A-Pog   3 mm
IUK–A-Pog   0 mm
IOK–NL ∠ 102 °
IUK–ML ∠ 85 °

KAPITEL 5

Verankerungskontrolle beim Nivellieren und Ausrichten

Einleitung und Definitionen 94
    Kurzfristige und langfristige Ziele 94
    Prinzipien der Verankerungskontrolle 94
    Behandlungsabfolge beim Nivellieren und Ausrichten 95

Wie viel Verankerung erfordert der Fall? 96
    Beispiel einer Klasse II/1 96
    Beispiel einer Klasse III 97
    Beispiel einer bimaxillären Protrusion 97
    Beispiel einer Klasse II/2 – bimaxilläre Retrusion 97

Fehler, die man früher beim Nivellieren und Ausrichten von Zähnen gemacht hat 98

Reduzierter Verankerungsbedarf beim Nivellieren und Ausrichten 99
    Bracketdesign 99
    Bogendrahtkräfte 99
    Verzicht auf elastische Ketten 99

Verstärkung der Verankerung in antero-posteriorer Richtung 100
    Lacebacks für die Eckzahnkontrolle 100
    Bendbacks für die Schneidezahnkontrolle 102
    Verankerungskontrolle für untere Molaren – der Lingualbogen 104
    Verankerungskontrolle für untere Molaren – Klasse-III-Gummizüge und Headgear 104
    Verstärkung und Kontrolle der Verankerung oberer Molaren – der Einsatz eines Headgears 105
    Verstärkung und Kontrolle der Verankerung oberer Molaren – der Transpalatinalbogen 106

Vertikale Verankerungskontrolle 106
    Vertikalkontrolle der Schneidezahnposition 106
    Vertikalkontrolle der Eckzahnposition 107
    Vertikalkontrolle der Molarenposition in Fällen mit großem Kieferbasiswinkel 107

Verankerungskontrolle in der transversalen Ebene 108
    Intereckzahnabstand 108
    Kreuzbissstellung der Molaren 108

Ausnahmen von der Vollbracketierung 109
    Fälle, bei denen die Zähne nicht durchgebrochen sind oder weit außerhalb der Bogenform stehen 109
    Einige Tiefbissfälle mit großem Kieferbasiswinkel 109

Vorgehen bei erneutem Nivellieren 109

Bogenfolge beim Nivellieren und Ausrichten 110
    Historischer Hintergrund 110
    Empfohlene Reihenfolge 110

Drähte aus hitzeaktiviertem Nickel-Titan oder aus Edelstahl? 111

Klinisches Vorgehen beim Nivellieren und Ausrichten – erhöhter Komfort für den Patienten und Verbesserung der Akzeptanz 112

Fallbeispiel LB. Ein Nichtextraktionsfall mit durchschnittlichem Kieferbasiswinkel 114

Fallbeispiel JN. Extraktion der ersten Prämolaren 120

EINLEITUNG UND DEFINITIONEN

Im ersten Behandlungsstadium sollen die Zähne normalerweise erst einmal nivelliert und ausgerichtet werden. Diese Aufgabe lässt sich folgendermaßen definieren:

Sie umfasst die Zahnbewegungen, die erforderlich sind, damit ein .019"×.025"-Vierkantstahldraht in geeigneter Bogenform mühelos in ein korrekt platziertes vorprogrammiertes Bracketsystem mit .022"-Slots eingegliedert werden kann.

Um die Zähne erfolgreich ausrichten zu können, muss man wissen, dass es im ersten Behandlungsstadium zu unerwünschten Zahnbewegungen kommen kann. Diese werden vor allem durch die Angulation verursacht, die von den Brackets vorgegeben wird. Eine solche Entwicklung muss sofort unter Kontrolle gebracht werden, damit sich die eigentliche Fehlstellung in der Ausrichtungsphase nicht verstärkt; denn dann würde es sehr viel schwieriger werden und auch viel länger dauern, den Fall erfolgreich abzuschließen.

Schon beim Nivellieren und Ausrichten sollte man bei allen Zahnbewegungen immer das eigentliche Behandlungsziel vor Augen haben und die Verankerung ausreichend absichern, um unerwünschte Zahnbewegungen möglichst zu vermeiden. Zu einer solchen Verankerungskontrolle gehören:

Alle Maßnahmen, die im ersten Behandlungsstadium gegen unerwünschte Veränderungen ergriffen werden, damit die Zähne nivelliert und ausgerichtet werden, ohne dass sich die wichtigsten Charakteristika der Malokklusion verschlechtern.

Kurzfristige und langfristige Ziele

Es ist sinnvoll, Nivellierung und Ausrichtung einmal vor dem Hintergrund der kurz- und langfristigen Ziele zu betrachten:

- Kurzfristig sollen in den ersten Monaten der Behandlung die Zähne soweit nivelliert und ausgerichtet werden, dass Vierkantstahldrähte mühelos eingegliedert werden können.

- Langfristig soll am Ende der Behandlung eine ideale Verzahnung erzielt werden, bei der die „sechs Schlüssel" für eine normale Okklusion erreicht werden und das Gebiss gut auf das Gesichtsprofil abgestimmt ist.

Die Erfahrung lehrt immer wieder, dass Versuche, das Verfahren abzukürzen oder starke Kräfte einzusetzen, um die kurzfristigen Ziele möglichst rasch zu erreichen, zu unerwünschten Veränderungen führen, und es dann entsprechend mehr Zeit und Mühe kostet, die langfristigen Ziele zu verwirklichen.

Prinzipien der Verankerungskontrolle

Hier sind vor allem zwei Punkte zu nennen:

1. Reduzierung des Verankerungsbedarfs beim Nivellieren und Ausrichten. Es sollte möglichst wenig Faktoren geben, die die Verankerung belasten und unerwünschte Zahnbewegungen verursachen. Dadurch wird die Verankerung weniger beansprucht.

2. Verstärkung der Verankerung. Um bestimmte Zähne oder Zahngruppen besser kontrollieren zu können, muss die Verankerung mitunter etwa durch Transpalatinal- oder Lingualbögen unterstützt werden.

Jeder Fall erfordert andere Maßnahmen. Nicht immer muss man beispielsweise in beiden Zahnbögen Maßnahmen zur Verankerungskontrolle ergreifen. Bei manchen Patienten mit Klasse I und Klasse II/2 können die Zähne auch ohne spezielle Verankerungskontrolle ausgerichtet werden. Meistens sind jedoch entsprechende Maßnahmen erforderlich; welche das sind, muss von Fall zu Fall entschieden werden.

Behandlungsabfolge beim Nivellieren und Ausrichten

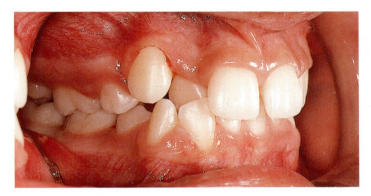

Abb. 5.1a: Bei diesem Klasse-I-Fall mit erheblichem Frontengstand wurden die ersten Prämolaren bereits früher entfernt. Der obere rechte seitliche Schneidezahn stand in Kreuzbissstellung und beim Schlussbiss wurde eine Abweichung von 2 mm festgestellt.

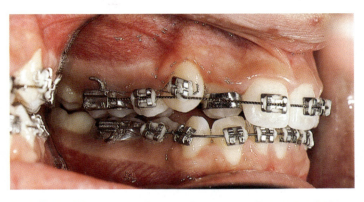

Abb. 5.1b: Die erste Ausrichtung begann mit Bögen aus .015"-Twistflexdraht im Oberkiefer und .016"-HANT-Draht im Unterkiefer. Auf den oberen rechten seitlichen Schneidezahn wurde ein Band mit einer Öse aufgesetzt und locker ligiert.

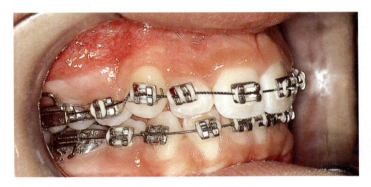

Abb. 5.1c: Zwei Monate später. Das Bracket für den oberen rechten seitlichen Schneidezahn wurde nicht herumgedreht, weil die Wurzelstellung gut und keine spezielle Torquekontrolle erforderlich war. Für die weitere Nivellierung und Ausrichtung wurde im Oberkiefer ein Twistflexdraht und im Unterkiefer ein runder .014"-Stahldraht benutzt.

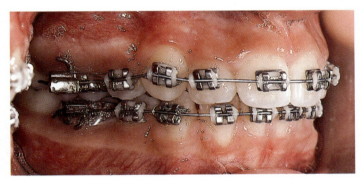

Abb. 5.1d: Vier Monate nach Behandlungsbeginn konnten oben und unten .019"x.025"-Vierkant-HANT-Bögen eingegliedert werden. Diese sehr effizienten Drähte wurden mehrere Monate belassen; soweit erforderlich wurden nur die elastomeren Module gewechselt und der Draht neu ligiert.

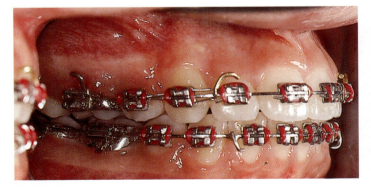

Abb. 5.1e: Hier sieht man den Zustand nach Abschluss der Nivellierung und Ausrichtung. In das korrekt platzierte vorprogrammierte .022"-Bracketsystem können .019"x.025"-Vierkantstahldrähte in ovoider Bogenform passiv eingegliedert werden.

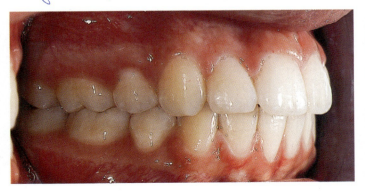

Abb. 5.1f: Der Fall nach dem Settling und dem Entfernen der Apparatur. Es ergab sich ein insgesamt gut aufeinander abgestimmtes Erscheinungsbild der Zähne, unter anderem auch deshalb, weil der obere seitliche Schneidezahn sehr groß ist.

WIE VIEL VERANKERUNG ERFORDERT DER FALL?

Bei jedem Fall legt man bei der Diagnose und Planung fest, welche Position die Inzisivi am Ende der Behandlung in Bezug auf das Gesicht einnehmen sollen. Wie man diese „geplante Schneidezahnposition" (planned incisor position, PIP) findet, wird auf den Seiten 166 bis 169 erläutert. Welche Veränderungen für die Molaren und Eckzähne geplant werden, muss mithilfe des sichtbar gemachten Behandlungszieles für die Zähne (visualized treatment objective, VTO[1]) festgelegt werden.

Um zu entscheiden, welche Maßnahmen zur Verankerungskontrolle im ersten Behandlungsstadium erforderlich sind, vergleicht man die Ausgangsposition der oberen und unteren Schneidezähne mit der für das Ende der Behandlung geplanten Schneidezahnposition (PIP). Die Verankerungskontrolle muss gewährleisten, dass die Stellung der Front entweder unverändert bleibt oder sich in Richtung der PIP bewegt. Optimal wäre, wenn sich die Schneidezähne durch das Nivellieren und Ausrichten der PIP annähern würden, weil ihre Position dann im weiteren Verlauf der Behandlung weniger verändert werden müsste. Meist geht es um antero-posteriore Stellungsänderungen, vereinzelt muss man sich aber auch mit Torquekorrekturen und vertikalen Problemen beschäftigen und geeignete Lösungen finden.

Welche Verankerung für die Molaren und Eckzähne erforderlich ist, kann man mithilfe des sichtbar gemachten Behandlungszieles für die Zähne (VTO) vorhersagen. Bei diesen Zähnen sollte sich die Stellung nicht ändern oder vorzugsweise entsprechend der Anforderungen des VTO.

In den folgenden Beispielen ist die Ausgangsposition der Inzisivi weiß dargestellt, während die PIP grün unterlegt ist. Im Text findet man Hinweise, wie viel Verankerung vermutlich erforderlich ist. Aber natürlich ist kein kieferorthopädischer Fall wie der andere, und wie viel Verankerungskontrolle jeweils nötig ist, hängt nicht von der Angle-Klasse der Molaren ab, sondern davon, wie weit die Schneidezähne von der PIP entfernt sind.

Beispiel einer Klasse II/1

Zu Beginn der Behandlung befinden sich die oberen Schneidezähne bei einem solchen Fall normalerweise vor der PIP. Die Verankerungskontrolle in antero-posteriorer Richtung muss maximal sein, damit es nicht zu einer Mesialbewegung und einer Verstärkung des Overjet kommt. Wie noch später in diesem Kapitel erläutert wird, benutzt man im oberen Bogen zur Verankerungskontrolle Lacebacks und Bendbacks und eventuell benötigt man auch noch eine Verstärkung durch einen transpalatinalen Bogen, einen Headgear oder Klasse-II-Gummizüge.

Die unteren Schneidezähne liegen normalerweise in oder hinter der PIP. Bei der Ausrichtung muss die Verankerung ein übermäßiges Protrudieren verhindern. Außerdem darf man wie in den meisten Fällen keine zu starke Bogendrahtkräfte einsetzen, um den Achterbahneffekt und damit eine Vergrößerung des Überbisses zu unterbinden.

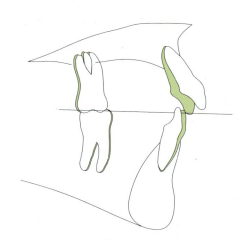

Abb. 5.2: Klasse II/1.

Beispiel einer Klasse III

Bei diesem Beispiel befinden sich die oberen Inzisivi zu Beginn der Behandlung hinter der PIP, obwohl es auch Fälle gibt, bei denen sie auf oder sogar vor der PIP liegen können. Bei vielen Klasse-III-Fällen sind daher Lacebacks und Bendbacks im oberen Bogen kontraindiziert, um zu ermöglichen, dass sich die oberen Schneidezähne durch Protrusion sowie eine günstige Veränderung ihrer Achsenstellung der PIP annähern und sich der obere Bogen entwickelt.

Eine Verankerungskontrolle ist nur dann nötig, falls die Gefahr besteht, dass die oberen Schneidezähne zu stark protrudieren und dann jenseits der PIP liegen würden.

Die unteren Inzisivi liegen bei einer Klasse III charakteristischerweise vor der PIP. Im unteren Bogen ist daher eine maximale Verankerungskontrolle mit Bendbacks und Lacebacks erforderlich, möglicherweise sogar unterstützt durch einen lingualen Bogen und/oder Klasse-III-Gummizüge.

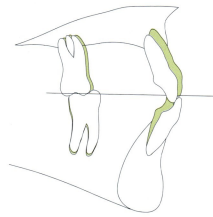

Abb. 5.3: Klasse III.

Beispiel einer bimaxillären Protrusion

Hier benötigt man in der Regel in beiden Bögen eine maximale Verankerungskontrolle, weil sich die oberen und die unteren Schneidezähne zu Beginn der Behandlung vor der PIP befinden.

Interessanterweise spielt der mesialisierende Effekt der Bracketangulation bei diesen Fällen häufig keine Rolle, weil die Kronen zu Beginn nach mesial gekippt sind. Trotzdem ist in den frühen Phasen normalerweise eine maximale Verankerungskontrolle angebracht, um eine optimale Retraktion der vorderen Segmente zu gewährleisten.

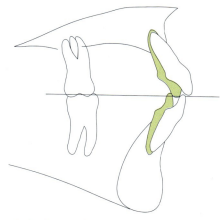

Abb. 5.4: Bimaxilläre Protrusion.

Beispiel einer Klasse II/2 – bimaxilläre Retrusion

Bei diesen Fällen muss die Behandlung häufig dafür sorgen, dass sich die oberen und unteren Schneidezähne auf die von den Anfangsbögen ausgehenden Kräfte hin ungehindert nach mesial bewegen können. Man sollte daher auf Lacebacks und Bendbacks verzichten, damit die Angulation der vorderen Brackets umgesetzt werden kann.

Die Eckzähne sind bei der vorliegenden Malokklusion häufig nach distal geneigt, so dass Anfangsbogendrähte mit sehr geringen Kräften indiziert sind. In diesen Fällen kommt es beim Torque und den vertikalen Verhältnissen in der Regel schon bald zu positiven Veränderungen, bei denen die Verankerung meist nicht schwierig ist.

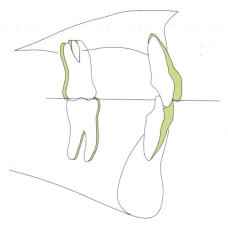

Abb. 5.5: Klasse II/2.

FEHLER, DIE MAN FRÜHER BEIM NIVELLIEREN UND AUSRICHTEN VON ZÄHNEN GEMACHT HAT

In den Anfangsjahren der vorprogrammierten Apparatur verursachte die in die vorderen Brackets eingebaute Angulation erhebliche Probleme. Aufgrund der vorgegebenen mesio-distalen Achsenneigung kippten die Kronen der Vorderzähne beim Nivellieren und Ausrichten nach mesial (Abb. 5.6).

Um diesen Effekt auszuschalten oder möglichst auf ein Minimum zu reduzieren, versuchte man zunächst die vorderen Segmente mit den hinteren zu verbinden. Dafür benutzte man elastische Kräfte, musste dann aber für eine bessere Verankerungskontrolle in diesem Behandlungsstadium sorgen. Dazu kam noch, dass die vorderen Zähne dazu neigten, nach distal zu kippen und zu rotieren, sich die Spee-Kurve vergrößerte und der Biss vertiefte, wenn die elastischen Kräfte größer waren als die nivellierende Kraft des Bogens. Dies war besonders augenfällig, wenn der erste Prämolar extrahiert worden war; man bezeichnete dieses Phänomen nach seinem Erscheinungsbild als Achterbahneffekt (Abb. 5.7–5.9).

Heutzutage kann man den Achterbahneffekt nur noch selten beobachten, weil die im MBT™-Bracketsystem vorgegebene Angulation verringert wurde, man mit schwachen Bogendrahtkräften und anstelle elastischer Ketten mit Lacebacks arbeitet, um den Eckzahn unter Kontrolle zu halten.

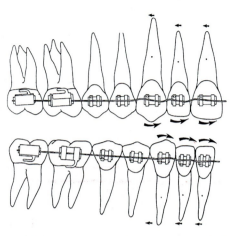

Abb. 5.6: Aufgrund der vorgegebenen Angulation in den Frontbrackets der vorprogrammierten Apparatur kippen die Kronen der Vorderzähne beim Nivellieren und Ausrichten nach mesial.

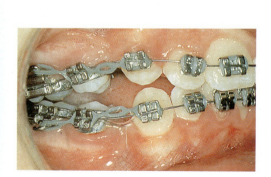

Abb. 5.7

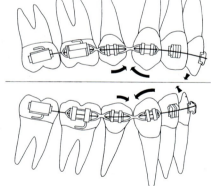

Abb. 5.8

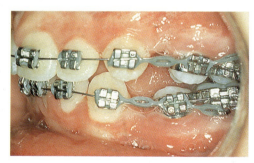

Abb. 5.9

Abb. 5.7–5.9: Wenn man die Eckzähne mit elastischen Kräften retrahiert und generell zu starke Kräfte einsetzt, kommt es anterior leicht zu einer Vertiefung und seitlich zu einer Öffnung des Bisses. Das Ganze wird als Achterbahneffekt bezeichnet. Der Einsatz leichter Bogendrähte und elastischer Kräfte in den 1970er und 1980er Jahren, mit denen man bei Extraktionsfällen zu Behandlungsbeginn die Eckzähne retrahierte, hatte folgende Auswirkungen: a) Kipp- und Rotationsbewegungen in die Extraktionslücken hinein, b) Bissöffnung in der Prämolarenregion, c) Bissvertiefung in der Front.

REDUZIERTER VERANKERUNGSBEDARF BEIM NIVELLIEREN UND AUSRICHTEN

Wo immer es möglich ist, sollte der Verankerungsbedarf reduziert werden. Dadurch benötigt man auch weniger Kontroll- und Unterstützungsmaßnahmen wie transpalatinale und linguale Bögen oder Headgears. Dies vereinfacht wiederum die Behandlung, und man ist nicht so sehr auf die Mitarbeit der Patienten angewiesen. Die im Folgenden beschriebenen Maßnahmen entlasten nachweislich die Verankerung und erhöhen so die Effizienz der Behandlung

Bracketdesign

Im ersten Behandlungsstadium belastet vor allem die Angulation der Brackets die Verankerung, so dass jede Verringerung des vorgegebenen Angulationswertes den Verankerungsbedarf senkt. Die Werte des MBT™-Versatile-Plus-Bracketsystems basieren auf den ursprünglichen Forschungsergebnissen. Im Vergleich zur Original-SWA spart man jedoch bei der Distalneigung der Wurzeln im oberen Frontsegment insgesamt 10° und im unteren Frontsegment insgesamt 12° ein (Abb. 5.10). Das verringert den Verankerungsbedarf, die anfängliche Tendenz zur Bissvertiefung reduziert sich, und man ist nicht so sehr auf die Mitarbeit der Patienten angewiesen.

Kräfte vom Bogendraht

Die in den Anfangsphasen aufgewandten sehr leichten Kräfte vom Bogendraht (S. 112) sind für den Patienten sehr viel angenehmer und belasten die Verankerung weniger. Wenn man sich nicht zwischen zwei Drähten entscheiden kann, sollte man in der Regel den leichteren nehmen. Die Drähte sollten außerdem nicht zu häufig gewechselt werden.

Verzicht auf elastische Ketten

Wie bereits erörtert (S. 98), führte der Einsatz einer elastischen Retraktionsmechanik in der Vergangenheit zu vielen Problemen. Das zeigte sich besonders, wenn die ersten Prämolaren extrahiert worden waren. Man sollte daher auf elastische Ketten verzichten.

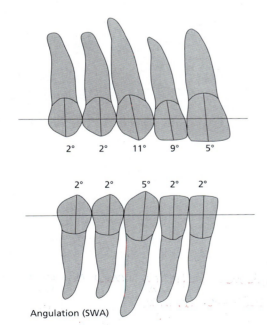

Angulation (SWA)

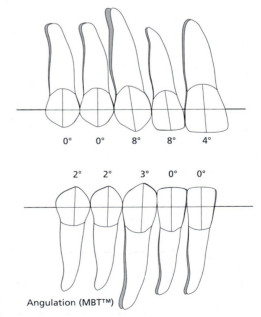

Angulation (MBT™)

Abb. 5.10: Im Vergleich zur Original-SWA spart man mit dem MBT™-Bracketsystem bei der Neigung der Wurzeln nach distal im oberen Frontsegment insgesamt 10° und im unteren Frontsegment insgesamt 12° ein. Das reduziert den Verankerungsbedarf im ersten Behandlungsstadium.

VERSTÄRKUNG DER VERANKERUNG IN ANTERO-POSTERIORER RICHTUNG

Lacebacks für die Eckzahnkontrolle

Lacebacks[2] aus .010"- oder .009"-Ligaturendraht reichen vom letzten bebänderten Molaren bis zum Eckzahnbracket (Abb. 5.11, 5.12) und hindern die Eckzahnkronen daran, beim Nivellieren und Ausrichten nach mesial zu kippen. Man benutzt sie vor allem nach der Extraktion von Prämolaren, sie können aber auch bei Nichtextraktionsfällen mit lokalem Verankerungsbedarf angebracht sein. Steht beispielsweise die Wurzel eines Eckzahnes mesial (Abb. 6.21, S. 140), so ist das Eckzahnbracket zu Beginn einer Behandlung stärker anguliert und erhöht damit den Verankerungsbedarf eines solchen Zahnes erheblich.

Lacebacks sind passive Vorrichtungen, die nicht so fest angezogen werden sollten, dass sich das Gewebe weiß verfärbt. Sie werden vor der Eingliederung des Bogendrahts angebracht. Bei den monatlichen Kontrollterminen haben sie sich normalerweise wieder gelockert und müssen um ein bis zwei Millimeter nachgezogen werden.

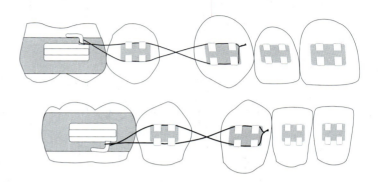

Abb. 5.11: Für Eckzahnlacebacks, die vor allem nach der Extraktion von Prämolaren eingesetzt werden, verwendet man .010"- oder .009"-Ligaturendraht.

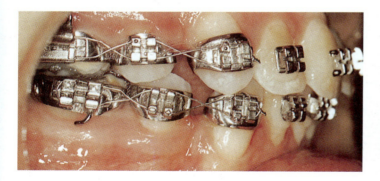
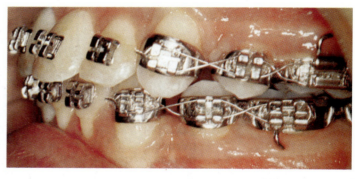

Abb. 5.12: Lacebacks sind schon seit vielen Jahren ein fester Bestandteil des Behandlungssystems der Autoren. Dieser Fall, bei dem die ersten Molaren gezogen wurden, wurde in den 1980er Jahren mit der Original-SWA behandelt. Bei ihm wurden oben und unten Lacebacks eingesetzt. Sie können um das Molarenattachment oder um den Molarenhaken gelegt werden. Wenn sie am Molarenattachment befestigt werden, muss man häufig mit einer Sonde dafür sorgen, dass sie nicht die distale Öffnung des Molarentubes verschließen.

Robinson[3] untersuchte 57 Prämolarenextraktionsfälle, von denen etwa die Hälfte mit, die andere ohne Lacebacks behandelt wurde. Seine Ergebnisse werden in Abbildung 5.13 zusammengefasst.

Zunächst benutzte man die Lacebacks, um die Eckzähne daran zu hindern, nach vorne zu kippen. Bald stellte man jedoch fest, dass sich die Eckzähne mit diesen Ligaturendrähten auch effektiv und ohne unerwünschte Kippbewegungen distalisieren ließen. Diese Bewegung läuft sehr wahrscheinlich so ab, dass der Eckzahn zunächst in Höhe der Gingiva leicht gegen den Alveolarkamm kippt, worauf dann eine Periode folgt, in der er sich aufgrund des nivellierenden Effekts des Bogendrahts „zurückstellt". In diesem Zeitraum kann sich dann die Wurzel nach distal bewegen (Abb. 5.14).

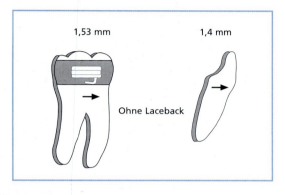 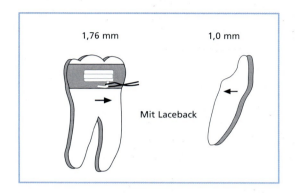

Abb. 5.13: Robinson zufolge hat man eine Proklination der unteren Schneidezähne mit Eckzahnlacebacks sehr viel besser im Griff. Ohne Lacebacks kamen die unteren Schneidezähne durchschnittlich 1,4 mm nach vorne, während sie sich mit Lacebacks 1,0 mm nach distal bewegten.

Lacebacks bleiben beim Nivellieren und Ausrichten in der Regel während der gesamten Bogenfolge bis zu den und einschließlich der Vierkant-HANT-Bögen liegen. Sobald Vierkantstahldrähte eingegliedert werden, übernehmen passive Tiebacks die antero-posteriore Kontrolle (Abb. 9.17, S. 255).

Beim Nivellieren und Ausrichten ist es von Vorteil, die vorderen sechs oder acht Zähne als Gruppe zu erhalten – es sei denn, es gibt Mittellinienprobleme, die eine Retraktion des Eckzahnes erfordern (Abb. 5.15), oder bei Fällen, bei denen man eine Klasse-I-Eckzahnrelation aufrechterhalten muss (Fallbeispiel JN, S. 122). Dementsprechend entfernt man meist die Lacebacks, wenn sich zwischen der Eckzahnkrone und dem benachbarten seitlichen Schneidezahn eine Lücke bildet.

Beim Nivellieren und Ausrichten sind Lacebacks und Bendbacks die Methoden der Wahl, um die Verankerung der Front zu unterstützen. Lacebacks sorgen dafür, dass die Eckzahnkronen so wenig wie möglich nach mesial kippen, und können diese effektiv distalisieren, falls es angezeigt ist. Bendbacks werden verwendet, damit die Inzisivi möglichst nicht nach vorne kippen, wie im Folgenden erläutert wird.

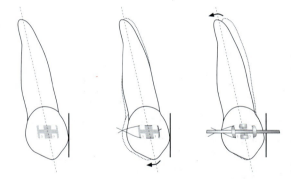

Abb. 5.14: Lacebacks bewirken höchst wahrscheinlich, dass die Eckzähne in der Nivellierungs- und Ausrichtungsphase zunächst leicht kippen, worauf dann eine „Rückstell"-Phase folgt.

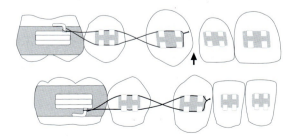

Abb. 5.15: Bei den meisten Behandlungen sollte der Eckzahn nicht vom seitlichen Schneidezahn getrennt werden. Ausnahmen sind Patienten mit kleinen seitlichen Schneidezähnen oder Abweichungen der Mittellinie oder solche, bei denen eine Klasse-I-Eckzahnrelation aufrechterhalten werden muss.

Bendbacks für die Schneidezahnkontrolle

Bendbacks sind – oft zusammen mit Lacebacks – ein wichtiges Mittel, um die Verankerung zu unterstützen. Biegt man den Bogendraht unmittelbar hinter dem Tube des letzten bebänderten Molaren zurück, wird die Protrusion der Schneidezähne weitgehend eingeschränkt (Abb. 5.16a–c).

Wenn man als Anfangsbogen einen .015"-Twistflexdraht nimmt, kann dieser distal des Molarentubes zu einem kleinen Kreis gebogen werden (Abb. 5.17).

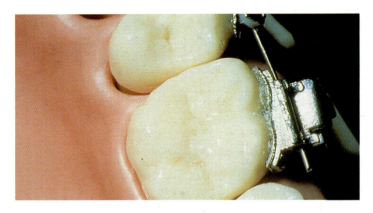

Abb. 5.16b: Die letzten 3 mm der Enden von Stahl- und HANT-Drähten sollten über der Flamme erhitzt und dann abgeschreckt werden.

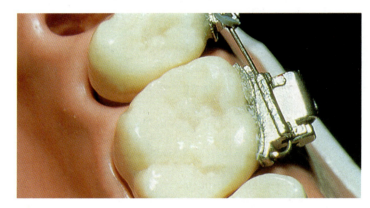

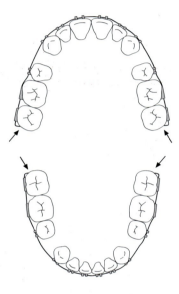

Abb. 5.16a: Bendbacks sind ein wichtiges Mittel, um die Verankerung zu unterstützen, und können eine Protrusion der Schneidezähne weitgehend einschränken.

Abb. 5.16c: Nach dieser Vorbehandlung kann man das ausgeglühte Ende des Bogendrahts problemlos zum Bendback formen und den Bogen beim nächsten Kontrolltermin leicht wieder entfernen.

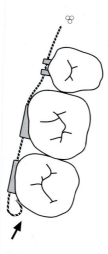

Abb. 5.17: Twistflexdrähte können distal des Molarentubes vorsichtig zu einem kleinen Kreis umgebogen werden, um ein Bendback zu bilden.

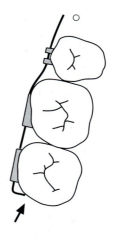

Abb. 5.18: Um in 0.16"-HANT-Drähte Bendbacks einbiegen zu können, müssen die letzten 3 mm der Bögen vor der Eingliederung über der Flamme erhitzt und in kaltem Wasser abgeschreckt werden.

Die Enden von .016"-HANT- und runden Stahldrähten müssen vor der Eingliederung des Bogens über der Flamme erhitzt und dann in kaltem Wasser abgeschreckt werden, damit man daraus exakte Bendbacks biegen kann (Abb. 5.18, 5.19). Die letzten 3 mm von Vierkant-HANT-Bögen schleift man mit einem grünen Steinchen dünner und glüht sie ebenfalls aus, damit man die aufgeklebten Molarentubes nicht absprengt, wenn man die Bendbacks biegt (Abb. 5.20). Außerdem lässt sich dann der Bogendraht beim Kontrolltermin leichter herausnehmen.

Wie die Lacebacks belässt man auch die Bendbacks beim Nivellieren und Ausrichten die gesamte Bogendrahtabfolge hindurch bis zu den und einschließlich der Vierkant-HANT-Bögen. Das gilt immer, wenn eine antero-posteriore Kontrolle der Schneidezähne erforderlich ist. Sobald dann später Vierkantstahlbögen eingegliedert werden können, übernehmen passive Tiebacks die Kontrolle (Abb. 9.17, S. 255; Abb. 7.59, S. 186).

Sollte der Bogen beim Nivellieren und Ausrichten verlängert werden müssen (S. 40) oder eine antero-posteriore Schneidezahnkontrolle überflüssig sein, verlegt man die Bendbacks hinter den Molarentubes um ein bis zwei Millimeter nach distal (Abb. 7.16c, S. 171).

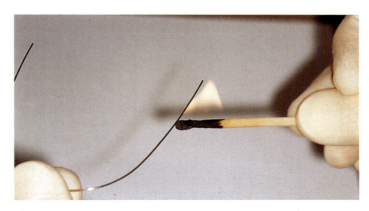

Abb. 5.19: Außer bei Vierkantstahl- und Twistflexbögen sollten bei allen Bögen vor der Eingliederung die Enden ausgeglüht werden, damit man exakte Bendbacks einbiegen kann.

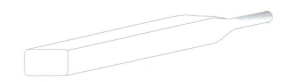

Abb. 5.20: Bei Vierkant-HANT-Drähten kann man die letzten 3 mm dünner schleifen, um sie nach dem Ausglühen zu Bendbacks umbiegen zu können.

Verankerungskontrolle für untere Molaren – der Lingualbogen

Beim späten Wechselgebiss mit einem leichten Engstand im Unterkiefer kann man angelötete Lingualbögen verwenden. In der Regel wandern die ersten Molaren dort nach dem Ausfallen der zweiten Milchmolaren in den Leeway Space hinein (Abb. 5.21, 5.22). Das kann durch die rechtzeitige Eingliederung eines lingualen Bogens verhindert werden und der Leeway Space für die Ausrichtung der unteren Front benützt werden.

Auch für eine maximale Verankerung in Prämolaren-Extraktionsfällen sollte man Lingualbögen in Betracht ziehen. Dazu gehören auch viele bimaxilläre Protrusionsfälle sowie Fälle mit erheblichem unterem Frontengstand; bei beiden Falltypen muss zu Beginn der Nivellierung ein Lingualbogen mit in die Planung einbezogen werden. Dadurch wird die Mesialbewegung der unteren Molaren unterbunden. Außerdem kann man dann bei den bimaxillären Protrusionsfällen sicher sein, dass der größte Teil des Platzes, der durch die Extraktion der Prämolaren gewonnen wurde, noch am Ende der Nivellierungs- und Ausrichtungsphase für die Retraktion des Frontsegments zur Verfügung steht. Liegt ein ausgeprägter Frontengstand vor, gewährleistet der Lingualbogen, dass die Extraktionslücken fast vollständig für seine Auflösung genutzt werden können (Fallbeispiel JN, S. 120).

Verankerungskontrolle für untere Molaren – Klasse-III-Gummizüge und Headgear

Wenn ein sehr erheblicher Engstand der unteren Front vorliegt, und die Verankerung stärker unterstützt werden muss, als das durch einen Lingualbogen möglich ist, können zusammen mit einem Headgear Klasse-III-Gummizüge an Kobayashi-Haken in der unteren Eckzahnregion getragen werden (Abb. 5.23). Die Autoren schieben den Einsatz von Klasse-III-Gummizügen gerne bis zum .016"-Runddrahtstadium auf, um eine Extrusion der Schneidezähne zu verhindern. Glücklicherweise benötigt man für die Verankerung im unteren Bogen nur in ganz seltenen Fällen ein solches Ausmaß an Unterstützung.

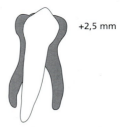

Abb. 5.21: Mit einem Lingualbogen kann man verhindern, dass die unteren ersten Molaren nach mesial in den Leeway Space hineinwandern, nachdem die zweiten Milchmolaren ausgefallen sind. Das entspricht einem Platzgewinn von durchschnittlich 2,5 mm.

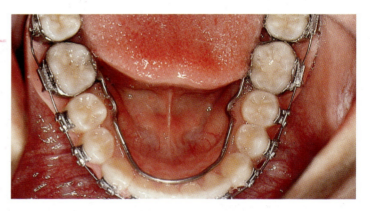

Abb. 5.22: Bei der Nivellierung und Ausrichtung von Prämolarenextraktionsfällen eignen sich angelötete Lingualbögen ausgezeichnet für eine maximale Verankerung. Sie müssen in der Regel vor dem Lückenschluss entfernt werden und sind, wie dieser Nichtextraktionsfall zeigt, auch für die Erhaltung des Leeway Space sehr nützlich.

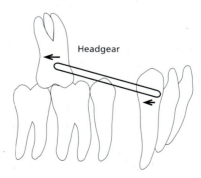

Abb. 5.23: Um die Verankerung maximal zu unterstützen, können in Verbindung mit einem Headgear im unteren Frontsegment Klasse-III-Gummizüge getragen werden.

Verstärkung und Kontrolle der Verankerung oberer Molaren – der Einsatz eines Headgears

Bei bestimmten Fällen müssen die oberen Seitenzahnsegmente in ihrer Mesialbewegung eingeschränkt, in ihrer Position gehalten oder sogar nach distal bewegt werden, damit die Relation der Frontzahnsegmente zum Gesicht richtig eingestellt werden kann. Im oberen Bogen sind die Anforderungen an eine posteriore Verankerungskontrolle normalerweise größer als im unteren Bogen. Dafür gibt es fünf Gründe:

1. Die oberen Molaren wandern wesentlich leichter nach mesial als die unteren.

2. Die oberen Frontzähne sind größer als die unteren.

3. Die Angulationswerte der oberen Frontbrackets liegen über denen der unteren.

4. Die oberen Inzisivi erfordern eine stärkere Torquekorrektur und mehr körperliche Bewegung als die unteren Schneidezähnen, bei denen eine Distalneigung oder ein Aufrichten ausreicht.

5. Innerhalb der typischen Klientel vieler amerikanischer und europäischer Praxen gibt es mehr Klasse-II- als Klasse-III-Fälle.

Aufgrund dieser Faktoren bietet eine extraorale Kraft in der Regel die effektivste Absicherung und Unterstützung für eine posteriore Verankerung im Oberkiefer, sofern der Patient gut mitarbeitet. Abbildung 5.24 zeigt die drei Haupttypen der Gesichtsbögen mit den jeweiligen Kraftvektoren.

Die Autoren bevorzugen für die meisten Fälle einen Kombinationsheadgear (okzipitaler und zervikaler Zug) mit einer Kraftverteilung von 150–250 g für den Kopfzug und 100–150 g für den Nackenzug. Aufgrund der etwas stärkeren okzipitalen Kraftkomponente bleibt die Zugrichtung leicht oberhalb der Okklusionsebene; darüber hinaus können auf diese Weise die Extrusions-Neigung der oberen Seitenzähne auf ein Minimum beschränkt und gleichzeitig die Molaren effizient distalisiert werden.

Es hängt von der Länge und Angulierung des Außenbogens ab, ob eine unerwünschte Kippbewegung der Molaren eintritt. Der Außenbogen sollte in Höhe der oberen ersten Molaren enden (Abb. 5.25). Ist er länger oder im Vergleich zum Innenbogen nach unten abgewinkelt, kippen die Kronen der ersten Molaren verstärkt nach distal. Ist der Außenbogen kürzer oder nach oben abgewinkelt, dann wandern, wie auf der Illustration zu sehen ist, statt der Kronen erst die Wurzeln nach distal. Bei Fällen mit großem Kieferbasiswinkel, bei denen der Molar nur geringfügig distalisiert werden muss, reicht eventuell ein okzipitaler Headgear aus. Ist der Kieferbasiswinkel sehr klein und die Muskulatur stark genug, um die vertikale Extrusion der Seitenzähne auf ein Minimum zu beschränken, kommt ein Headgear mit ausschließlich zervikalem Zug in Betracht.

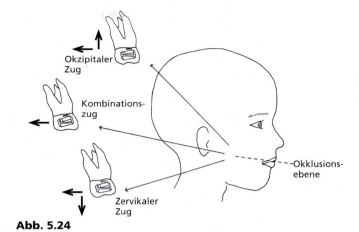

Abb. 5.24

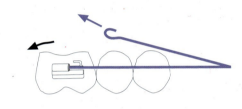

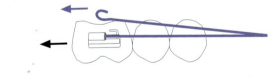

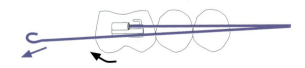

Abb. 5.25: Dieses Diagramm zeigt, wie sich die verschiedenen Längen und Angulierungen des Headgear-Außenbogens auswirken können.

Verstärkung und Kontrolle der Verankerung oberer Molaren – der Transpalatinalbogen

Eine zweite Methode, um die Verankerung im oberen Seitenzahnsegment zu verstärken, ist der Transpalatinalbogen. Er wird normalerweise eingegliedert, wenn die oberen Molaren nicht rotiert sind und zu den unteren Molaren in einer Klasse-I-Relation stehen.

Der Transpalatinalbogen wird aus einem 1,1 oder 1,3 mm dicken Runddraht erstellt und reicht mit einer U-Schlaufe in der Gaumenmitte von Molar zu Molar; sein Abstand zum Gaumendach beträgt etwa 2 mm (Abb. 5.26, 5.29). Er wird an die Molarenbänder angelötet.

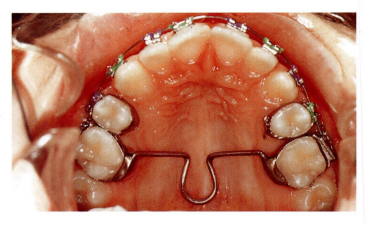

Abb. 5.26: Angelötete Transpalatinalbögen verhindern beim Nivellieren und Ausrichten eine Mesialbewegung der oberen Molaren.

VERTIKALE VERANKERUNGSKONTROLLE

Vertikalkontrolle der Schneidezahnposition

Vor allem bei Tiefbissfällen muss, wie bereits erläutert, durch eine vertikale Kontrolle der Frontzähne die Tendenz zu einer vorübergehenden Vergrößerung des Überbisses eingeschränkt werden (Abb. 5.27). Die von den Brackets vorgegebene Angulation wirkt sich im oberen Bogen sehr viel stärker aus. Besonders aufpassen muss man, wenn die Eckzähne zu Beginn der Behandlung nach distal gekippt stehen. Der durch den Bracketschlitz des Eckzahns laufende Bogendraht liegt dadurch häufig inzisal der Slots auf den Schneidezähnen. Wird er in die Schneidezahnbrackets voll eingebunden, kommt es leicht zu einer Extrusion der Inzisivi, was in den meisten Fällen unerwünscht ist.

Man kann das verhindern, indem man bei Behandlungsbeginn kein Bracket auf die Schneidezähne klebt oder den Bogendraht nicht in die Bracketschlitze der Schneidezähne einbindet. Stattdessen lässt man ihn inzisal der Brackets verlaufen, bis die Eckzahnwurzeln unter Laceback-Kontrolle aufgerichtet und distalisiert wurden. Die Schneidezahnbrackets können dann einligiert werden, ohne dass es zu einer unerwünschten Extrusion kommt.

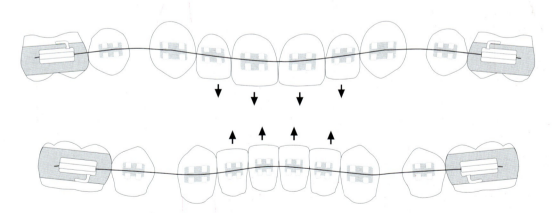

Abb. 5.27: Bei der vorprogrammierten Apparatur vergrößert die von den Frontzahnbrackets vorgegebene Angulation im ersten Behandlungsstadium häufig vorübergehend den Überbiss. Dieser Effekt verstärkt sich noch, wenn die Eckzähne zu Beginn der Behandlung nach distal gekippt sind.

Vertikalkontrolle der Eckzahnposition

Bei hochstehenden labial durchgebrochenen Eckzähnen (Fallbeispiel JN, S. 121) darf der Bogendraht auf keinen Fall früh eingebunden werden, damit es nicht zu unerwünschten Vertikalbewegungen der seitlichen Schneidezähne und der Prämolaren kommt (Abb. 5.28).

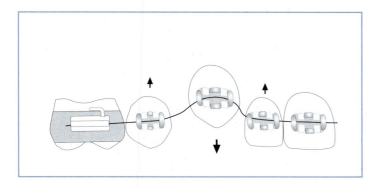
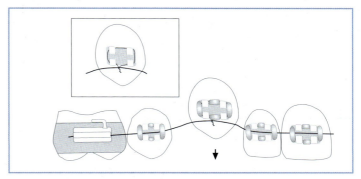

Abb. 5.28: Hochstehende labial durchgebrochene Eckzähne können zu Beginn der Behandlung unter Umständen lose an den .015"-Twistflex- oder .016"-HANT-Bogen angebunden werden. Ein volles Einbinden des ersten Bogendrahtes in den Bracketschlitz des Eckzahnes hätte unerwünschte Zahnbewegungen des benachbarten seitlichen Schneidezahns sowie im Bereich der Prämolaren zur Folge.

Vertikalkontrolle der Molarenposition in Fällen mit großem Kieferbasiswinkel

Bei der Behandlung von hyperdivergenten Fällen sollten für die vertikale Molarenkontrolle folgende Methoden in Betracht gezogen werden:

- Obere zweite Molaren werden im Allgemeinen zunächst nicht bebändert oder mit einem Bracket versehen, um ihre Extrusion auf ein Minimum zu beschränken. Wenn sie bebändert werden müssen, kann hinter dem ersten Molaren eine Stufe in den Bogendraht eingeführt werden, um eine Extrusion zu vermeiden.

- Falls in Höhe der oberen ersten Molaren gedehnt werden muss, sollte man die Zähne nicht kippen, sondern eine körperliche Bewegung anstreben, um eine Extrusion der palatinalen Höcker zu vermeiden. Das erreicht man am besten durch eine festsitzende Expansionsapparatur, manchmal in Kombination mit einem High-pull-Headgear.

- Bei Transpalatinalbögen sollte ein Abstand von etwa 2 mm zum Gaumen eingehalten werden, damit die Zunge vertikal intrudierend wirken kann (Abb. 5.29).

- Bei Fällen mit großem Kieferbasiswinkel sollten ein Kombinations- oder ein High-pull-Headgear eingesetzt werden; auf keinen Fall darf ein Headgear mit zervikalem Zug benutzt werden.

- Bei einigen Fällen kann eine Ober- oder Unterkieferplatte mit seitlichem Aufbiss helfen, eine Extrusion der Molaren auf ein Minimum zu reduzieren.

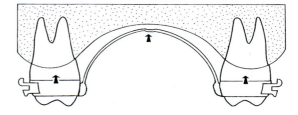

Abb. 5.29: Wenn der obere palatinale Bogen etwa 2 mm vom Gaumen entfernt ist, kann die Zunge eine vertikale Kraft ausüben, um eine Extrusion der Molaren zu verhindern.

VERANKERUNGSKONTROLLE IN DER TRANSVERSALEN EBENE

Bei den meisten Fällen muss die Verankerung in der transversalen Ebene nicht speziell abgesichert werden. Doch sollte man stets auf den Intereckzahnabstand und bei manchen Behandlungen auf Kreuzbisse im Molarenbereich achten.

Intereckzahnabstand

Aus Stabilitätsgründen sollte der obere und untere Intereckzahnabstand möglichst wenig vom Anfangswert abweichen. Ein Engstand darf auf keinen Fall durch eine unkontrollierte Expansion des oberen oder unteren Zahnbogens aufgelöst werden.

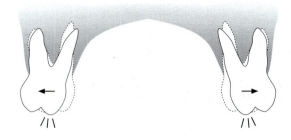

Kreuzbissstellung der Molaren

Ein Kreuzbiss im Molarenbereich sollte nie durch willkürliche Kippbewegungen korrigiert werden, weil es sonst zu einer Extrusion der palatinalen Höcker kommt. Außerdem kann sich dadurch bei hyperdivergenten Klasse-II/1-Fällen, aber auch bei Routinefällen einer Klasse II/1 der Kieferbasiswinkel vergrößern. Man sollte die Kreuzbissstellung immer durch körperliche Bewegungen korrigieren.

Stellt man bei einer Untersuchung fest, dass der Oberkiefer zu schmal ist, kann noch vor dem Nivellieren und Ausrichten separat eine Gaumennahterweiterung erfolgen. Bei einem ausreichenden Knochenangebot kann der Oberkiefer auch sehr effektiv mit einer festsitzenden Quadhelix-Apparatur gedehnt werden. Geringfügige Kreuzbisse im Molarenbereich können in der Regel in der Schlussphase des Nivellierens und Ausrichtens mit Vierkantdrähten korrigiert werden, bei denen die normale Bogenform an den Enden leicht aufgeweitet wurde (Abb. 5.30).

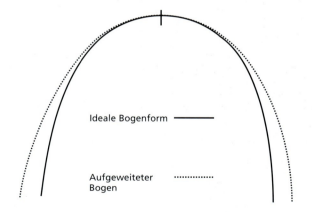

Abb. 5.30: Eine Expansion im oberen Molarenbereich sollte durch körperliche Bewegung und nicht durch eine Kippbewegung erreicht werden. Geringfügige seitliche Kreuzbisse lassen sich mit Vierkantstahldrähten korrigieren, deren normale Bogenform leicht aufgeweitet und in die bukkaler Wurzeltorque eingebogen wurde.

AUSNAHMEN VON DER VOLLBRACKETIERUNG

Bei den meisten Behandlungen empfiehlt es sich, zu Beginn möglichst auf alle Zähne Brackets oder Bänder zu setzen. Dies erlaubt die frühestmögliche Stabilisierung der Bogenform und trägt zur Kontrolle der Eckzähne bei. Es gibt allerdings Ausnahmen von dieser Regel.

Fälle, bei denen die Zähne nicht durchgebrochen sind oder weit außerhalb der Bogenform stehen

Solche Zähne bleiben so lange ohne Bracket, bis für ihre Einordnung ausreichend Platz geschaffen wurde (Abb. 5.31). Erst wenn das erreicht ist, wird ein Bracket gesetzt und mit elastischen Fäden leicht an den Arbeitsbogen angebunden. Speziell bei innerhalb des Zahnbogens stehenden Zähnen muss genügend Platz geschaffen werden, damit sie nicht beim Auftreffen auf die Nachbarzähne so gedreht werden, dass sich eine unkorrekte Wurzelposition einstellt. Erst wenn genügend Platz da ist, können diese Zähne körperlich in den Zahnbogen hineinbewegt werden, so dass die Wurzeln besser positioniert werden und in der Schlussphase der Behandlung weniger justiert werden muss.

Hyperdivergente Tiefbissfälle, bei denen die oberen Schneidezähne mit Brackets auf den unteren Schneidezähnen interferieren

Solche Fälle sind zwar selten, aber wenn sie vorkommen, kann man nur auf die oberen Inzisivi Brackets kleben, während die unteren zunächst ausgespart bleiben. Erst wenn nach zwei- oder dreimonatigem Nivellieren und Ausrichten die oberen Schneidezähne leicht nach vorne gekommen sind, werden auch die unteren Brackets platziert. Dadurch verhindert man bei der Nivellierung eine unnötige Extrusion der Seitenzähne. Bei einem hypodivergenten Tiefbiss, kann dagegen in der Bebänderungssitzung eine Platte mit frontalem Aufbiss eingegliedert werden, sofern die Okklusion dies zulässt.

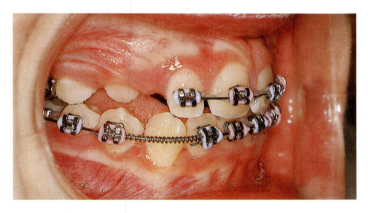 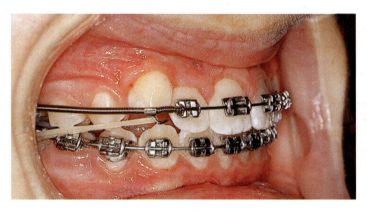

Abb. 5.31: Zähne, die weit außerhalb des Zahnbogens stehen, bleiben zunächst ohne Brackets, bis genügend Platz vorhanden ist, um sie einordnen zu können. Die oben abgebildeten Beispiele zeigen, wie man für untere (Fallbeispiel LB, S. 116) und obere Eckzähne (Fallbeispiel TC, S. 192) Platz schaffen kann.

VORGEHEN BEI ERNEUTEM NIVELLIEREN

Wenn man mit vorprogrammierten Apparaturen arbeitet, muss häufig nochmals nivelliert und ausgerichtet werden. So zum Beispiel dann, wenn neu durchgebrochene Zähne zum ersten Mal mit einbezogen werden, oder wenn Brackets und Bänder versetzt werden müssen, weil sie sich entweder abgelöst haben oder falsch positioniert waren. Ein Nachnivellieren sollte zwar möglichst selten erfolgen, damit die Behandlung effizient bleibt, aber selbst erfahrenen Kieferorthopäden kann es passieren, dass nicht alle Brackets gleich von Anfang an richtig positioniert sind. Solche Fälle zeigen sich bereits zu Beginn des Nivellierens und Ausrichtens. Dann ist es besser, die Brackets neu zu setzen, als die Fehler im weiteren Verlauf der Behandlung immer wieder durch Biegen am Bogendraht ausgleichen zu müssen.

Falsch platzierte Brackets können umgesetzt werden, wenn neu durchgebrochene oder falsch stehende Zähne zum ersten Mal mit Brackets versehen werden. Das ist sinnvoll, weil man dann ohnehin zu leichteren Bogendrähten zurückkehren muss, um diese Zähne mit in die Behandlung einzubeziehen. Wenn man mit der Bebänderung der zweiten Molaren bis zu einem Behandlungsstadium wie Lückenschluss oder Reduzierung des Overjet gewartet hat, kann man die Brackets auch in der entsprechenden Sitzung neu positionieren. Auf diese Weise geht bei der erneuten Nivellierung keine Zeit verloren.

BOGENFOLGE BEIM NIVELLIEREN UND AUSRICHTEN

Historischer Hintergrund

Bei der Standard-Edgewise-Apparatur und in den ersten Jahren der vorprogrammierten Apparatur wurden Bögen aus rundem und Vierkantstahldraht verwendet. Die runden Stahldrähte hatten Durchmesser von .014", .016", .018" und .020".

Bei den Vierkantstahldrähten gab es verschiedene Größen; für den .022"-Bracketschlitz wurden besonders gern die Größen .018"×.025", .019"×.025" sowie .0215"×.025" genommen. Die Autoren benutzen lieber den .022"- als den .018"-Slot, vor allem weil man beim Lückenschluss mit einer Gleitmechanik mit einem möglichst steifen Draht arbeiten muss.

Die runden Drähte gliederten die Autoren in der Reihenfolge .014", .016", .018" und dann .020" ein; daran schloss sich .019"×.025"-Vierkantstahldraht an (Abb. 5.32). Mit diesem Draht funktioniert die Gleitmechanik ausgezeichnet, während beim dickeren .0215"×.025"-Draht die Friktion beim Lückenschluss zu hoch ist. Außerdem zeigt der .019"×.025"-Vierkantdraht eine geringere Deflexion als der flexiblere .018"×.025"-Draht.

Um flexiblere Bogendrähte herzustellen, versuchte man zunächst, mehrere Stränge sehr dünner Drähte aus Edelstahl miteinander zu verseilen (Abb. 5.33). Diese so genannten Twistflexdrähte wurden bei sehr ausgeprägten Fehlstellungen in den Größen .015" und .0175" als Anfangsbögen eingesetzt, bevor man zu .014"-Rundstahldraht überging.

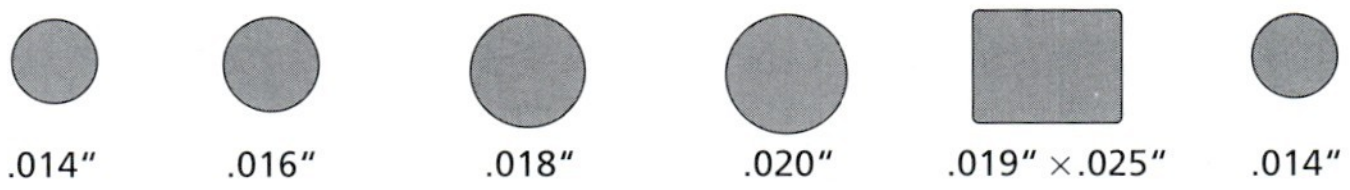

Abb. 5.32: In den ersten Jahren der vorprogrammierten Apparatur wurden runde und Vierkantstahldrähte verwendet.

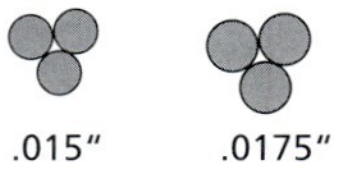

Abb. 5.33: Um größere Flexibilität zu erreichen, wurden Twistflexdrähte hergestellt. Heute werden sie bei sehr ausgeprägten Fehlstellungen als initiale Drähte eingesetzt.

Empfohlene Reihenfolge

Die Einführung von Nickel-Titandrähten bot eine Alternative für die Twistflex- und runden Stahldrähte, die zur Nivellierung und Ausrichtung benutzt wurden. Ein einziger Nickel-Titandraht konnte etwa zwei Größen von Edelstahldrähten ersetzen. In Anbetracht der hohen Kosten zweifelten jedoch viele Kliniker daran, dass sich diese Drähte durchsetzen würden. Außerdem wurden sie fälschlicherweise bei Verfahren eingesetzt, bei denen die Steifigkeit eines Vierkantdrahtes aus Edelstahl erforderlich gewesen wäre, beispielsweise wenn es darum ging, die Zahnbögen zu nivellieren, einen Überbiss zu regulieren, Lücken zu schließen oder mit intermaxillären Gummizügen einen Overjet zu verringern.

Mit der Entwicklung von Kupfer-Nickel-Titandrähten, die auch als „hitzeaktivierte" Drähte bezeichnet werden, standen erheblich flexiblere Drähte zur Verfügung. Mit diesen Drähten konnte man in bestimmten Situationen drei der herkömmlichen Edelstahldrähte ersetzen, was eine erhebliche Verbesserung bedeutete. Anstatt beim Nivellieren und Ausrichten etwa bei jedem Termin den Draht zu wechseln, kühlte man nun den hitzeaktivierten Nickel-Titandraht (HANT) in den Bereichen ab, wo er sich noch nicht völlig problemlos in das Bracket einpassen ließ, und konnte ihn dann wieder einbinden. Die normale Wärme der Mundhöhle aktivierte ihn soweit, dass die Zähne effizient bewegt werden konnten. Überraschenderweise klagten die Patienten nicht verstärkt über Beschwerden, vielleicht weil nur geringe Kräfte aufgewandt wurden.

Die Autoren arbeiten mit der in Abbildung 5.34 dargestellten Drahtabfolge. Durch sie wurde die Zeit am Behandlungsstuhl wesentlich reduziert und die Effizienz, mit der Zähne bewegt werden, deutlich erhöht, weil es kaum noch zu einer permanenten Verformung des Bogendrahtes kommt.

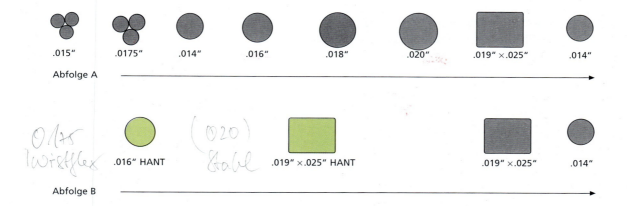

Abb. 5.34: Bei einigen Fällen nehmen die Autoren die Abfolge B, um das Behandlungsziel mit einer sehr effizienten Mechanik und nur wenigem Bogendrahtwechseln zu erreichen. Bei vielen Behandlungen müssen jedoch einige Drähte der herkömmlicheren Abfolge A eingegliedert werden; dies wird im Folgenden näher erläutert.

DRAHT AUS HITZEAKTIVIERTEM NICKEL-TITAN ODER AUS EDELSTAHL?

Aufgrund ihrer großen Flexibilität eignen sich die hitzeaktivierten Drähte nicht für bestimmte klinische Situationen; hier sollten dann Edelstahldrähte genommen werden. Zu diesen Situationen gehören:

- Wenn bei Patienten mit einer sehr ausgeprägten Zahnfehlstellung die ersten Drähte eingegliedert werden. In solchen Fällen ist es für den Patienten angenehm, wenn er zuerst einen Twistflexdraht bekommt. Die permanente Verformung dieser Drähte verringert den Krafteinsatz insgesamt und sorgt dafür, dass der Patient bei seiner ersten Erfahrung mit der „Spange" nicht so viele Beschwerden hat. Außerdem müssen in einem solchen Fall wahrscheinlich etliche Biegungen in den Draht eingearbeitet werden, was bei Twistflexdrähten leichter ist.

- Wenn bei Extraktionsfällen mit Engstand Lacebacks für die Retraktion der Eckzähne verwendet werden. Die Lacebacks verhindern weitgehend, dass die Eckzähne in die Extraktionslücken kippen. Werden jedoch längere Zeit flexible hitzeaktivierte Drähte getragen, kann es trotzdem dazu kommen. Um diese Möglichkeit auszuschalten, sollte bei Lacebacks so früh wie möglich ein .018"- oder .020"-Edelstahldraht eingegliedert werden.

- Wenn in den Front- oder Seitenzahnbereichen mit offenen Druckfedern Platz für außerhalb des Zahnbogens stehende Zähne geschaffen werden soll. Benutzt man die offenen Druckfedern zusammen mit hitzeaktivierten Drähten, kann es aufgrund der Flexibilität der Drähte zu erheblichen Verzerrungen der Bogenform kommen. Daher sollten offene Druckfedern erst eingesetzt werden, wenn runde Stahldrähte der Größen .018" oder .020" eingegliedert wurden.

- Für den Abschluss der Bogennivellierung und Überbissregulierung. Hitzeaktivierte Drähte eignen sich zwar ausgezeichnet für die individuelle Ausrichtung eines Zahnes, aber kaum für den Abschluss der Bogennivellierung und die nachfolgende Öffnung des Bisses. Daher kann man manchmal nicht direkt von einem HANT-Draht, selbst wenn es ein Vierkantdraht ist, zum Vierkantdraht aus Edelstahl übergehen, sondern muss erst vorher noch einen runden Stahldraht der Größe .020" einsetzen.

- Für die Einstellung des Torques. Vierkant-HANT-Drähte beginnen zwar mit der Übertragung des Torques, aber um diese schwierige Zahnbewegung erfolgreich abzuschließen, benutzt man am besten einen Vierkantdraht aus Edelstahl.

- Für die Stadien, in denen Lücken geschlossen und ein Overjet reduziert werden soll. Die Zahnbewegungen, die in diesen Stadien stattfinden, erfordern statt eines flexiblen, hitzeaktivierten Drahtes einen steifen Vierkantdraht aus Edelstahl.

Insgesamt gesehen sind hitzeaktivierte Drähte eine gute Alternative für eine Reihe herkömmlicher Edelstahldrähte. Sie können die Effizienz einer kieferorthopädischen Behandlung erheblich steigern, eignen sich jedoch nur für die erste Ausrichtung der Zähne. Denn in zahlreichen anderen klinischen Situation kann, wie bereits beschrieben wurde, die Flexibilität der hitzeaktivierten Drähte ein großer Nachteil sein. Der Kieferorthopäde muss daher unbedingt klar unterscheiden können, welche Situationen einen flexiblen und welche einen steifen Bogendraht erfordern.

KLINISCHES VORGEHEN BEIM NIVELLIEREN UND AUSRICHTEN – ERHÖHTER KOMFORT FÜR DEN PATIENTEN UND VERBESSERUNG DER AKZEPTANZ

Zu Beginn der Behandlung sollte alles getan werden, damit sich der Patient wohl fühlt und möglichst wenig Beschwerden hat, denn in der Regel ist es seine erste kieferorthopädische Behandlung. Es gibt viele Gelegenheiten, bei denen das Praxisteam dafür sorgen kann, dass es für den Patienten eine gute Erfahrung wird.

In vielen Fällen werden zuerst .016"-HANT-Drähte eingesetzt, bei ausgeprägteren Zahnfehlstellungen sind allerdings .015"-Twistflexdrähte vorzuziehen. In letztere können leichter Biegungen eingearbeitet werden, um die zu Anfang auf die Zähne einwirkende Kraft zu reduzieren (Fallbeispiele JN, S. 120; DO, S. 208). Die Anfangsdrähte sollten nicht fest eingebunden werden. Wenn längere Bogendrahtabschnitte mit einem Plastikschlauch umhüllt werden, ist es für den Patienten angenehmer.

Der Patient muss ausführlich über den Umgang mit dem Wachs und mit leichten Schmerzmitteln aufgeklärt werden (Abb. 5.35). Es sollte ihm ausreichend Wachs zur Verfügung gestellt werden, und er sollte wissen, dass die meisten Beschwerden nach wenigen Tagen verschwinden.

Besonders bei Twistflexdrähten sollte man darauf achten, dass die Drahtenden sorgfältig nach innen gebogen werden. Stahl- und HANT-Drahtenden sollte man ausglühen und abschrecken, damit man sie exakt nach innen biegen und beim ersten Kontrolltermin leichter entfernen kann. Molarenhaken sind ebenfalls nach innen zu biegen (Abb. 5.36a).

Bei Patienten, die Farben mögen, kann man viel mit farbigen Modulen erreichen. Bei manchen Gruppen von Kindern gibt es einen richtigen Kult um diese farbigen Kunststoffringe (Abb. 5.36b)! Die künftige Entwicklung geht wohl unaufhaltsam in Richtung selbstligierender Brackets, was aber bei vielen jüngeren Patienten, die sich bei jedem Besuch auf eine neue Farbe freuen, ein Problem sein kann.

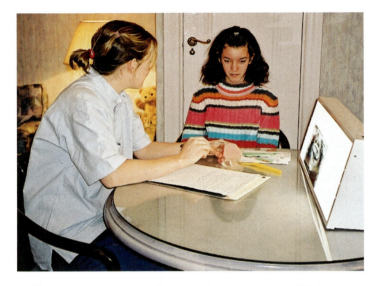

Abb. 5.35: Der Patient sollte über den Umgang mit Wachs und leichten Schmerzmitteln gut Bescheid wissen.

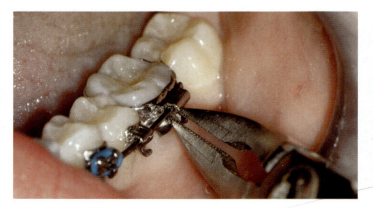

Abb. 5.36a: Molarenhaken sollten nach innen gebogen werden.

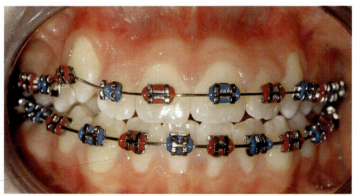

Abb. 5.36b: Viele jüngere Patienten freuen sich bei jedem Besuch darauf, Module in verschiedenen Farben auswählen zu können.

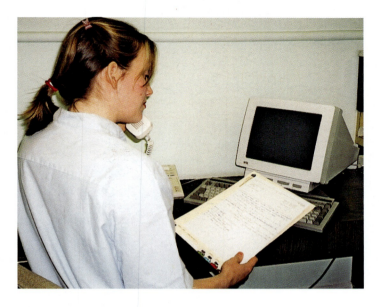

Abb. 5.37: Fünf bis sieben Tage, nachdem die Apparatur eingesetzt wurde, sollte man telefonisch nachfragen, ob alles in Ordnung ist.

Ein paar Tage nach der Ersteingliederung sollte eine erfahrene Helferin telefonisch nachfragen, ob alles in Ordnung ist (Abb. 5.37). Das zeigt, dass man sich um den Patienten kümmert, und ist eine Gelegenheit, ihm Ratschläge zu geben und ihn zu ermutigen. Bei diesen Anrufen stellen der Patient oder die Eltern häufig noch Fragen, die für sie wichtig sind, mit denen sie aber „den Doktor nicht belästigen wollen".

Im weiteren Verlauf der Nivellierung und Ausrichtung geht man zu Vierkant-HANT-Drähten über. Diese schließen sich in der Regel direkt an den runden HANT-Draht der Größe .016" an. Die Vierkant-HANT-Drähte sind sehr nützlich und patientenfreundlich. Daher ist der Übergang für den Patienten selten unangenehm. Alle Brackets, die falsch platziert sind, sollten vor oder in diesem Vierkant-HANT-Drahtstadium repositioniert werden.

Trotz aller technischen Fortschritte, die es in der Kieferorthopädie gegeben hat, muss der Patient nach wie vor gut mitarbeiten, damit die Behandlungsziele erreicht werden können. Ihm von Anfang an mit Verständnis und Rücksicht zu begegnen, schafft eine gute Grundlage für die Beziehung zwischen Arzt und Patient und fördert in vielen Fällen die Mitarbeit.

LITERATUR

1 McLaughlin R P, Bennett J C 1999 An analysis of orthodontic tooth movement – the VTO. Revista Espana Ortodontica 29(2):10–29

2 McLaughlin R P, Bennett J C 1989 The transition from standard edgewise to preadjusted appliance systems. Journal of Clinical Orthodontics 23: 142–153

3 Robinson S N 1989 An evaluation of the changes in lower incisor position during the initial stages of clinical treatment using a preadjusted edgewise appliance. University of London MSc thesis

FALLBEISPIEL LB

Eine 11 Jahre und 5 Monate alte Patientin mit einem fast durchschnittlichen ML-NL-Winkel von 29°, einer leichten skelettalen Klasse III (ANB 1°), Tiefbiss, unterem Frontengstand und retrudierten unteren Schneidezähnen.

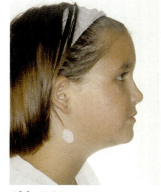

Abb. 5.38

Alle bleibenden Zähne waren angelegt; im Bereich des oberen dritten Molaren war ein wahrscheinlich überzähliger Zahn vorhanden. Die Patientin wurde darüber informiert, dass im Verlauf der Behandlung eine chirurgische Freilegung der oberen Eckzahnkronen erforderlich werden könnte.

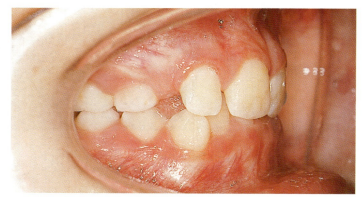

Abb. 5.41

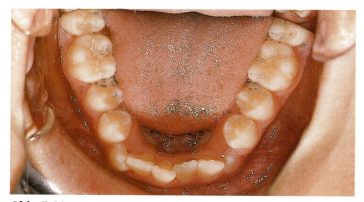

Abb. 5.44

Für die Behandlung waren keine Extraktionen vorgesehen. Es wurden Brackets mittlerer Größe gesetzt sowie im Oberkiefer ein Teilbogen aus .014"-Stahldraht und im Unterkiefer ein runder .016"-HANT-Draht eingegliedert, um mit den Zahnbewegungen zu beginnen. Die Patientin sollte nachts einen Kombinationsheadgear tragen. Für den Oberkiefer wurde eine herausnehmbare Kunststoffplatte mit frontalem Aufbiss angefertigt, die ständig getragen werden sollte.

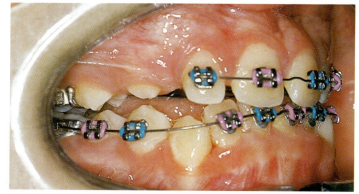

Abb. 5.47

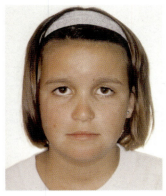

Abb. 5.39

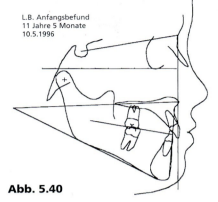

L.B. Anfangsbefund
11 Jahre 5 Monate
10.5.1996

SNA ∠	78°
SNB ∠	77°
ANB ∠	1°
A-N ⊥ FH	–2 mm
Pog-N ⊥ FH	–6 mm
WITS	–5 mm
GoGnSN ∠	37°
FM ∠	27°
ML–NL ∠	29°
IOK–A-Pog	5 mm
IUK–A-Pog	–1 mm
IOK–NL ∠	110°
IUK–ML ∠	76°

Abb. 5.40

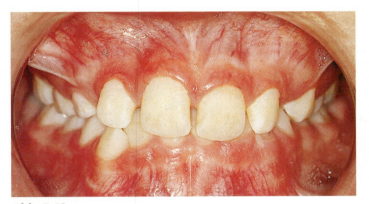

Abb. 5.42

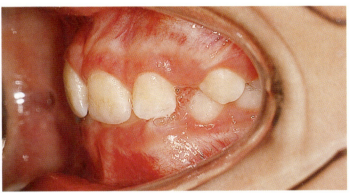

Abb. 5.43

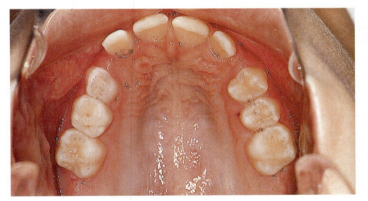

Abb. 5.45

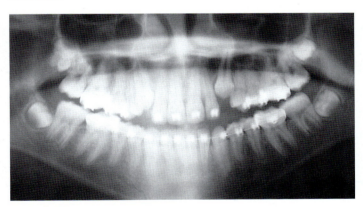

Abb. 5.46

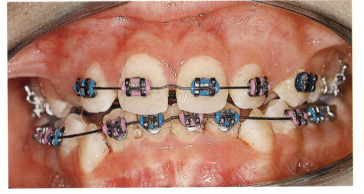

Abb. 5.48

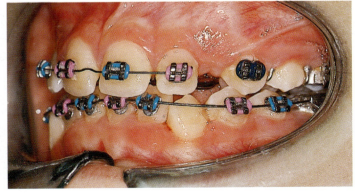

Abb. 5.49

Nach dreimonatiger Behandlung wurde im Unterkiefer ein .016"-Rundstahldraht eingesetzt, dazu Druckfedern, um für die unteren Eckzähne Platz zu schaffen und die unteren Schneidezähne zu proklinieren und auszurichten. Die Brackets rechts und links neben den Druckfedern wurden fest eingebunden, um Rotationsbewegungen zu verhindern.

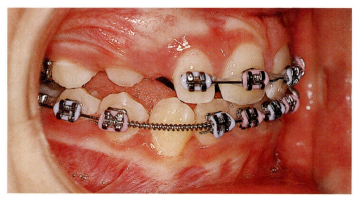

Abb. 5.50

Die Bildfolge zeigt die rechte Seite nach 10, 18 und 21 Monaten. Man sieht, dass für den oberen Eckzahn Platz geschaffen und nach der Freilegung ein Knopf aufgeklebt wurde. In dieser Zeit wurden die Brackets für den unteren rechten mittleren Schneidezahn und beide oberen ersten Prämolaren repositioniert.

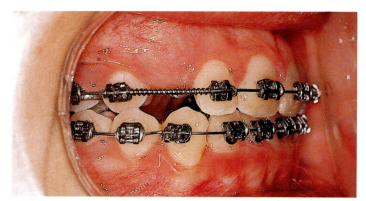

Abb. 5.53

Nach 22 Monaten sind normale .019"×.025"-Vierkantstahldrähte eingegliedert. Die Patientin wurde in diesem Stadium aufgefordert, leichte Klasse-II-Gummizüge zu tragen. Im unteren Zahnbogen wurde etwas Schmelz weggenommen.

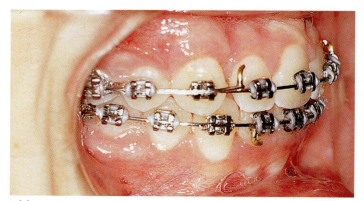

Abb. 5.56

Für das Settling wurden den Empfehlungen entsprechend im Oberkiefer ein .014"-Teilbogen und im Unterkiefer ein .016"-HANT-Draht verwendet.

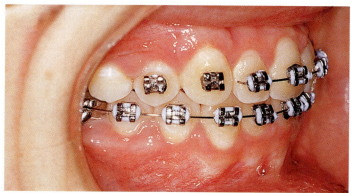

Abb. 5.59

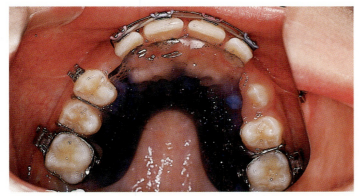

Abb. 5.51

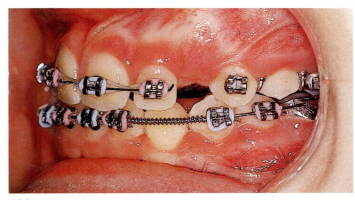

Abb. 5.52

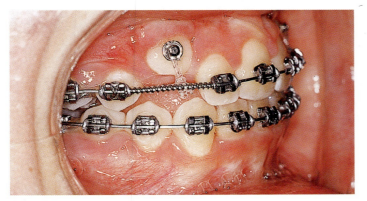

Abb. 5.54

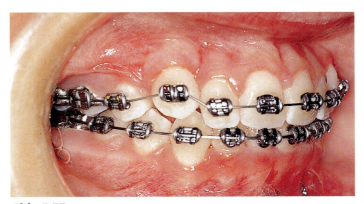

Abb. 5.55

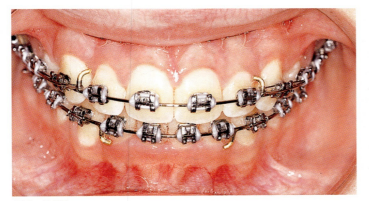

Abb. 5.57

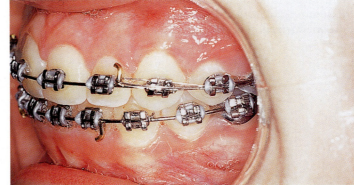

Abb. 5.58

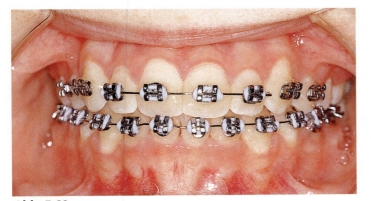

Abb. 5.60

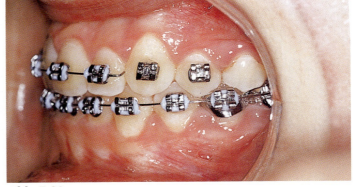

Abb. 5.61

Nach dem Entfernen der Apparatur.

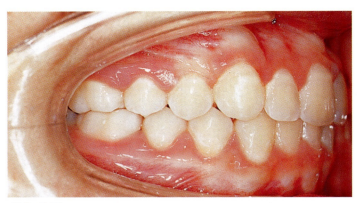

Abb. 5.62

Die Patientin wurde für eine chirurgische Beratung bezüglich der dritten Molaren und des überzähligen Zahnes überwiesen.

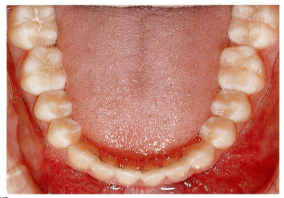

Abb. 5.65

Während der Behandlung war es hauptsächlich zu vertikalem Wachstum gekommen. Die oberen Inzisivi standen optimal, die unteren waren leicht überkorrigiert.

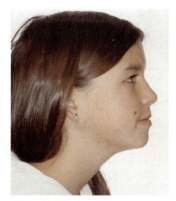

Abb. 5.68

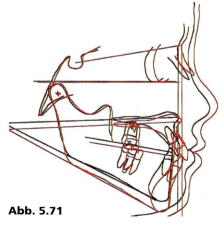

NSL im Punkt Sella

L.B. Anfangsbefund (schwarz)
L.B. Abschlussbefund (rot)

Abb. 5.71

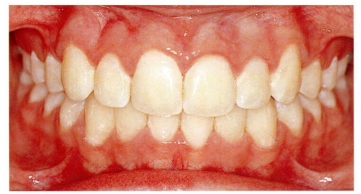
Abb. 5.63

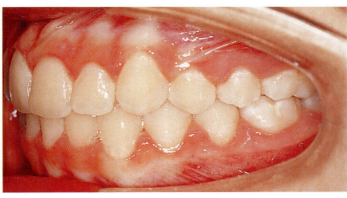
Abb. 5.64

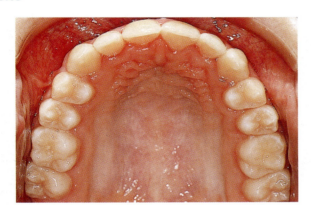
Abb. 5.66

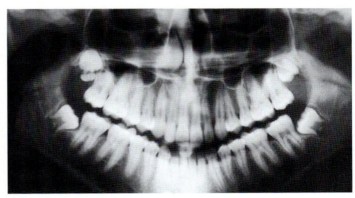
Abb. 5.67

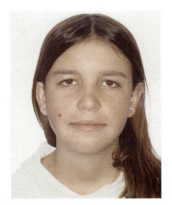
Abb. 5.69

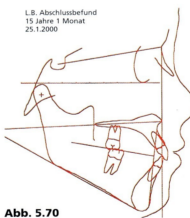
Abb. 5.70

L.B. Abschlussbefund
15 Jahre 1 Monat
25.1.2000

SNA ∠	77°
SNB ∠	76°
ANB ∠	1°
A–N ⊥ FH	–3 mm
Pog–N ⊥ FH	–9 mm
WITS	–4 mm
GoGnSN ∠	39°
FM ∠	29°
ML–NL ∠	32°
IOK–A-Pog	9 mm
IUK–A-Pog	6 mm
IOK–NL ∠	114°
IUK–ML ∠	88°

Oberkieferbasis und
Gaumendach

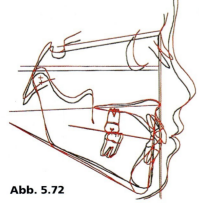

L.B. Anfangsbefund
(schwarz)
L.B. Abschlussbefund
(rot)

Abb. 5.72

Unterkiefer-Symphyse
und Unterkieferbasis

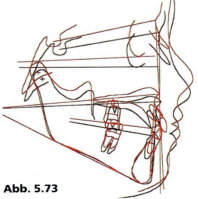

L.B. Anfangsbefund
(schwarz)
L.B. Abschlussbefund
(rot)

Abb. 5.73

FALLBEISPIEL JN

Ein zu Beginn der Behandlung 13 Jahre und 6 Monate alter Patient mit einem ML-NL-Winkel von 31° und einer dentoalveolären Klasse I.

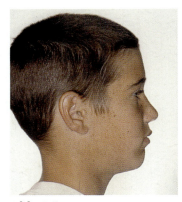

Abb. 5.74

Dentaler Engstand im Ober- wie im Unterkiefer, außerdem waren die sich entwickelnden dritten Molaren sehr groß. Die Bogenform wurde als ovoid eingestuft. Bei diesem Fall sollten vier Prämolaren extrahiert werden, um ein zufriedenstellendes und stabiles Ergebnis zu erzielen. Man entschloss sich zur Extraktion der ersten Prämolaren. Die zweiten Prämolaren waren zwar etwas klein, da sie aber alle klein waren, war abzusehen, dass obere und untere Zähne am Ende der Behandlung gut zusammenpassen würden.

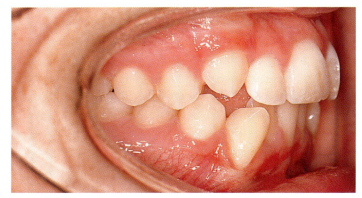

Abb. 5.77

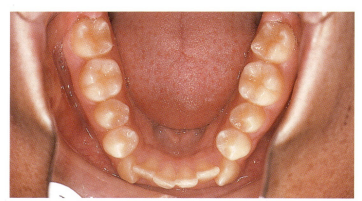

Abb. 5.80

Bei diesem Fall wurde für eine maximale Verankerung gesorgt. Metallbrackets in Standardgröße gewährleisteten eine optimale Kontrolle. In allen vier Quadranten wurden Lacebacks und Bendbacks verwendet; ein Lingual- und ein Transpalatinalbogen sollten verhindern, dass sich die Molaren beim Ausrichten der Zähne bewegten. Im Oberkiefer lag ein .016"-HANT-, im Unterkiefer ein .015"-Twistflexdraht mit eingebogenen Offsets für die bukkal gelegenen unteren Eckzähne. Das Bracket für den Eckzahn oben links wurde über ein Modul angeschlungen.

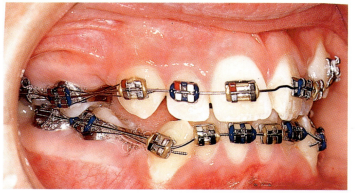

Abb. 5.83

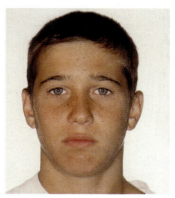

Abb. 5.75

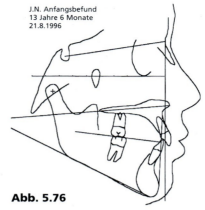

J.N. Anfangsbefund
13 Jahre 6 Monate
21.8.1996

SNA ∠	79 °	
SNB ∠	76 °	
ANB ∠	3 °	
A-N ⊥ FH	−2 mm	
Pog-N ⊥ FH	−4 mm	
WITS	0 mm	
GoGnSN ∠	36 °	
FM ∠	27 °	
ML−NL ∠	31 °	
IOK−A-Pog	6 mm	
IUK−A-Pog	1,5 mm	
IOK−NL ∠	107 °	
IUK−ML ∠	92 °	

Abb. 5.76

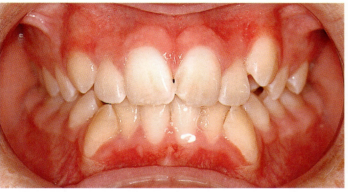

Abb. 5.78

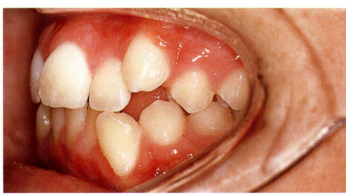

Abb. 5.79

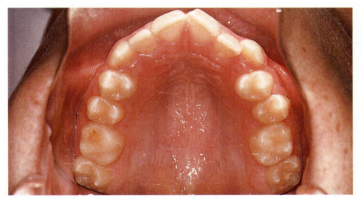

Abb. 5.81

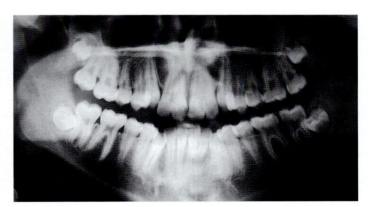

Abb. 5.82

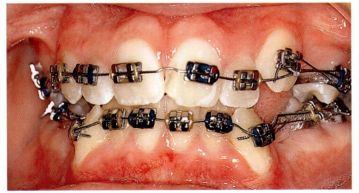

Abb. 5.84

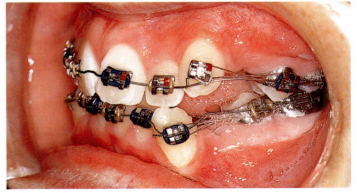

Abb. 5.85

Die Ansicht von okklusal zeigt zu Beginn der Behandlung den Lingualbogen im Unterkiefer und den Transpalatinalbogen im Oberkiefer sowie die Lacebacks für die Kontrolle und anschließende Retraktion der Eckzähne.

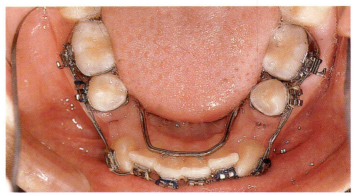

Abb. 5.86

Bildfolge von der rechten Seite nach 2, 4 und 6 Monaten Behandlungsdauer. Im oberen Bogen tauschte man den anfänglichen .016"-HANT-Draht zuerst gegen einen Vierkant-HANT-Draht und später gegen einen .019"×.025"-Vierkantstahldraht aus. Im unteren Bogen wurde nach vier Monaten ein Vierkant-HANT-Draht eingegliedert und bis zum 6. Monat belassen. Der untere Eckzahn wurde mit Lacebacks retrahiert und der obere Eckzahn bewegte sich gleichzeitig nach distal (S. 101). Dadurch wurde die Verankerung bei der Nivellierung und Ausrichtung geringfügig verstärkt.

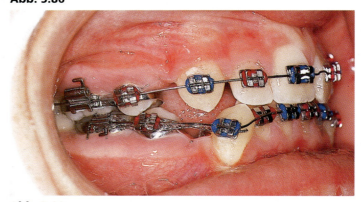

Abb. 5.89

Nach 9 Monaten sind im Ober- und Unterkiefer Vierkantstahldrähte eingegliedert; die Lücken werden weiter geschlossen.

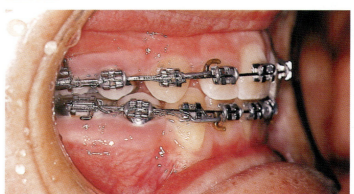

Abb. 5.92

Okklusalansicht nach 9 Monaten. Die Lücken im Oberkiefer werden erst dann vollständig geschlossen werden können, wenn es gelungen ist, bei den oberen Inzisivi den palatinalen Wurzeltorque zu verstärken (S. 284). Beim Nivellieren und Ausrichten ist es vorteilhaft, eine Checkliste zu haben, in der sämtliche Lacebacks, Verankerungsmaßnahmen, Größe und Art der Befestigung des Bogendrahts, Bendbacks und die „Schutzmaßnahmen" aufgeführt sind. Schutzmaßnahmen umfassen sowohl den Schutz der Apparatur und der Bogendrähte in den frühen Behandlungsstadien als auch den Schutz der Weichgewebe des Patienten vor scharfen Kanten der Apparatur wie beispielsweise distalen Enden von Bogendrähte, die nicht richtig nach innen gebogen wurden.

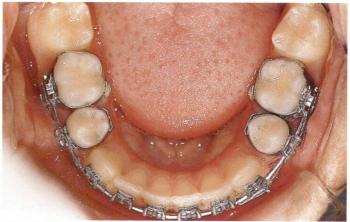

Abb. 5.95

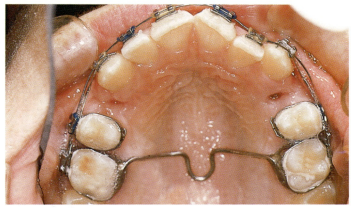

Abb. 5.87

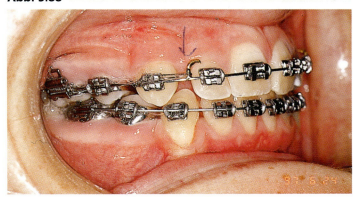

Lacebacks, um Kippung nach mesial auszuschließen

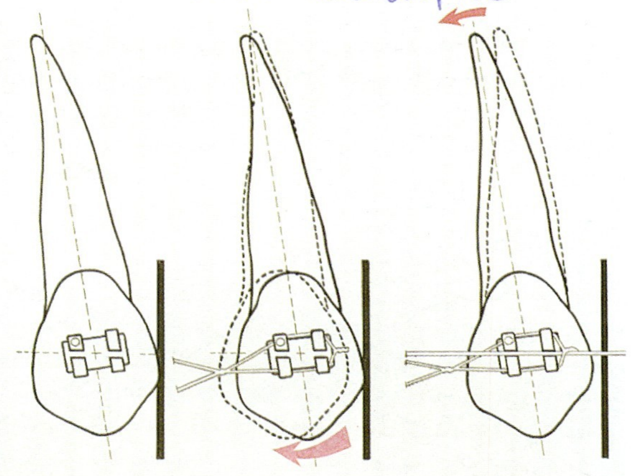

Abb. 5.88

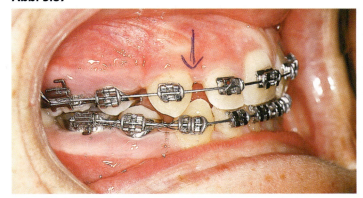

Abb. 5.90

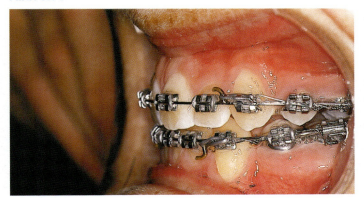

Abb. 5.91

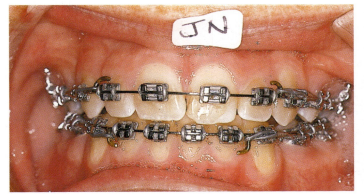

Abb. 5.93

Abb. 5.94

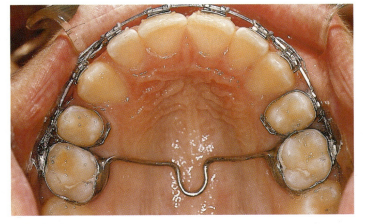

Abb. 5.96

Abb. 5.97

CHECKLISTE NIVELLIEREN UND AUSRICHTEN

- Lacebacks
- Verankerung
- Bogengröße und Art der Befestigung
- Bendbacks
- Schutzmaßnahmen

Ein Jahr nach Behandlungsbeginn wurden die unteren zweiten Molaren bebändert, nachdem sie entsprechend separiert worden waren; zusätzlich wurden die Bänder der oberen ersten Molaren repositioniert. Oben und unten wurden Vierkant-HANT-Drähte eingegliedert, dazu Lacebacks, um zu verhindern, dass sich die Extraktionslücken beim erneuten Nivellieren und Ausrichten wieder öffnen.

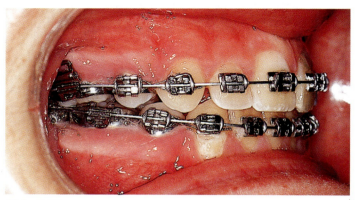

Abb. 5.98

Okklusalansichten nach 12 Monaten. Sie zeigen, dass die Stellung des unteren linken zweiten Molaren korrigiert werden muss. Mit Vierkant-HANT-Drähten kann man diese Art von Zahnbewegungen in diesem Bereich sehr effizient durchführen. Diese Drähte ermöglichen eine gute Kontrolle und werden durch die Kaukräfte nicht verbogen.

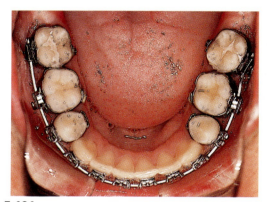

Abb. 5.101

16 Monate nach Behandlungsbeginn. Im Ober- und Unterkiefer sind normale Vierkantstahldrähte eingegliedert. Bei den oberen Schneidezähnen stellt sich langsam der richtige Torque ein. Die oberen Zähne sind mit .010"-Ligaturendraht eingebunden, damit die vom System vorgegebenen Bracketwerte voll umgesetzt werden (S. 20).

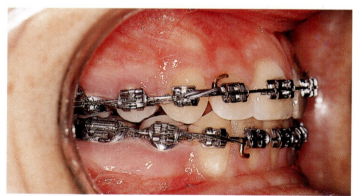

Abb. 5.104

Nach 19 Monaten wurde mit dem Settling begonnen; dazu wurden in beide Kiefern .014"-Runddrähte und Up-and-down-Gummizüge eingegliedert. Ungefähr sechs Wochen lang kam der Patient aller 14 Tage zur Kontrolle.

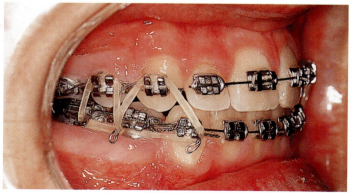

Abb. 5.107

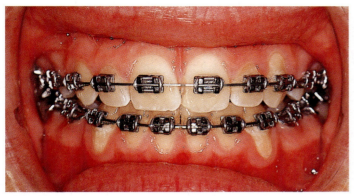

Abb. 5.99

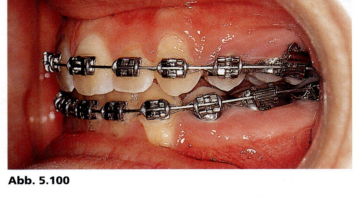

Abb. 5.100

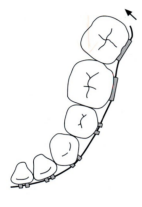

Abb. 5.102

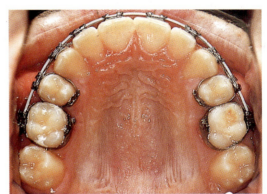

Abb. 5.103

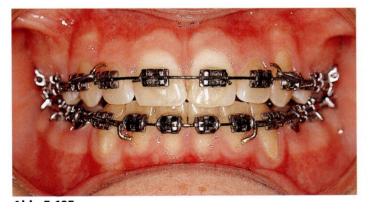

Abb. 5.105

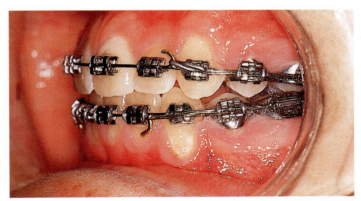

Abb. 5.106

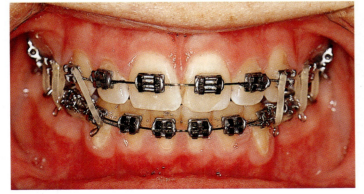

Abb. 5.108

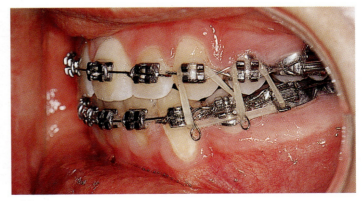

Abb. 5.109

Nach Entfernen der Apparatur. Nach einer aktiven Behandlungszeit von 22 Monaten wurden herkömmliche Retainer eingesetzt; der untere geklebte Retainer wurde bis zum zweiten Prämolaren ausgedehnt, um zu verhindern, dass sich die Extraktionslücken erneut öffneten.

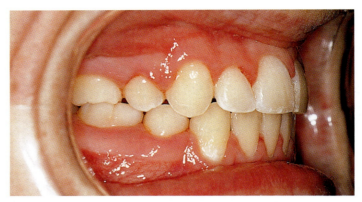

Abb. 5.110

Die Panoramaschichtaufnahme bestätigt, dass die sich entwickelnden dritten Molaren genügend Platz haben und die Wurzeln der oberen Eckzähne aufgrund der in den Eckzahnbrackets vorgegebenen Angulation von 8° in guter Relation zu den Wurzeln der zweiten Prämolaren stehen.

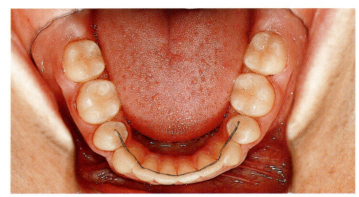

Abb. 5.113

Im Verlaufe der Behandlung ist es zu einem beträchtlichen Klasse-III-Wachstum gekommen; der ANB-Winkel liegt jetzt bei 1°. Das Profil ist ansprechend, ausgewogen und harmonisch.

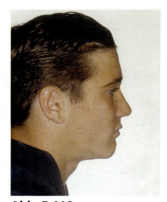

Abb. 5.116

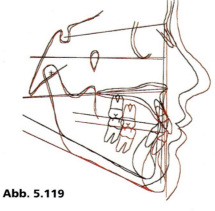

NSL im Punkt Sella

J.N. Anfangsbefund (schwarz)
J.N. Abschlussbefund (rot)

Abb. 5.119

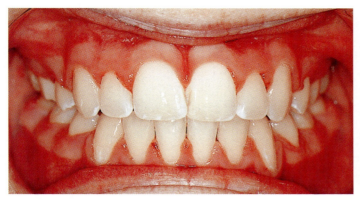
Abb. 5.111

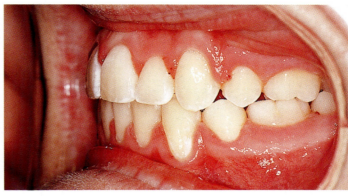
Abb. 5.112

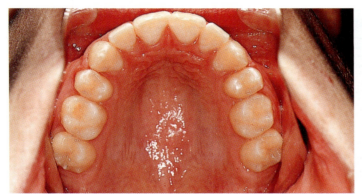
Abb. 5.114

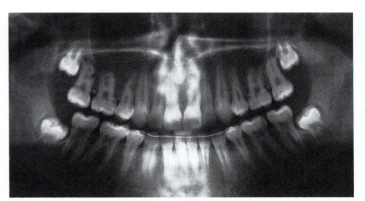
Abb. 5.115

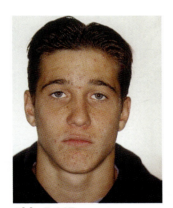
Abb. 5.117

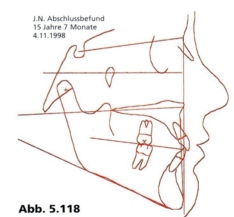
Abb. 5.118

J.N. Abschlussbefund
15 Jahre 7 Monate
4.11.1998

SNA ∠	79 °
SNB ∠	78 °
ANB ∠	1 °
A-N ⊥ FH	–2 mm
Pog-N ⊥ FH	0 mm
WITS	–2 mm
GoGnSN	33 °
FM ∠	25 °
ML–NL ∠	28 °
IOK–A-Pog	4 mm
IUK–A-Pog	2,5 mm
IOK–NL ∠	113 °
IUK–ML ∠	97 °

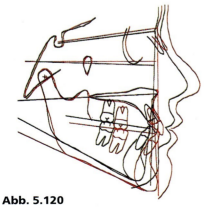
Abb. 5.120

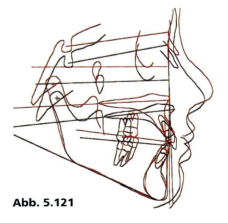
Abb. 5.121

KAPITEL 6

Nivellierung der Spee-Kurve und Einstellen des vertikalen Überbisses

Einleitung 131

Die Entwicklung eines tiefen vertikalen Überbisses 131

Die Zahnbewegungen bei der Bissöffnung 132
    Durchbruch/Extrusion der Seitenzähne 132
    Aufrichten der Seitenzähne nach distal 133
    Protrusion der Schneidezähne 133
    Intrusion der Frontzähne 133

Behandlung ohne Extraktion 134
    Anfangsbogendrähte 134
    Der Effekt einer Aufbissplatte 134
    Wie dieser Effekt zu erreichen ist 135
    Die Bedeutung der zweiten Molaren 136
    Der Torque 136
    Bissöffnungskurven 137

    Antero-posteriore Probleme und Gummizüge 138
    Lückenstand bei Nichtextraktionsfällen 138

Behandlung mit Extraktion 138
    Schwache Kräfte beim Nivellieren und Ausrichten 139
    Schwache Kräfte beim Lückenschluss 141

Die Entwicklung eines frontal offenen Bisses 142
    Frühe Behandlung eines offenen Bisses 143
    Behandlung des frontal offenen Bisses mit festsitzenden Geräten 144

Fallbeispiel MP. Tiefbissbehandlung mit maximaler Verankerung und Extraktion der ersten vier Prämolaren 146

Fallbeispiel CW. Nichtextraktionsbehandlung eines Tiefbisses 152

EINLEITUNG

In der ersten Ausgabe dieses Buches folgte nach dem Abschnitt über Nivellierung und Ausrichtung ein eigenes Kapitel zur Regulierung des vertikalen Überbisses. Inzwischen hat sich jedoch, vor allem aufgrund der Verwendung hitzeaktivierter Nickel-Titan-(HANT)-Drähte, ergeben, dass die Einstellung des vertikalen Überbisses sehr viel mit der Nivellierung der Spee-Kurve zu tun hat und im Allgemeinen erst dann durchgeführt wird, wenn die einzelnen Zähne schon nivelliert und ausgerichtet sind. So findet man beispielsweise im ersten Teil der Behandlung viele Fälle mit gut ausgerichteten Zähnen, aber noch erheblichem Tiefbiss und nicht nivellierter Spee-Kurve. In diesem Kapitel wird besprochen, wie der tiefe vertikale Überbiss ohne und mit Extraktionen korrigiert werden kann und welche Grundsätze bei der Behandlung des frontal offenen Biss zu beachten sind.

DIE ENTWICKLUNG EINES TIEFEN VERTIKALEN ÜBERBISSES

Die Frontzähne brechen in der Regel so lange durch, bis sie an die Frontzähne des Gegenkiefers (Abb. 6.1) oder an die Gaumenschleimhaut stoßen (Abb. 6.2) oder bis die Zunge ein weiteres Herauswachsen verhindert (Abb. 6.3). Später verlängern sich dann bei Klasse-II-Fällen die unteren zweiten bleibenden Molaren ungehindert und bilden den hinteren Teil der Spee-Kurve (Abb. 6.4).

Ein normaler Overjet von 3 bis 4 mm führt im Allgemeinen auch zu einem optimalen Überbiss von 3 bis 4 mm. Bei Malokklusionen der Klasse II oder III mit einem vergrößerten oder umgekehrten Overjet wachsen die Frontzähne jedoch unter Umständen zu weit heraus. Der Umschlagspunkt für diese Veränderung liegt in der Regel zwischen den Eckzähnen und ersten Prämolaren, da der Kontakt mit dem Gegenbiss die Prämolaren und Molaren im Allgemeinen an einem zu starken Herauswachsen hindert.

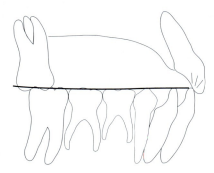

Abb. 6.1: Die unteren Frontzähne brechen in der Regel so weit durch, bis sie an die oberen Frontzähne stoßen.

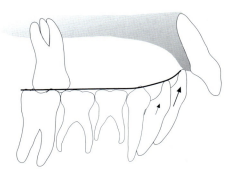

Abb. 6.2: Bei einer Klasse-II-Molarenrelation können die unteren Inzisivi bis zur Gaumenschleimhaut wachsen. Dann verläuft der vordere Teil der Spee-Kurve steiler.

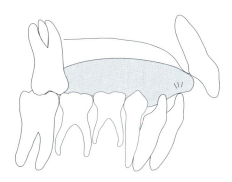

Abb. 6.3: Bei Klasse-II-Fällen kann die Zunge ein zu starkes Herauswachsen der unteren Schneidezähne verhindern.

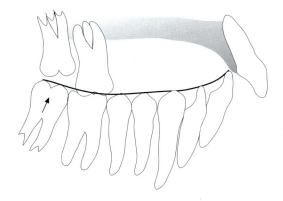

Abb. 6.4: Ein ungehinderter Durchbruch der unteren zweiten Molaren bei Klasse-II-Fällen trägt zur Entwicklung des hinteren Teils der Spee-Kurve bei.

DIE ZAHNBEWEGUNGEN BEI DER BISSÖFFNUNG

Um einen Tiefbiss zu korrigieren, muss der oben geschilderte Prozess rückgängig gemacht werden. Zu den diversen, dafür erforderlichen Zahnbewegungen gehören folgende:

- Durchbruch/Extrusion der Seitenzähne (Abb. 6.5)
- Aufrichten der Seitenzähne nach distal (Abb. 6.6)
- Protrusion der Schneidezähne (Abb. 6.7)
- Intrusion der Frontzähne (Abb. 6.8)
- Eine Kombination von zwei oder mehr der genannten Zahnbewegungen.

Durchbruch/Extrusion der Seitenzähne

Beim Heranwachsenden ist der Durchbruch der hinteren Zähne eine normale vertikale Veränderung, die stabil bleibt und die allgemeine vertikale Gesichtsentwicklung begleitet.

Bei jugendlichen Patienten mit Tiefbiss sorgt der normale Durchbruch der Seitenzähne mit für eine Öffnung des Bisses (Abb. 6.5). Beim Heranwachsenden kann die vertikale Gesichtsentwicklung die Extrusion der Molaren begünstigen, wenn im Verlauf einer kieferorthopädischen Behandlung die Spee-Kurve nivelliert wird und intermaxilläre Gummizüge (Klasse-II-, Klasse-III oder vertikale Elastics) verwendet werden.

Bei Erwachsenen mit durchschnittlichen bis kleinen Kieferbasiswinkeln bleibt die Extrusion dieser Zähne allerdings nicht stabil. Die Muskulatur passt sich im Allgemeinen nicht an; am Ende der Behandlung oder kurz danach kehren die Molaren dann wieder in ihre ursprüngliche vertikale Stellung zurück, und die Unterkieferbasis nimmt wieder ihre ursprüngliche Lage ein. Dadurch kann es dann zum Rezidiv und erneut zum Tiefbiss kommen. Bei erwachsenen Patienten mit Hyperdivergenz und schwacher Muskulatur kann sich zwar nach der Behandlung eine orthodontische Extrusion der hinteren Zähne stabilisieren, jedoch mit einer bleibenden Vergrößerung des Kieferbasiswinkels, was in solchen Fällen meist nicht erwünscht ist.

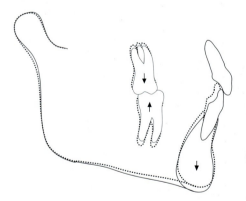

Abb. 6.5: Durchbruch/Extrusion der Seitenzähne.

Aufrichten der Seitenzähne nach distal

Beim heranwachsenden Patienten führt das Aufrichten der Seitenzähne nach distal in der Regel zu einem stabilen Ergebnis, weil die vertikale Gesichtsentwicklung den Vorgang begünstigt. Bei Erwachsenen mit durchschnittlichem bis geringem Kieferbasiswinkel ist der Erfolg nicht von Dauer, weil die Zähne anschließend wieder bis zur ursprünglichen vertikalen Dimension intrudieren. Das passiert möglicherweise noch nicht während der kieferorthopädischen Behandlung, aber in der Regel kurz danach, woraufhin sich dann erneut der Tiefbiss ausbilden kann. Beim erwachsenen Patienten mit Hyperdivergenz ist das Aufrichten der Seitenzähne kontraindiziert, weil sich dadurch der Kieferbasiswinkel auf Dauer vergrößern kann. Manchmal ist bei solchen Patienten ratsam, die Seitenzähne nach dem Aufrichten durch Beschleifen der Höcker zu äquilibrieren (Abb. 6.6).

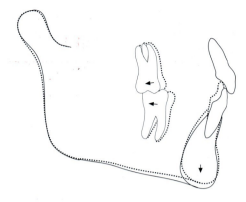

Abb. 6.6: Aufrichten der Seitenzähne.

Protrusion der Schneidezähne

Bei zahlreichen Tiefbissfällen sind die Inzisivi retrokliniert, so dass eine Protrusion dazu beitragen kann, den Biss in der Front zu öffnen. Im Unterkiefer wird man dabei hauptsächlich die Schneidezahnkronen proklinieren. Im Oberkiefer kombiniert man die Labialkippung der Kronen in der Regel mit einer Korrektur des Wurzeltorque, wobei sich die Wurzeln im Knochen nach palatinal bewegen (Abb. 6.7).

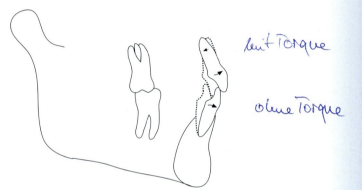

Abb. 6.7: Protrusion der Schneidezähne.

Intrusion der Frontzähne

Bei der Behandlung Heranwachsender ist eine Intrusion der Frontzähne normalerweise nicht erforderlich. Bei vertikalem Gesichtswachstum reicht es, den normalen Durchbruch der Frontzähne zu verhindern oder auch nur einzuschränken, damit sich der Biss öffnet, während die hinteren Zähne durchbrechen, extrudiert und/oder nach distal aufgerichtet werden.

Das gilt jedoch nicht für Erwachsene, da sich ihre Muskulatur den Veränderungen im posterioren Bereich nicht anpasst. Bei ihnen muss der Biss durch eine Protrusion und/oder Intrusion der Schneidezähne geöffnet werden. Zur Intrusion kann ein durchlaufender Bogen benutzt werden; der Prozess dauert dann aber sehr lange. Als Ergänzung sollten daher Intrusionsbögen nach Ricketts oder Burstone verwendet werden (Abb. 6.8).

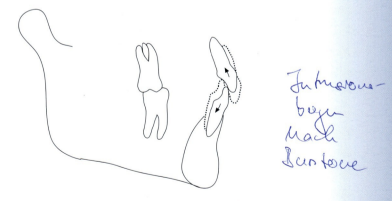

Abb. 6.8: Intrusion der Frontzähne.

BEHANDLUNG OHNE EXTRAKTION

Eine Behandlung ohne Extraktion begünstigt im Allgemeinen eine Öffnung des Bisses, da es dabei in der Regel zu einem Aufrichten der Seitenzähne nach distal und einer Protrusion der Inzisivi kommt. Zur Nivellierung des Zahnbogens und Korrektur des tiefen vertikalen Bisses kann man eine Reihe mechanischer Faktoren nutzen:

Anfangsbogendrähte

Gliedert man in Zahnbögen mit Spee-Kurven plane Bogendrähte ein, versuchen diese wieder in ihre ursprüngliche Form zurückzukehren und führen so zur Öffnung des Bisses. Der Biss öffnet sich auch, wenn die in den Brackets vorgegebene Angulation umgesetzt wird.

Der Effekt einer Aufbissplatte

Eine Aufbissplatte (Abb. 6.9) unterstützt die Öffnung des Bisses in drei verschiedenen Weisen:

1. Sie ermöglicht, dass schon früh Brackets auf die unteren Schneidezähne gesetzt werden und diese damit bewegt werden können.

2. Der frontale Aufbiss wirkt auf die unteren Schneidezähne intrudierend, so dass sich eine eventuelle künftige Extrusion dieser Zähne in Grenzen hält.

3. Durch den frontalen Aufbiss können die Seitenzähne durchbrechen sowie extrudiert und/oder aufgerichtet werden.

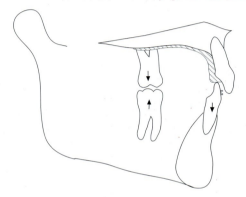

Abb. 6.9: Eine Aufbissplatte unterstützt die Bissöffnung.

Wie dieser Effekt zu erreichen ist

Es gibt es vier Möglichkeiten, um die Wirkung einer Aufbissplatte zu erzielen:

1. Man setzt nur im Oberkiefer eine festsitzende Apparatur ein, um die Inzisivi zu protrudieren (Abb. 6.10a). Dadurch werden die Vorderseiten der unteren Schneidezähne zugänglich und können mit Brackets beklebt werden. Eine solche Vorgehensweise eignet sich besonders für hyperdivergente Fälle, weil die Seitenzähne dabei kaum extrudieren.

2. Man gliedert eine herausnehmbare Kunststoffplatte mit frontalem Aufbiss ein (Abb. 6.10b). Das ist besonders vorteilhaft bei Tiefbissfällen mit kleinem Kieferbasiswinkel, weil es das Aufrichten, den Durchbruch und die Extrusion der Molaren begünstigt. Ein Nachteil ist allerdings, dass die Patienten diese herausnehmbaren Platten nicht immer tragen. Außerdem führen die Zahnbewegungen bereits nach relativ kurzer Zeit dazu, dass die Platten schlecht sitzen.

3. Statt einer herausnehmbaren Aufbissplatte kann bei hypodivergenten Tiefbissfällen auch genauso gut Bondingmaterial direkt auf die Palatinalflächen der oberen Schneidezähne aufgetragen werden (Abb. 6.11). Dafür eignen sich farbige Adhäsive wie Bandlock™ von Reliance oder Transbond Plus™ von 3M Unitek, die sich nach der Bissöffnung auch wieder leicht von den Zahnoberflächen entfernen lassen.

4. Bei Patienten mit durchschnittlichen bis großen Kieferbasiswinkeln sollte das angefärbte Adhäsiv auf die okklusale Oberfläche der ersten Molaren aufgetragen werden (Abb. 6.12). Es kann anschließend nach und nach entfernt werden, wenn sich der Biss öffnet. Wenn die ersten Molaren bereits Restaurationen haben, haftet das Adhäsiv unter Umständen schlecht. In diesem Fall kann man stattdessen die zweiten Prämolaren oder Molaren nehmen.

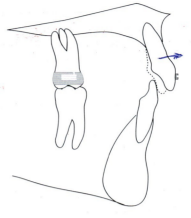
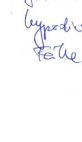

Abb. 6.10a: Die Apparatur wird zunächst nur im Oberkiefer eingesetzt.

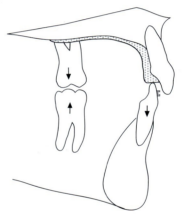

Abb. 6.10b: Herausnehmbare Kunststoffplatte mit frontalem Aufbiss.

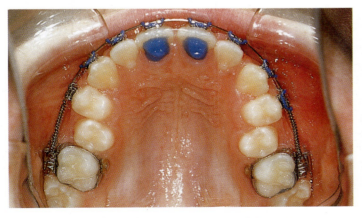

Abb. 6.11: Material für direktes Bonding auf der Palatinalfläche oberer Schneidezähne.

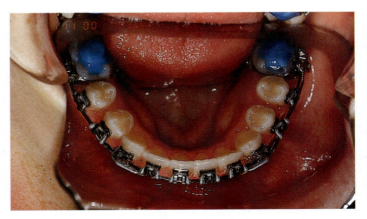

Abb. 6.12: Das blaugefärbte Bondingmaterial auf den Okklusalflächen der unteren ersten Molaren.

Die Bedeutung der zweiten Molaren

Damit sich der Biss öffnet, ist es bei Tiefbissfällen mit durchschnittlichen bis kleinen Kieferbasiswinkeln äußerst wichtig, vor allem die unteren zweiten Molaren sobald wie möglich zu bebändern oder ihnen Brackets aufzukleben. Sie bieten einen ausgezeichneten Hebelarm für den Durchbruch oder die Extrusion der Prämolaren und ersten Molaren und unterstützen die Intrusion der Inzisivi (Abb. 6.13). Die Autoren haben schon häufig die Erfahrung gemacht, dass es äußerst schwierig ist, ohne die unteren zweiten Molaren den Biss zu öffnen und die Spee-Kurve vollständig zu nivellieren (Abb. 6.14).

Der Torque

Es ist ein weit verbreiteter Irrtum, dass Torque nur durch Vierkantdrähte übertragen wird. Schon die runden Drähte der ersten Nivellierungsphasen verändern vor allem bei den Vorderzähnen den Torque. Tatsächlich wird der Torque schon vor der Eingliederung der Vierkantdrähte positiv beeinflusst. HANT-Drähte können aufgrund ihrer Flexibilität sehr früh eingesetzt werden; daher kann man den Torque schon sehr viel eher regulieren, als wenn nur Stahldrähte zur Verfügung stünden.

Auf die Vierkant-HANT-Drähte folgen in der Regel .019"× .025"-Vierkantstahldrähte (S. 111). Letztere werden normalerweise plan eingesetzt, ohne dass Torque oder irgendwelche Kurven eingebogen wurden. Nach mindestens sechs Wochen Tragezeit werden in die Vierkantstahldrähte – falls erforderlich – Elemente dritter Ordnung oder Kurven eingegeben. In der oberen Schneidezahnregion können bis zu 20° an palatinalem, in der unteren 10° bis 15° an labialem Wurzeltorque eingebogen werden (Abb. 6.15). Diese Änderungen der Achsenstellung fördern die Bissöffnung.

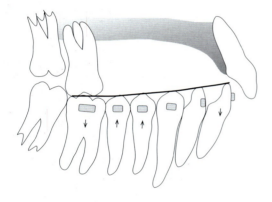
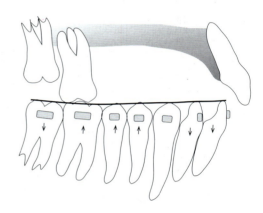

Abb. 6.13: Ohne die unteren zweiten Molaren ist es schwierig, die Spee-Kurve im unteren Zahnbogen zu nivellieren. Mit ihnen lässt sich die Spee-Kurve vollständig nivellieren, die Schneidezähne werden intrudiert und der Überbiss kann eingestellt werden.

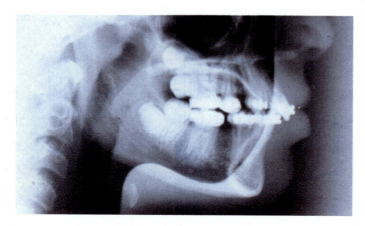

Abb. 6.14: In diesem Fall wurden die unteren zweiten Molaren nicht mit einbezogen, so dass es nicht gelang, den Biss vollständig zu öffnen und die Spee-Kurve zu nivellieren.

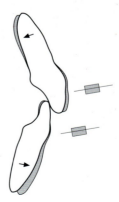

Abb. 6.15: Vierkantstahldrähte werden normalerweise plan eingesetzt. Erst nach mindestens 6 Wochen Tragezeit kann man – wie dargestellt – oben palatinalen und unten labialen Wurzeltorque einbiegen.

Bissöffnungskurven

Die Autoren vermeiden es, in runde Drähte Bissöffnungskurven einzubiegen oder Vierkant-HANT-Drähte zu verwenden, in denen solche Kurven vorgegeben sind. Sie sind der Ansicht, dass sich mit solchen Drähten weder die Spee-Kurven vollständig nivellieren lassen, noch der Biss vollständig geöffnet werden kann. Für beides genügt es meist, die Patienten sechs Wochen lang Vierkantdrähte aus Edelstahl tragen zu lassen. Haben sich die gewünschten Veränderungen dann noch nicht eingestellt, kann man Bissöffnungskurven in die Vierkantstahldrähte einbiegen.

Durch eine Bissöffnungskurve im oberen Bogen erhöht sich der palatinale Wurzeltorque der Schneidezähne. Meist hat das den Vorteil, dass dann normalerweise keine Elemente dritter Ordnung mehr erforderlich sind; manchmal müssen sie aber trotzdem eingearbeitet werden (Abb. 7.185, S. 210).

Werden in den unteren Vierkantstahldraht Bissöffnungs- oder umgekehrte Kurven eingebogen, protrudieren die unteren Schneidezähne, was im Allgemeinen nicht indiziert ist. Daher sollte man vorher etwa 10° bis 15° labialen Wurzeltorque eingeben. Anschließend biegt man die Bissöffnungskurve ein; dann retrokliniert und intrudiert die resultierende Kraft die unteren Schneidezähne (Abb. 6.16).

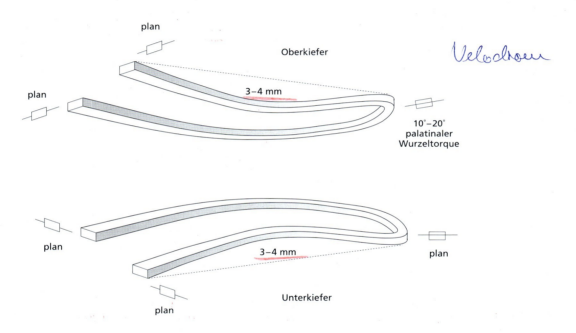

Abb. 6.16: Bissöffnungskurven sollten – falls noch erforderlich – erst nach ein bis zwei Monaten Tragezeit in die oberen und unteren Vierkantstahldrähte gebogen werden. Der untere Bogen muss in der Schneidezahnregion plan sein (ohne Torque), damit die Inzisivi nicht protrudieren. Im Molarenbereich sind normalerweise beide Bogendrähte plan (ohne Torque), falls der Torque dort nicht geändert werden muss. Wenn die zweiten Molaren mit einbezogen werden, sollte die umgekehrte Kurve etwa 3–4 mm tief verlaufen, ohne die zweiten Molaren kann es in der Regel etwas weniger sein.

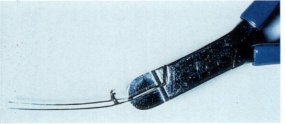

Abb. 6.17

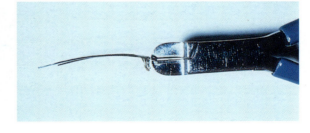

Abb. 6.18

Antero-posteriore Probleme und Gummizüge

Zur Lösung antero-posteriorer Probleme werden häufig intermaxilläre Klasse-II- oder Klasse-III-Gummizüge verwendet. Es empfiehlt sich, sie nur in Verbindung mit Vierkantdrähten aus Edelstahl einzusetzen. Sie können die Öffnung des Bisses unterstützen, indem sie bei der antero-posterioren Korrektur die Extrusion der Molaren fördern (Abb. 6.19). Sie eignen sich auch zur Behandlung Heranwachsender, sollten jedoch nach Möglichkeit nicht benutzt werden, wenn es sich um nicht wachsende oder erwachsene Patienten mit Hyperdivergenz handelt.

Lückenstand bei Nichtextraktionsfällen

Nichtextraktionsfälle haben normalerweise keine nennenswerten Lücken, falls doch, kann man diese nach der Nivellierung und Bissöffnung im Allgemeinen problemlos mit Tiebacks (s. S. 254) schließen.

Man sollte nicht versuchen, die Lücken zu schließen, bevor nicht die Bissöffnung und Nivellierung vollständig abgeschlossen ist.

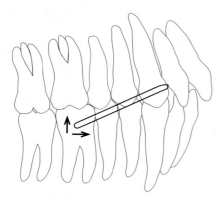

Abb. 6.19: Intermaxilläre Klasse-II-Gummizüge können die Bissöffnung erleichtern.

BEHANDLUNG MIT EXTRAKTION

Die meisten der für Nichtextraktionsfälle beschriebenen Verfahren gelten auch für die Extraktionsbehandlung eines Tiefbiss. Bei Extraktionsfällen nutzt man ebenfalls die Effekte der Auslenkung des Bogendrahts, die Angulation in den Brackets, den Aufbissplatteneffekt, die Bebänderung der zweiten Molaren, die Torquewirkung von Vierkantdrähten, die Wirkung von Bissöffnungskurven, die in Vierkantdrähte eingebogen werden, sowie die von intermaxillären Gummizügen.

Zwei entscheidende Faktoren kommen jedoch noch hinzu:

- Bei Extraktionsfällen werden die unteren Schneidezähne normalerweise in ihrer Position gehalten oder noch weiter nach lingual gekippt. Das erschwert die Bissöffnung.

- Beginnt man mit dem Lückenschluss, bevor der Bogen richtig nivelliert und der Überbiss reguliert ist, vertieft sich der Biss noch weiter.

Es gehört zu den großen Vorteilen der vorprogrammierten Apparatur, dass sie sich für eine Gleitmechanik eignet. Die meisten Kieferorthopäden nutzen daher diese Möglichkeit, statt Bögen mit Closing-Loops zu verwenden. Damit der Vierkantdraht gut durch die posterioren Bracketschlitze gleiten kann, darf in diesen Bereichen keine Friktion auftreten. Es ist daher wichtig, erst nach abgeschlossener Nivellierung des Bogens und Regulierung des Überbisses damit zu beginnen, die Lücke zu schließen, weil dann die Friktion minimal ist. Solange die Bögen noch elastisch verformt sind, weil diese Ziele noch nicht erreicht sind, können sie beim Lückenschluss nicht reibungslos durch die hinteren Bracketschlitze gleiten.

Schwache Kräfte beim Nivellieren und Ausrichten

Normalerweise werden bei der Behandlung eines Tiefbisses Prämolaren extrahiert, um in der Front die Protrusion zu verringern oder den Engstand zu beseitigen oder um beides zu erreichen. Bei einer protrudierten Front ohne Engstand kann man das Vordersegment als Ganzes zurückbewegen. Oder man retrahiert erst nur die Eckzähne und dann die Schneidezähne. Hat man sich zu dieser Möglichkeit entschlossen, muss man sehr genau darauf achten, dass die Eckzähne nicht nach distal kippen, weil dadurch die Inzisivi extrudieren und so der Tiefbiss verstärkt würde (Abb. 6.20). Wenn der Bogen nivelliert und der Überbiss eingestellt ist, retrahieren die Autoren daher mit einem Vierkantstahldraht lieber die vorderen sechs Zähne en masse.

Bei einem Frontengstand müssen die Eckzähne so weit zurückgezogen werden, dass genügend Platz vorhanden ist, um die Front auszurichten; diese Methode bevorzugen die Autoren im unteren Bogen. Sobald der untere Frontengstand aufgelöst und der Fall soweit nivelliert wurde, dass Vierkantstahldrähte eingegliedert werden können, wird die Front en masse retrahiert. Im Oberkiefer müssen allerdings nicht nur die Eckzähne so weit retrahiert werden, dass der Engstand aufgelöst werden kann, sondern hier muss außerdem noch eine Klasse-I-Eckzahnbeziehung aufrechterhalten werden. Dafür müssen die Eckzähne unter Umständen noch ein Stück weiter zurückgezogen werden, so dass mesial von ihnen Lücken entstehen können (Fallbeispiel JN, S. 123). Häufig kann man beobachten, dass der obere Eckzahn über den Kontakt zum unteren Eckzahn nach distal bewegt wird. Diese zusätzliche Verankerung erleichtert es insgesamt, das obere Frontsegment einzustellen. Mit Hilfe von Vierkantdrähten aus Edelstahl kann man dann auch im Oberkiefer die Front en masse retrahieren.

Nach Eingliederung der Anfangsbögen kippen die Schneide- und Eckzähne aufgrund der Angulationswerte des vorprogrammierten Bracketsystems häufig nach mesial. Mit Eckzahn-Lacebacks (S. 15) kann man das bei den Eckzähnen aufhalten und außerdem die Zähne effektiv retrahieren, ohne sie nach distal zu kippen. Man sollte keine elastischen Kräfte einsetzen, weil sie die Eckzähne häufig zu stark nach distal kippen. Dadurch kann sich seitlich der Biss öffnen und es kommt zum so genannten Achterbahneffekt (Abb. 6.20), aufgrund dessen sich dann die Behandlungszeit insgesamt verlängert.

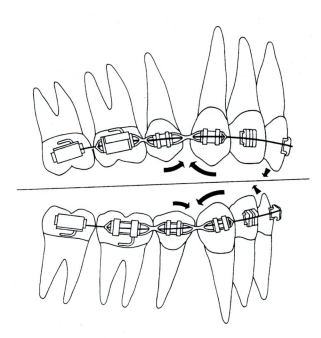

Abb. 6.20: Elastische Retraktionskräfte an den Eckzähnen sollten vermieden werden, weil sie dazu führen, dass die Eckzähne nach distal kippen und sich der so genannte Achterbahneffekt ausbildet, aufgrund dessen sich dann die Behandlungszeit insgesamt verlängert.

Lacebacks (S. 100) komprimieren zunächst das Desmodont auf der Distalseite des Eckzahns, so dass dieser leicht kippt. Aufgrund der nivellierenden Wirkung des Drahtbogens schließt sich eine Phase an, in der sich der Zahn wieder aufrichtet. Diesen Effekt erzielt man nur mit Lacebacks, die kontinuierlich wirkenden Kräfte von elastischen Ketten lassen dem Zahn dagegen nicht die Zeit, sich wieder aufzurichten.

In diesem Abschnitt wurde bisher vorausgesetzt, dass die Eckzähne eine gute Ausgangsposition haben, bei der die Kronenachsen leicht bis mäßig mesial anguliert sind. Sollte dies jedoch zu Beginn der Behandlung nicht der Fall sein (Abb. 6.21), muss der Überbiss sehr viel sorgfältiger eingestellt werden. In Abbildung 6.22 erkennt man, wie vorprogrammierte Brackets, die auf Eckzähne mit ungünstiger Achsenstellung gesetzt wurden, nach Eingliederung der ersten Drahtbögen zu einer unerwünschten Extrusion der Frontzähne führen. Die Autoren kleben Brackets normalerweise bevorzugt auf Schneidezähne, die schon recht gut ausgerichtet sind, und beziehen sie dann in die Anfangsbögen mit ein. Das erhöht die Stabilität der Bogenform und reduziert das Kippen der Eckzähne nach distal auf ein Minimum. Sind die Eckzähne dagegen ungünstig anguliert, kann es sinnvoll sein, die Inzisivi so lange ohne Brackets zu lassen, bis man die Eckzahnwurzeln zurückgezogen hat und bei den Bracketslots auf den Eckzähnen eine günstigere Angulation entstanden ist. Damit lässt sich eine Vertiefung des Bisses weitgehend verhindern, die man ansonsten bei solchen Fällen häufig nicht vermeiden kann. Man kann aber auch mesial der Eckzähne eine Biegung in den Draht einführen, um zu verhindern, dass während der Distalisierung der Eckzahnwurzeln eine schwache intrudierende Kraft auf die Schneidezähne einwirkt.

Insgesamt können in der Anfangsphase des Nivellierens viele Faktoren den Tiefbiss verstärken. Um den Überbiss effektiv einzustellen, müssen schwache Kräfte minimal aktiviert werden und den Eckzähnen genügend Zeit zur „Rückstellung" gelassen werden. Mit Lacebacks ist es erwiesenermaßen am einfachsten, die Position und Bewegung der Eckzähne unter Kontrolle zu halten und damit auch den Überbiss zu korrigieren.

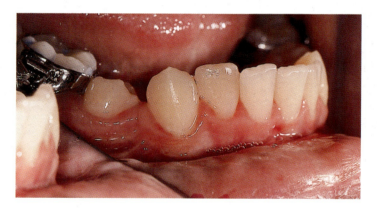

Abb. 6.21: Aufgrund der ungünstigen Achsenstellung der unteren Eckzähne zu Beginn der Behandlung muss viel Zeit und Sorgfalt aufgewandt werden, um den Überbiss richtig einzustellen.

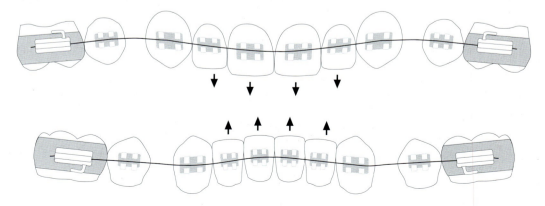

Abb. 6.22: Ungünstig angulierte Eckzähne können nach Eingliederung der ersten Drahtbögen zu einer unerwünschten Extrusion der Schneidezähne führen.

Schwache Kräfte beim Lückenschluss

Es ist wichtig, beim Lückenschluss mit schwachen Kräften zu arbeiten. Starke Kräfte können auf zwei verschiedene Arten den Biss vertiefen:

- Die Eckzähne können in die Extraktionslücken hineinkippen, so dass der Drahtbogen ausgelenkt und damit blockiert wird; dadurch wird die Gleitmechanik beeinträchtigt, und der Überbiss verstärkt sich.

- Wird zu viel Kraft eingesetzt, versagt besonders bei den oberen Schneidezähnen die Torquekontrolle durch den Vierkantbogen (Abb. 6.23), so dass sie nach distal kippen und sich der Biss vertieft.

Beide Mechanismen lassen sich weitgehend ausschalten, indem man in der Schneidezahnregion des oberen Drahtbogens etwas mehr Torque einbiegt und schwache Kräfte einsetzt.

Die Autoren haben für den Lückenschluss mit unterschiedlichem Kraftaufwand experimentiert und halten Kräfte im Bereich von 150–200 g für besonders geeignet, um die unerwünschte Tendenz zur Bissvertiefung so weit wie möglich zu reduzieren, eine effiziente Gleitmechanik zu ermöglichen und Lücken zu schließen. Kräfte dieser Größenordnung werden von aktiven Tiebacks ausgeübt (S. 256, 257).

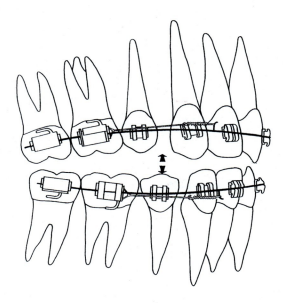

Abb. 6.23: Wenn man beim Lückenschluss zu viel Kraft einsetzt, kann das dazu führen, dass die Eckzähne nach distal kippen und sich der Biss vertieft.

DIE ENTWICKLUNG EINES FRONTAL OFFENEN BISSES

Ein frontal offener Biss kann genetisch- und/oder umwelt-bedingt sein. Zu den Umweltfaktoren zählen das Lutschen an Fingern und Daumen (Abb. 6.24), die Zungenhaltung und das Zungenpressen sowie Probleme mit der Atmung, die in Verbindung mit Allergien, vergrößerten Rachenmandeln, Polypen und Mundatmung auftreten.

Genetische Faktoren spielen beispielsweise eine Rolle, wenn die vordere Gesichtshöhe im Vergleich zur hinteren durch ein ausgeprägtes vertikales Wachstum stark vergrößert ist; dadurch erhöht sich die Wahrscheinlichkeit eines frontal offenen Bisses. Bei diesen hyperdivergenten Fällen steht die Unterkieferbasis häufig in einem steilen Winkel und die untere anteriore Gesichtshöhe ist vergrößert. Ein solcher skelettal offener Biss ist orthodontisch am schwierigsten zu behandeln, weil hierzu bei den Schneidezähnen die Eruption verstärkt und der Torque erheblich verändert werden muss.

Haben die Patienten jedoch eine durchschnittliche bis kurze untere Gesichtshöhe (durchschnittlicher bis kleiner Kieferbasiswinkel) (Abb. 6.25), können zwar ebenfalls Umweltfaktoren zu einem frontal offenen Biss führen; die Behandlung ist aber in der Regel sehr viel einfacher. Sobald die Ursachen ausgeschaltet sind, lässt sich der Biss rasch schließen, da weder die Eruption noch die Achsenstellung der Schneidezähne nennenswert verändert werden müssen. Wenn man die Umweltfaktoren ausschalten kann, bereitet die Korrektur eines solchen dental offenen Bisses kaum noch Schwierigkeiten.

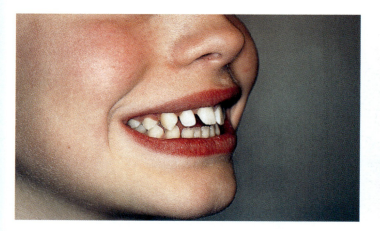
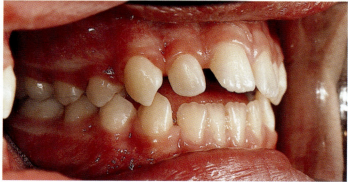

Abb. 6.24: Dieser Patient hat einen asymmetrischen dentalen frontal offenen Biss, weil er am rechten Daumen lutschte. Frontal offene Bisse dieser Art können meist leicht korrigiert werden, sofern der Patient mit dem Fingerlutschen aufhört.

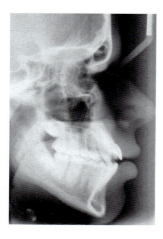

Abb. 6.25: Der oben dargestellte Fall zeigt ein annähernd durchschnittliches vertikales skelettales Muster. Der dentale offene Biss wurde durch Daumenlutschen verursacht. Ein frontal offener Biss dieser Art lässt sich normalerweise korrigieren, wenn der Patient mit dem Lutschen aufhört. Ist der offene Biss allerdings auf die Zungenhaltung zurückzuführen, ist die Prognose, dass er sich dauerhaft korrigieren lässt, nicht so eindeutig.

Frühe Behandlung eines offenen Bisses

Bei Patienten mit einem frontal offenen Biss sollte man schon früh mit der Behandlung beginnen. Zur Frage des Vorgehens gibt es zahlreiche Ansätze, von denen im Folgenden einige Möglichkeiten aufgeführt sind. Sie sind nach dem Schwierigkeitsgrad geordnet und beginnen mit den Maßnahmen, die sich am leichtesten durchführen lassen:

- Weniger stark ausgeprägte Fälle kann man mit Apparaturen korrigieren, die das Kind daran hindern, seine Finger oder Daumen in den Mund zu stecken. Diese Vorrichtungen reichen normalerweise von den oberen ersten Molaren bis nach vorne, manchmal sind sie aber auch an den unteren ersten Molaren befestigt.

- Bei einem oberen Schmalkiefer kann eine palatinale Dehnung erfolgen, so dass für den Durchbruch und die Palatinalkippung der Schneidezähne mehr Platz vorhanden ist. Auf diese Weise wird auch die Öffnung der Luftwege erleichtert, die Nasenatmung gefördert und gleichzeitig mehr Platz für die Zunge geschaffen.

- Mit Transpalatinal- und Lingualbögen, die an den Molaren befestigt sind, lässt sich der vertikale Durchbruch der Molaren verringern.

- Auf den oberen oder unteren Seitenzähne kann man Aufbissbehelfe aufsetzen. Wenn diese jedoch – vor allem bei hyperdivergenten Fällen – nur den Unterkiefer passiv nach posterior rotieren und den Kieferbasiswinkel weiter öffnen, dann nützen sie kaum etwas, weil sie zu wenig Druck auf die Seitenzähne ausüben.

- Wenn regelmäßig Gesichtsbögen mit Kopfzug (High-pull-Headgears) oder vertikale Kinnkappen getragen werden, können sie den vertikalen Durchbruch der oberen Molaren beziehungsweise die posteriore vertikale Entwicklung hemmen. Da ihre Wirkung jedoch von der Mitarbeit des Patienten abhängt, ist sie häufig begrenzt.

- Entfernt man bei Fällen mit erheblichem Engstand und/oder Protrusion die Milcheckzähne und manchmal auch die Prämolaren, können die Inzisivi weiter durchbrechen und rekliniert werden.

- Bei schwereren Fällen kann eine myofunktionelle Therapie helfen. Man sollte jedoch wissen, dass sich der offene Biss bei einer signifikanten Anzahl von Fällen bessert, wenn der Luftweg durch orthodontische Maßnahmen vergrößert wird. Daher ist eine myofunktionelle Therapie nur bei wenigen Patienten erforderlich.

- Falls Polypen und Rachenmandeln zum frontal offenen Biss beigetragen haben, kann ihre Entfernung unter Umständen das Schließen des Bisses erleichtern. Dafür muss der Patient an einen Hals-, Nasen-, Ohrenarzt überwiesen werden.

Behandlung des frontal offenen Bisses mit festsitzenden Geräten

Einige allgemeine Überlegungen, wie man mit einer Vollmultiband-Apparatur einen frontal offenen Biss angeht, sollen diesen Abschnitt ergänzen. Obwohl Extraktionen in der Kieferorthopädie im Allgemeinen vermieden werden sollten, haben sie in manchen Fällen mit offenem Biss den Vorteil, dass sie vor allem den Durchbruch und die Retroklination der Schneidezähne ermöglichen. Folgende Möglichkeiten können in Erwägung gezogen werden:

- Bei Engstand und/oder Protrusion in beiden Zahnbögen, ist zu überlegen, ob im Ober- und Unterkiefer Prämolaren gezogen werden sollten.

- Können die unteren Inzisivi ohne Extraktion retrokliniert werden und stehen die Molaren um mehr als 3–4 mm in einer Klasse-II-Beziehung, kann man in Betracht ziehen, nur die oberen Prämolaren zu extrahieren (Fallbeispiel LJ, S. 184). Dadurch wird es dann möglich, die oberen Schneidezähne zu retrahieren und retroklinieren.

- Können die unteren Schneidezähne ohne Extraktion retrokliniert werden und stehen die Molaren um weniger als 3 mm in einer Klasse-II-Beziehung, ist es problematisch, die oberen Prämolaren zu extrahieren. Meist ist es nicht so einfach, die oberen Molaren 4 bis 7 mm nach vorne zu ziehen und ihre Wurzeln in einer aufrechten Stellung zu halten, was für eine regelrechte Klasse-II-Molarenverzahnung erforderlich wäre. In solchen Fällen sollte man eher an eine Extraktion der oberen zweiten Molaren denken – vorausgesetzt es sind gute dritte Molaren vorhanden. Dann sind die ersten Molaren problemlos zu distalisieren, ohne dass sich der Kieferbasiswinkel vergrößert.

- Man kann die Frontzahnbrackets 0,5 mm weiter nach gingival versetzen, als man das üblicherweise tut (S. 65). Im weiteren Verlauf der Behandlung trägt dieses einfache Verfahren dazu bei, dass sich der Biss schließt.

- In den ersten und mittleren Behandlungsstadien ist es nicht ratsam, die zweiten Molaren zu bebändern, weil dadurch die Prämolaren und ersten Molaren extrudieren und sich der Biss weiter öffnen kann. Sollte es aber trotzdem notwendig sein, um im weiteren Verlauf der Behandlung eine bessere Positionierung oder eine Torquekontrolle zu erreichen, sollte die Spee-Kurve im hinteren Teil des unteren Bogens belassen und in den oberen Bogendraht ein Step-up zu den zweiten Molaren eingebogen werden. Das dürfte die Extrusion der ersten Molaren und Prämolaren weitgehend verhindern.

- Man kann sich auch die oben beschriebenen Vorrichtungen wie beispielsweise Zungengitter, Transpalatinal- und Lingualbögen, seitliche Aufbisse, Gesichtsbögen mit Kopfzug und vertikale Kinnkappen zunutze machen. Man kann den Patienten aber auch zur Beurteilung der Rachenmandeln und Polypen an einen Facharzt überweisen oder eine myofunktionelle Therapie einleiten.

- Falls Klasse-II- (Abb. 6.26, 6.27) oder Klasse-III-Gummizüge erforderlich sind, sollten sie posterior eher an den Prämolaren als den Molaren ansetzen. Durch diese „kurzen" Elastics wird die extrudierende Wirkung auf die hinteren Seitenzahnbereiche weitgehend unterbunden.

- Es empfiehlt sich, die Schneidezahnregion beim oberen Retainer auszuschleifen. Im Vorderbereich des Retainers sollte ein kleines Loch die Zunge an ihre veränderte Position „erinnern". Zur Retention können Positioner eingesetzt werden, weil sie das Schließen des Bisses fördern (S. 311).

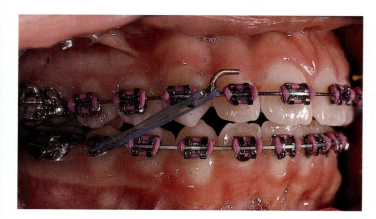

Abb. 6.26: Kurze Klasse-II-Elastics können die Behandlung eines frontal offenen Bisses unterstützen. Hier ziehen Klasse-II-Gummizüge zu Haken an den unteren zweiten Prämolarentubes.

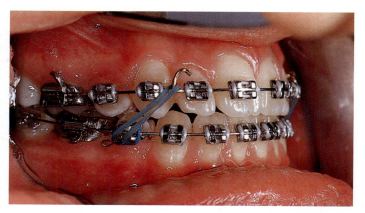

Abb. 6.27: Bei diesem Fall mit Klasse II und frontal offenem Biss hat man die zweiten Prämolaren extrahiert. Kurze Klasse-II-Gummizüge wurden an Kobyashi-Haken auf den unteren ersten Prämolaren eingehängt.

FALLBEISPIEL MP

Ein 12 Jahre und 7 Monate alter Patient mit einer skelettalen Klasse II (ANB 6°), bimaxillärer Protrusion und Proklination sowie einem durchschnittlichen Kieferbasiswinkel (ML–NL) von 27°.

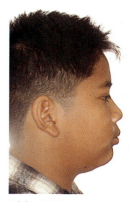

Abb. 6.28

Im späten Wechselgebiss des Patienten waren alle bleibenden Zähne angelegt. Im Unterkiefer bestand ein Frontengstand und im Oberkiefer eine Mittellinienverschiebung um 2 mm nach rechts. Die Fehlstellungen sollten zunächst ohne Extraktionen korrigiert werden. Doch um die Schneidezähne retrahieren und das Gesichtsprofil verbessern zu können, wurde dann doch beschlossen, alle ersten Prämolaren zu entfernen und den Fall mit maximaler Verankerung zu behandeln. Gleich zu Beginn wurden ein Transpalatinal- und ein Lingualbogen eingegliedert. Zur Unterstützung der Verankerung trug der Patient nachts einen Headgear.

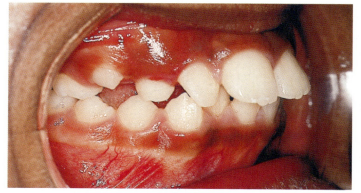

Abb. 6.31

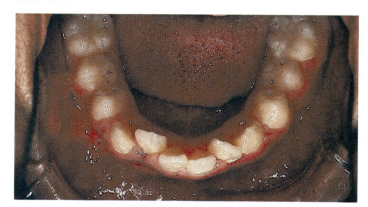

Abb. 6.34

Die Zähne wurden zuerst mit .016"-HANT-Drähten und später mit Vierkant-HANT-Drähten nivelliert und ausgerichtet. Hier sieht man den Patienten mit Vierkantstahldrähten und passiven Tiebacks, noch vor der Korrektur von Overjet und Overbite und daran anschließendem Lückenschluss.

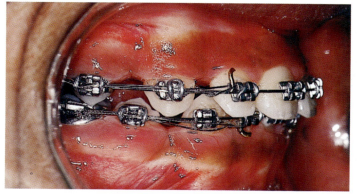

Abb. 6.37

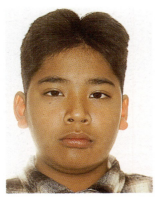
Abb. 6.29

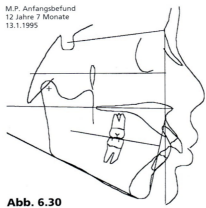
M.P. Anfangsbefund
12 Jahre 7 Monate
13.1.1995

SNA ∠ 84°
SNB ∠ 78°
ANB ∠ 6°
A-N ⊥ FH 0 mm
Pog-N ⊥ FH −10 mm
WITS 1 mm
GoGnSN ∠ 35°
FM ∠ 28°
ML–NL ∠ 27°
IOK–A-Pog 16 mm
IUK–A-Pog 7 mm
IOK–NL ∠ 125°
IUK–ML ∠ 98°

Abb. 6.30

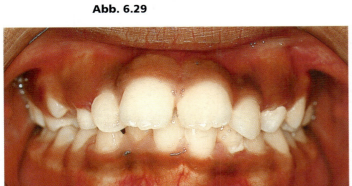
Abb. 6.32

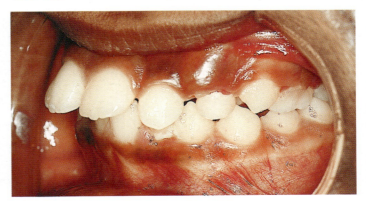
Abb. 6.33

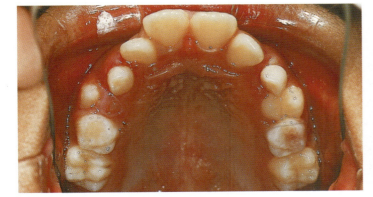
Abb. 6.35

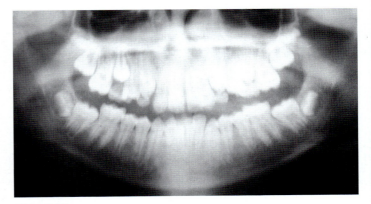
Abb. 6.36

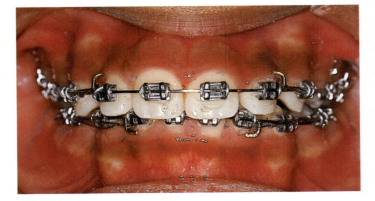
Abb. 6.38

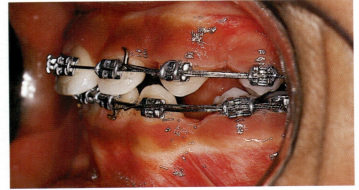
Abb. 6.39

Der Patient wurde aufgefordert, abends und nachts zusätzlich zu den Klasse-II-Gummizügen einen „J-hook"-Headgear zu tragen. In solchen Fällen kann ein „J-hook"-Headgear sowohl zur Retraktion als auch zur Intrusion der oberen Inzisivi beitragen, so dass ein optimales Gesichtsprofil erreicht werden kann.

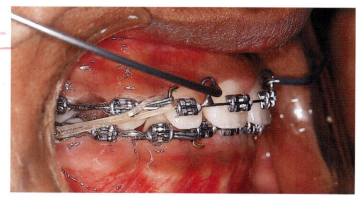

Abb. 6.40

Der Lingualbogen wurde während des Lückenschlusses entfernt, der Transpalatinalbogen jedoch als Verankerungshilfe belassen.

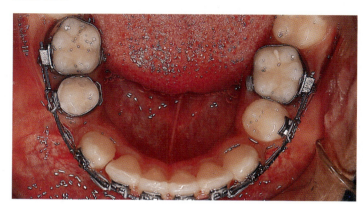

Abb. 6.43

Nach zwei Monaten Tragezeit wurden in die Vierkantdrähte Bissöffnungskurven eingebogen (S. 137).

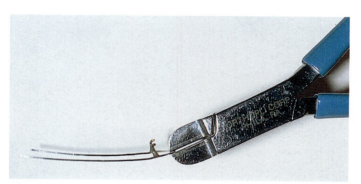

Abb. 6.46

Die unteren zweiten Molaren (S. 136) wurden bebändert, um die Korrektur der unteren Spee-Kurve voranzutreiben. Hier ist der Fall 16 Monate nach Behandlungsbeginn zu sehen. Die Bänder auf den ersten unteren Molaren sind repositioniert worden.

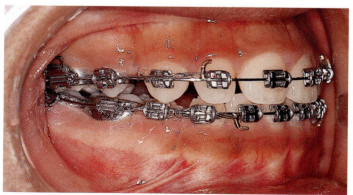

Abb. 6.49

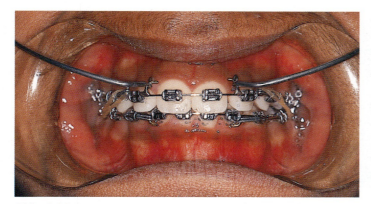

Abb. 6.41

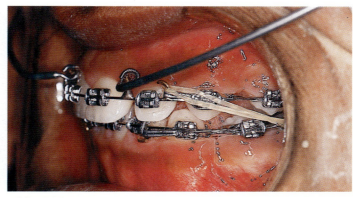

Abb. 6.42

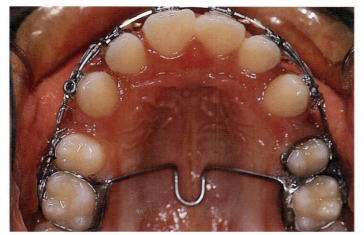

Abb. 6.44

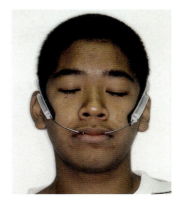

Abb. 6.45

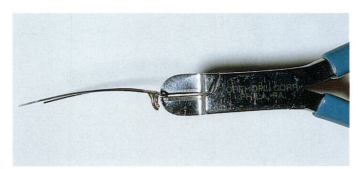

Abb. 6.47

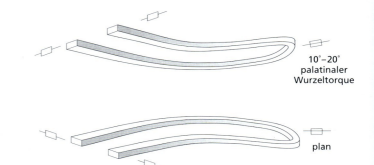

10°–20° palatinaler Wurzeltorque

plan

Abb. 6.48

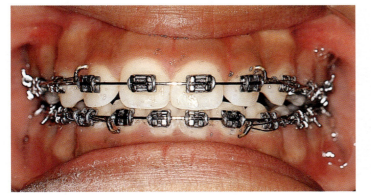

Abb. 6.50

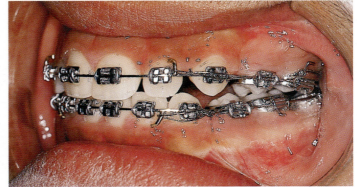

Abb. 6.51

6 • Nivellierung der Spee-Kurve und Einstellen des vertikalen Überbisses

Nach einer normalen abschließenden Feineinstellung wurde die Apparatur nach 23 Monaten aktiver Behandlung entfernt.

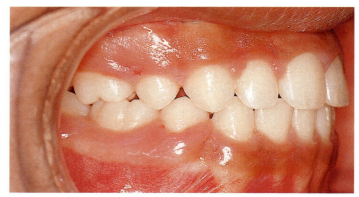

Abb. 6.52

Zur Retention wurde, wie üblich, unten ein Retainer eingeklebt, der sich bis auf die zweiten Prämolaren erstreckte.

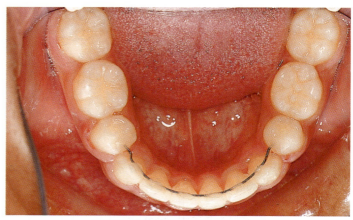

Abb. 6.55

Das Aussehen des Gesichts hat sich erheblich verbessert. Dank der Entscheidung, die ersten Prämolaren zu extrahieren und den Fall mit maximaler Verankerung zu behandeln, konnten die oberen und unteren Schneidezähne annähernd in eine normal Position retrahiert werden.

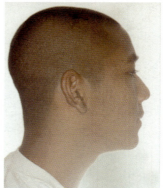

Abb. 6.58

Im Verlaufe der Behandlung hatte ein erhebliches Wachstum des Unterkiefers nach unten und vorne stattgefunden, was die Behandlungsmechanik unterstützte.

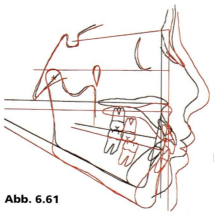

NSL im Punkt Sella

M.P. Anfangsbefund (schwarz)
M.P. Abschlussbefund (rot)

Abb. 6.61

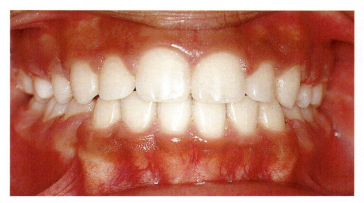
Abb. 6.53

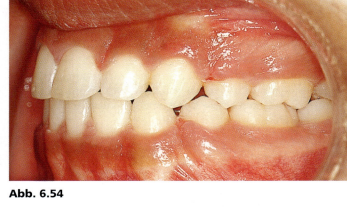
Abb. 6.54

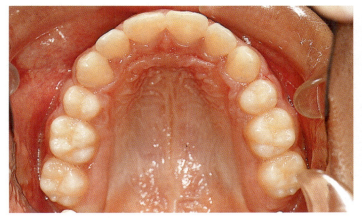
Abb. 6.56

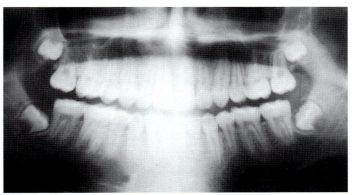
Abb. 6.57

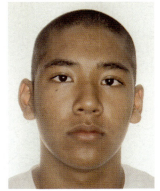
Abb. 6.59

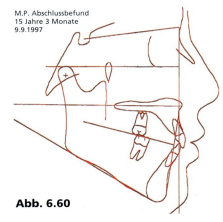

M.P. Abschlussbefund
15 Jahre 3 Monate
9.9.1997

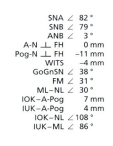

SNA ∠	82°
SNB ∠	79°
ANB ∠	3°
A-N ⊥ FH	0 mm
Pog-N ⊥ FH	−11 mm
WITS	−4 mm
GoGnSN ∠	38°
FM ∠	31°
ML−NL ∠	30°
IOK−A-Pog	7 mm
IUK−A-Pog	4 mm
IOK−NL ∠	108°
IUK−ML ∠	86°

Abb. 6.60

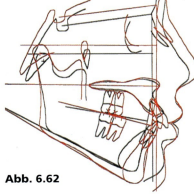

Oberkieferbasis und Gaumendach

M.P. Anfangsbefund (schwarz)
M.P. Abschlussbefund (rot)

Abb. 6.62

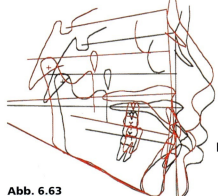

Unterkiefer-symphyse und Unterkieferbasis

M.P. Anfangsbefund (schwarz)
M.P. Abschlussbefund (rot)

Abb. 6.63

FALLBEISPIEL CW

Eine 10 Jahre und 3 Monate alte Patientin mit dentoalveolärer Klasse I und durchschnittlichem vertikalen Muster, aber einem tiefen vertikalen Überbiss und unteren Schneidezähnen, die 1 mm hinter der A-Pog-Linie liegen. Das Gesichtsprofil entsprach einer leichten Klasse II mit einer angedeuteten Rücklage des Unterkiefers.

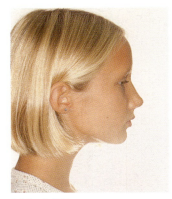

Abb. 6.64

Intraoral standen die Molaren auf beiden Seiten etwa um eine halbe Prämolarenbreite in Klasse II. Die untere Mittellinie war 1 mm nach rechts verschoben.

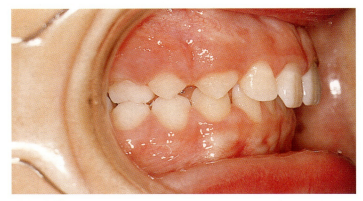

Abb. 6.67

Alle bleibenden Zähne entwickelten sich, und die beiden noch vorhandenen oberen zweiten Milchmolaren waren kurz vor dem Zahnwechsel. Die Bogenform der Patientin wurde als quadratisch eingestuft. Bei diesem Fall wurden keine Extraktionen vorgenommen.

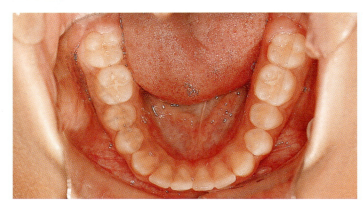

Abb. 6.70

Da die Zähne klein waren und der Patientin die Zahnpflege erleichtert werden sollte, hat man sich für Metallbrackets mittlerer Größe entschieden (S. 28). Die ersten Bögen im Ober- und Unterkiefer bestanden aus .016"-HANT-Draht.

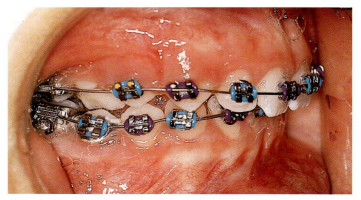

Abb. 6.73

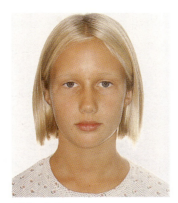

Abb. 6.65

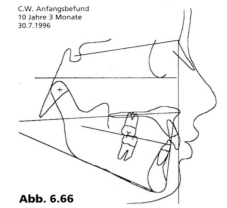

C.W. Anfangsbefund
10 Jahre 3 Monate
30.7.1996

SNA ∠	78 °
SNB ∠	74 °
ANB ∠	4 °
A-N ⊥ FH	−3 mm
Pog-N ⊥ FH	−10 mm
WITS	0 mm
GoGnSN ∠	33 °
FM ∠	24 °
ML−NL ∠	27 °
IOK−A-Pog	5 mm
IUK−A-Pog	−1 mm
IOK−NL ∠	103 °
IUK−ML ∠	89 °

Abb. 6.66

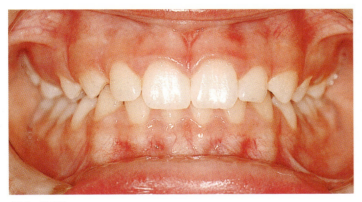

Abb. 6.68

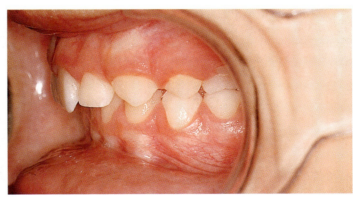

Abb. 6.69

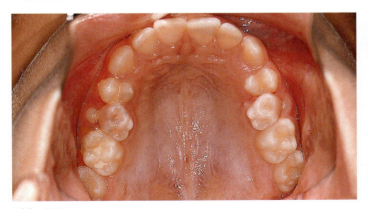

Abb. 6.71

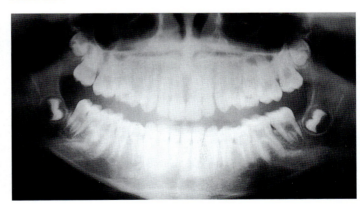

Abb. 6.72

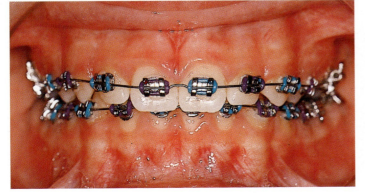

Abb. 6.74

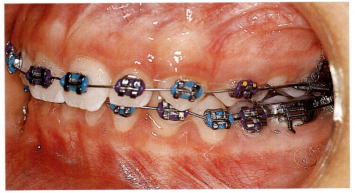

Abb. 6.75

6 • Nivellierung der Spee-Kurve und Einstellen des vertikalen Überbisses

Die unteren zweiten Molaren wurden in diesem Behandlungsstadium bebändert, damit sie zur Einstellung des Überbisses beitragen konnten.

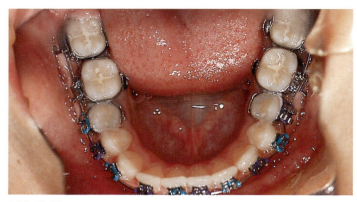

Abb. 6.76

Die anfänglichen .016"-HANT-Drähte wurden durch .017"× .025"-Vierkant-HANT-Drähte ersetzt. Die Bilder zeigen die Situation nach dreimonatiger Behandlung. Passive Spiralfedern halten den Platz für die durchbrechenden oberen zweiten Prämolaren offen.

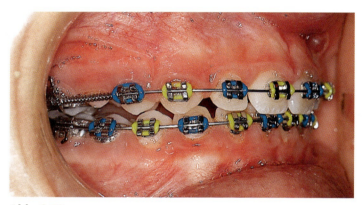

Abb. 6.79

Sechs Monate nach Behandlungsbeginn konnten oben und unten Vierkantstahldrähte in quadratischer Bogenform eingegliedert werden. Nach drei Monaten Tragezeit wurden leichte Bissöffnungskurven sowie vorne noch zusätzlich Torque eingebogen.

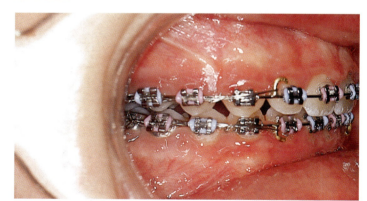

Abb. 6.82

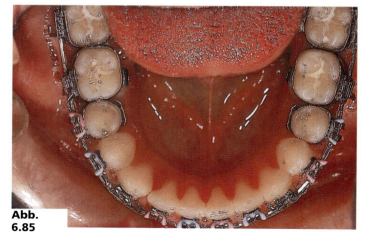

Abb. 6.85

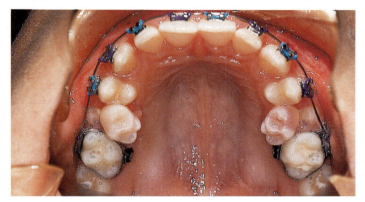

Abb. 6.77

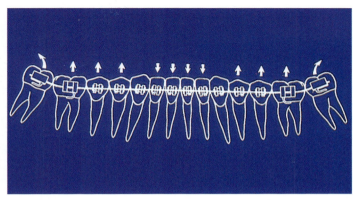

Abb. 6.78

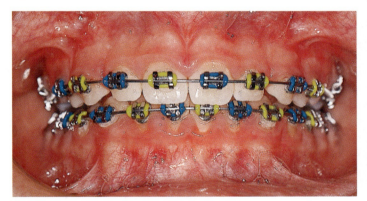

Abb. 6.80

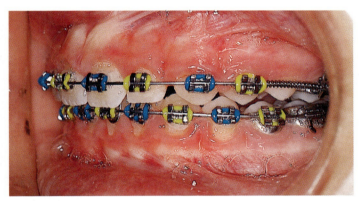

Abb. 6.81

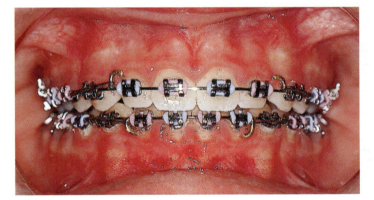

Abb. 6.83

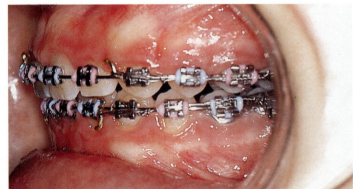

Abb. 6.84

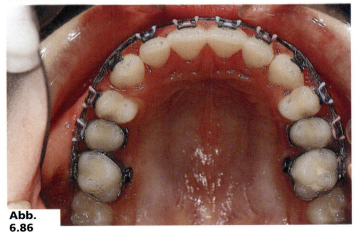

Abb. 6.86

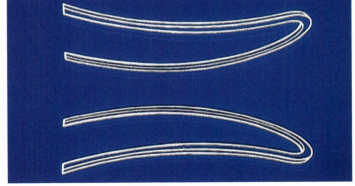

Abb. 6.87

Acht Monate nach Behandlungsbeginn. Die Patientin wurde aufgefordert, leichte Klasse-II-Gummizüge (100 g) zu tragen. In diesem Stadium muss man eine Verbesserung des oberen Schneidezahntorques abwarten, bevor man abschließend die Okklusion der Seitenzähne und die Beziehung der Inzisivi korrigiert.

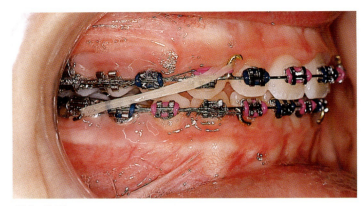

Abb. 6.88

Nach 18 Monaten Behandlung liegen im Ober- und Unterkiefer noch die Vierkantstahldrähte. Der Schneidezahntorque im Oberkiefer hat sich wie erwartet verändert, so dass jetzt mit der Korrektur der Seitenzahnokklusion und des frontalen Überbisses begonnen werden kann. Im Unterkiefer wurden passive, im Oberkiefer aktive Tiebacks eingesetzt.

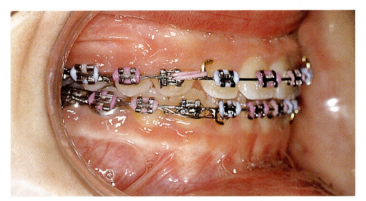

Abb. 6.91

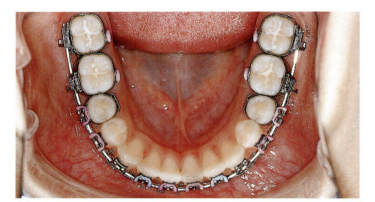

Abb. 6.94

Nach dem üblichen Settling ist hier die Situation unmittelbar vor der Abnahme der Apparatur zu sehen.

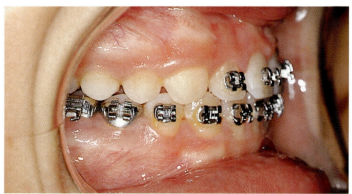

Abb. 6.97

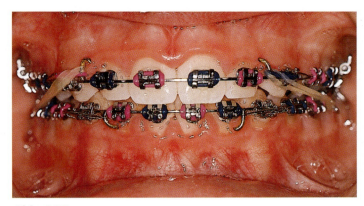

Abb. 6.89

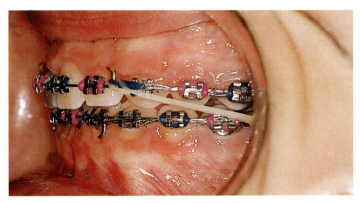

Abb. 6.90

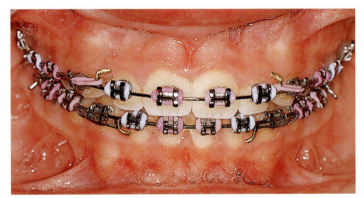

Abb. 6.92

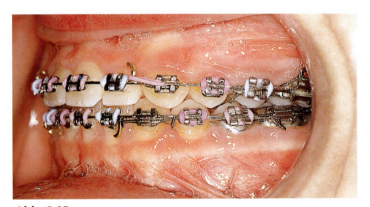

Abb. 6.93

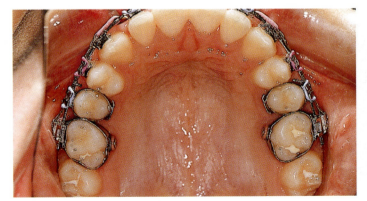

Abb. 6.95

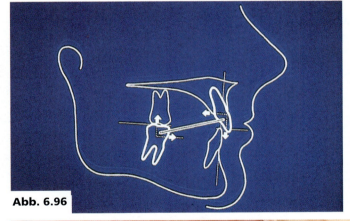

Abb. 6.96

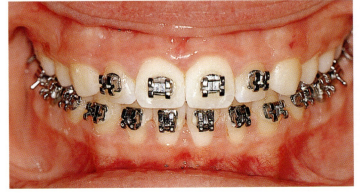

Abb. 6.98

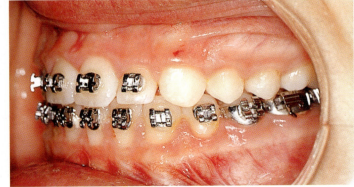

Abb. 6.99

6 • Nivellierung der Spee-Kurve und Einstellen des vertikalen Überbisses

Die Apparatur wurde entfernt. Die aktive Behandlungszeit betrug 23 Monate.

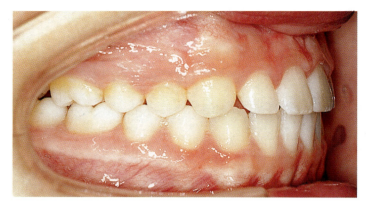

Abb. 6.100

Es folgten die üblichen Verfahren zur Retention. Die Röntgenaufnahmen zeigten, dass für die sich entwickelnden dritten Molaren genügend Platz vorhanden war.

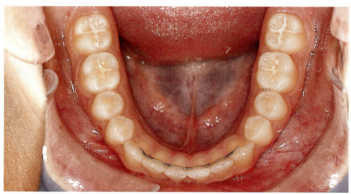

Abb. 6.103

Das Profil hat sich deutlich verbessert. Die Relation der Schneidezähne zum Profil ist in Bezug auf die vertikale Positionierung, die anterio-posteriore Stellung und die labio-linguale Achsenstellung fast ideal.

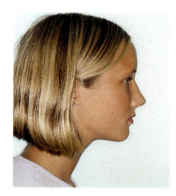

Abb. 6.106

Die Behandlung wurde durch vorteilhafte Wachstumsprozesse unterstützt, so dass der Überbiss gut eingestellt und die Behandlungsziele erreicht werden konnten.

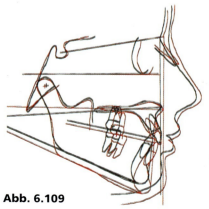

NSL im Punkt Sella

C.W. Anfangsbefund (schwarz)
C.W. Abschlussbefund (rot)

Abb. 6.109

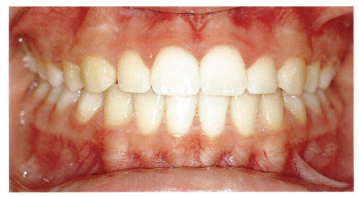
Abb. 6.101

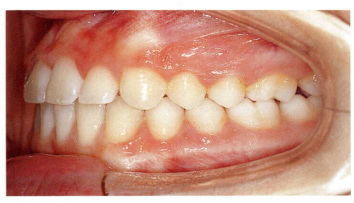
Abb. 6.102

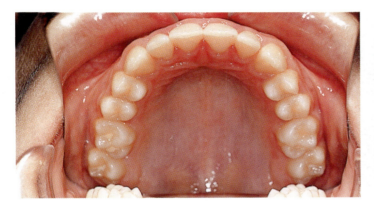
Abb. 6.104

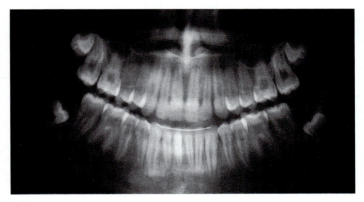
Abb. 6.105

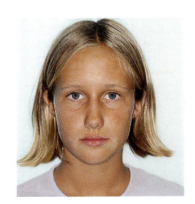
Abb. 6.107

C.W. Abschlussbefund
12 Jahre 4 Monate
27.8.1998

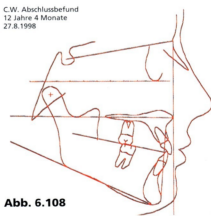

SNA ∠	75 °
SNB ∠	74 °
ANB ∠	1 °
A-N ⊥ FH	–5 mm
Pog-N ⊥ FH	–9 mm
WITS	–2 mm
GoGnSN ∠	34 °
FM ∠	25 °
ML–NL ∠	24 °
IOK-A-Pog	5 mm
IUK-A-Pog	2 mm
IOK–NL ∠	119 °
IUK–ML ∠	91 °

Abb. 6.108

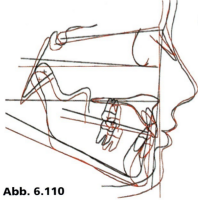

Oberkieferbasis und Gaumendach

C.W. Anfangsbefund (schwarz)
C.W. Abschlussbefund (rot)

Abb. 6.110

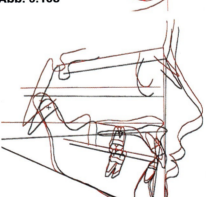

Unterkiefersymphyse und Unterkieferbasis

C.W. Anfangsbefund (schwarz)
C.W. Abschlussbefund (rot)

Abb. 6.111

KAPITEL 7

Überblick über die Behandlung von Klasse-II-Fällen

Einleitung 162

    Bedeutungsverschiebung weg von den Molaren hin zu den Schneidezähnen   162

    Das Konzept einer „idealen" Schneidezahnposition bei der Behandlungsplanung   162

    Die geplante Schneidezahnposition (PIP)   162

    Die Grenzen der Kieferorthopädie   163

    Die Entscheidung zur operativen Behandlung eines Klasse-II-Falls   163

    Identifizierung schwerer Klasse-II-Fälle   164

Die vier Phasen der Behandlungsplanung 166

    Bestimmung einer PIP für die oberen Schneidezähne   166

    Die unteren Schneidezähne   166

    Die restlichen unteren Zähne   167

    Die restlichen oberen Zähne   167

Komponenten der PIP bei der Behandlung von Klasse-II-Fällen 168

    Die antero-posteriore Komponente   168

    Der Torque   169

    Die vertikale Komponente   169

Bewegung der oberen Schneidezähne bei Klasse-II-Fällen 170

    Vorverlagerung der oberen Schneidezähne   170

    Rückverlagerung der oberen Schneidezähne bei frontaler Lückenstellung   172

    Rückverlagerung der oberen Schneidezähne nach Prämolarenextraktionen im Oberkiefer   173

    Rückverlagerung der oberen Schneidezähne bei Nichtextraktionsfällen ohne Lücken   173

    Einstellung des oberen Schneidezahntorques   174

    Vertikale Ausrichtung der Schneidezähne   177

Positionierung der unteren Schneidezähne bei Klasse-II-Fällen 178

    Korrektur der antero-posterioren Position der unteren Schneidezähne   178

    Bewegung der unteren Schneidezähne im Alveolarknochen   179

    Vorteilhafte Veränderungen der Länge oder der Lage des Unterkiefers   180

    Unterkieferwachstum   180

    Beeinflussung der Unterkieferposition mit funktionskieferorthopädischen Apparaten?   181

    Günstige Veränderung der Kondylenposition   181

    Kieferorthopädische Beeinflussung der Vertikalentwicklung des Oberkiefers?   181

    Ungünstige Kondylenveränderungen, durch die der Unterkiefer verkürzt wird   182

    Ungünstige Veränderung der Kondylenposition   183

Fallbeispiel LJ. Ein Erwachsener mit Klasse II und Tiefbiss, bei dem die oberen ersten Prämolaren sowie alle dritten Molaren entfernt wurden 184

Fallbeispiel TC. Ein Nichtextraktionsfall mit skelettaler Klasse I und leichter dentaler Klasse II 192

Fallbeispiel TS. Ein Nichtextraktionsfall mit Klasse II/1, der mit einer Twin-Block-Apparatur behandelt wurde 198

Fallbeispiel DO. Ein Erwachsener mit Klasse II/2, bei dem Molaren extrahiert werden mussten 206

EINLEITUNG

Die Behandlung von Klasse-II-Fällen ist ein sehr umfangreiches Thema. Da eine detaillierte Darstellung den Umfang dieses Buches sprengen würde, soll in diesem Kapitel nur ein Überblick mit den wichtigsten Aspekten zu Diagnose, Behandlungsplanung und Behandlungsmechanik gegeben werden.

Bedeutungsverschiebung weg von den Molaren hin zu den Schneidezähnen

Als Angle Ende der 1920er Jahre seine Klassifikation einführte, konzentrierte sich die Kieferorthopädie vor allem auf die Beziehung der Molaren, die in Klasse I, Klasse II oder Klasse III unterteilt wurde. Eine Dehnung ohne Extraktionen galt allgemein als Methode der Wahl. In den 1940er Jahren rückte Tweed[1] die unteren Inzisivi ins Zentrum des Interesses, und es wurde häufiger extrahiert. Damit wurde offensichtlich die Konsequenz aus den Unzulänglichkeiten der viel zu häufigen Nichtextraktionsbehandlungen gezogen. Die Konzentration auf die unteren, nur ganz am Rande auch auf die oberen Schneidezähne hing allerdings auch damit zusammen, dass es damals keine chirurgischen Korrekturmöglichkeiten gab und funktionskieferorthopädische Geräte das Aussehen des Gesichts nicht verbessern konnten. Der Kieferorthopäde konnte nichts anderes tun, als eine stabile Position für die unteren Inzisivi festzulegen und dann die oberen Schneidezähne an sie heranzuführen.

Bei vielen Klasse-I-Fällen reicht es aus, wenn nur die Zähne begradigt werden. Dabei wird die Position der Frontzähne im Gesicht akzeptiert. Dies ist eine lediglich „begradigende" Orthodontie, die mit dem vorprogrammierten Bracketsystem sehr einfach durchgeführt werden kann.

Bei den meisten kieferorthopädischen Fällen muss jedoch die Relation der Frontzähne verändert werden – und solche Verfahren, bei denen nicht nur die Zähne ausgerichtet, sondern das Gebiss anders positioniert werden muss, sind meist recht anspruchsvoll. Daher muss die Behandlung zum Beispiel bei allen Malokklusionen mit einer Klasse-II- oder Klasse-III-Schneidezahnbeziehung sorgfältig geplant und dann eine entsprechende Mechanik verwendet werden, damit nicht nur die Zahnstellung stimmt, sondern auch das Gebiss gut im Gesicht positioniert ist, damit das ästhetische Ergebnis optimal ist.

Das Konzept einer „idealen" Schneidezahnposition bei der Behandlungsplanung

Dank verbesserter Techniken geht man bei der kieferorthopädischen und der kieferchirurgischen Behandlung immer mehr von den oberen Inzisivi aus. Heute ist es möglich, die Behandlungsplanung an der Position der oberen Schneidezähne auszurichten, statt von den Molaren oder den unteren Schneidezähnen auszugehen. Zu Beginn der Behandlungsplanung legt man eine „Ideal"-position der oberen Inzisivi fest. In vielen Fällen kann dann die entsprechende Mechanik so ausgelegt werden, dass diese Position erreicht und anschließend alle anderen Zähne daran angepasst werden. In anderen Fällen lässt sich die „ideale" Schneidezahnposition nicht verwirklichen; dann muss man sich mit einer weniger idealen, aber immer noch akzeptablen Schneidezahnposition als Grundlage für die Behandlungsplanung begnügen.

Die geplante Schneidezahnposition („Planned Incisor Position", PIP)

Die geplante Schneidezahnposition (PIP) ist definiert als:

Die Position, die die oberen Schneidezähne am Ende der Behandlung haben sollten.

Wenn sie ein realistisches Behandlungsziel ist, kann sie zur PIP werden. In anderen Fällen lässt sie sich vielleicht aus verschiedenen Gründen nicht verwirklichen. Dann muss man sie entsprechend der Faktoren abändern, die ihre Verwirklichung behindern; vielleicht arbeitet der Patient nicht ausreichend mit oder es ist nicht mehr genügend Wachstumspotential vorhanden. Dann muss man mit einer PIP arbeiten, die zwar nicht ideal, aber für diesen Fall akzeptabel ist.

Die Grenzen der Kieferorthopädie

Gelegentlich stößt man bei der Behandlungsplanung an Grenzen. So kann man etwa ein skelettales Missverhältnis möglicherweise nicht ausschließlich kieferorthopädisch korrigieren. Es ist wichtig, solche Fälle zu erkennen und eine kieferorthopädisch-kieferchirurgische Kombinationstherapie in Erwägung zu ziehen, um eine annehmbare PIP zu erreichen. Das ist in der Regel besser, als nur die kieferorthopädischen Möglichkeiten zu berücksichtigen. Sonst verändert sich das Gesicht unter Umständen unvorteilhaft, wegen einer nicht akzeptablen Schneidezahnposition, als Folge des Versuchs, lediglich „den Biss zu verbessern".

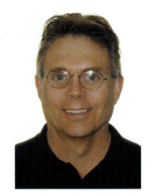

Dr. G. William Arnett

Die Entscheidung zur operativen Behandlung eines Klasse-II-Falls

Arnett et al[2,3,4] haben die kephalometrische Weichgewebsanalyse (soft tissue cephalometric analysis, STCA) entwickelt, um Kieferorthopäden und Kieferchirurgen die Behandlungsplanung zu erleichtern. Die Analyse geht bei einer natürlichen Kopfhaltung (natural head posture) von einer wahren Senkrechten (True vertical line, TVL) durch Subnasale aus. Anhand dieser Linie kann man eine vorteilhafte oder nachteilige Profilveränderung – beispielsweise nach einer Reduktion der sagittalen Stufe – in Zahlen ausdrücken. Sie spielt daher eine noch ausbaufähige wichtige Rolle bei wissenschaftlichen Untersuchungen und Analysen von Behandlungsergebnissen. Die STCA enthält zahlreiche Normwerte für das Profil und für harmonische Gesichtsproportionen, von denen allerdings für die Beispiele auf den folgenden Seiten nur sieben berücksichtigt wurden (Abb. 7.1); alle anderen wurden außer Acht gelassen, damit die Darstellungen übersichtlich bleiben. Außerdem gehen wir in den Beispielen davon aus, dass das Gesichtsprofil im oberen und mittleren Drittel annähernd ideal ist und die oberen Schneidezähne gut positioniert sind.

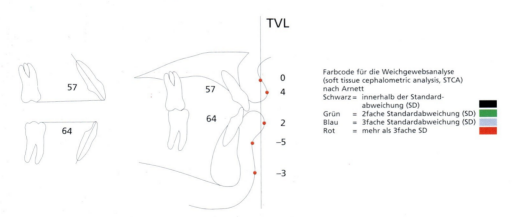

Abb. 7.1: Hier wurden nur sieben Messwerte aus der STCA berücksichtigt. Bei den oberen Inzisivi wird die Achsenneigung zur maxillären, bei den unteren zur mandibulären Okklusionsebene angegeben. In dieser Skizze wurden folgende Punkte auf die TVL bezogen: Weichteil-A-Punkt, obere Lippe vorne, untere Lippe vorne, Weichteil-B-Punkt und Weichteil-Pogonion. Die schwarzen Zahlen liegen innerhalb einer Standardabweichung von der Norm.

Identifizierung schwerer Klasse-II-Fälle

Bei den meisten Patienten mit Klasse I oder leichter skelettaler Klasse II können die Kieferorthopäden zuversichtlich sein, ein gutes Ergebnis zu erzielen. Dafür müssen sie allerdings erkennen, bei welchen Klasse-II-Fällen eine ausgeprägtere skelettale Diskrepanz vorliegt, so dass eine kombiniert kieferorthopädisch-kieferchirurgische Therapie in Erwägung gezogen werden muss (Abb. 7.2). Diese Fälle sollten nicht ausschließlich kieferorthopädisch behandelt werden – es sei denn, man hat gute Gründe zu der Annahme, dass man mit funktionskieferorthopädischen Geräten noch eine positive skelettale Veränderung bei einem Heranwachsenden erreichen kann.

Die folgenden theoretischen Situationen A, B und C einer Klasse-II/1-Behandlung weisen auf einige potenzielle Probleme hin.

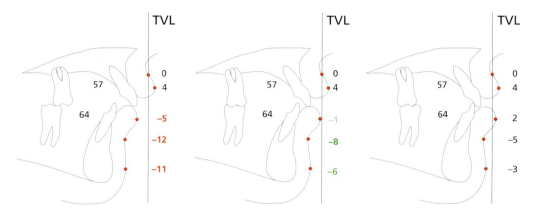

Abb. 7.2: Die verschiedenen Farben der Arnett-Analyse tragen dazu bei, die Bereiche und das Ausmaß der Diskrepanzen deutlich zu machen. Das rechte Beispiel entspricht der Norm. Das mittlere zeigt eine moderate Klasse-II/1-Malokklusion, die sich wahrscheinlich rein kieferorthopädisch korrigieren lässt. Links liegt offensichtlich ein schwerer Fall vor, der kieferorthopädisch und kieferchirurgisch begutachtet und nicht ausschließlich kieferorthopädisch therapiert werden sollte, falls es sich nicht um einen Heranwachsenden handelt, bei dem man noch mit funktionskieferorthopädischen Geräten bedeutende skelettale Veränderungen herbeiführen kann (Fallbeispiel TS, S. 198–205).

Beispiel A: Kieferorthopädische Kompensation einer leichten Klasse II

Bei nur leicht ausgeprägter skelettaler Diskrepanz der Klasse II, kann man sich für ein rein kieferorthopädisches Vorgehen entscheiden. Dabei kaschiert der Kieferorthopäde die skelettale Anomalie lediglich durch eine dentale Kompensation: Die Schneidezähne werden im Oberkiefer leicht retrokliniert und/oder im Unterkiefer prokliniert. Das erfordert eine gute Mitarbeit des Patienten, der Klasse-II-Gummizüge und/oder einen Headgear tragen muss. Die Behandlung sollte dental zu einem guten und fazial zu einem akzeptablen Ergebnis führen (Abb. 7.3).

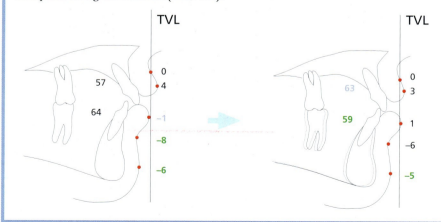

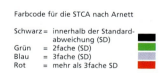

Farbcode für die STCA nach Arnett

Schwarz = innerhalb der Standardabweichung (SD)
Grün = 2fache (SD)
Blau = 3fache (SD)
Rot = mehr als 3fache SD

Abb. 7.3: Dieser theoretische Fall konnte durch eine dentale Kompensation gut korrigiert werden, was zusätzlich noch durch ein geringfügiges Wachstum unterstützt wurde. Auf diese Weise kann man viele Heranwachsende mit einer leichten Klasse II erfolgreich behandeln.

Beispiel B: Versuchte kieferorthopädische Kompensation einer stärker ausgeprägten skelettalen Klasse II

Bei einer mittelschweren bis schweren skelettalen Diskrepanz der Klasse II ist es riskant, ausschließlich an eine kieferorthopädische Behandlung zu denken. Wenn man versucht, diese Diskrepanz dental zu kaschieren, indem man nur den Biss korrigiert, werden die oberen Schneidezähne wahrscheinlich zu weit zurückgezogen, und das Gesichtsprofil dürfte sich äußerst unvorteilhaft entwickeln (Abb. 7.4). Außerdem kommen die oberen und unteren Inzisivi dadurch in eine Position, in der für einen möglichen späteren kieferchirurgischen Eingriff wenig Erfolgsaussichten bestehen. Dann muss noch einmal kieferorthopädisch behandelt werden, um die Frontzähne wieder in ihre alte Stellung zu bringen, damit die chirurgische Behandlung möglichst viel Erfolg hat.

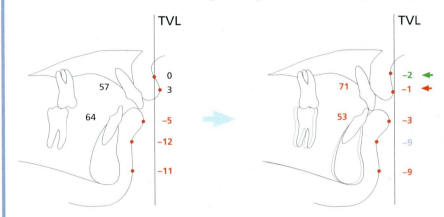

Abb. 7.4: Beispiel B zeigt den Versuch, einen schweren Klasse-II-Fall ausschließlich kieferorthopädisch zu korrigieren. Das Gesichtsprofil hat sich dadurch nachteilig verändert. Man erkennt das im rechten Bild klar an den erhöhten Werten der roten Zahlen. Die Oberlippe ist steiler und in der Konvexität flacher geworden; dieses „orthodontische Aussehen" ist in der Vergangenheit stark kritisiert worden. Anhand der STCA kann man den Fehler deutlich erkennen.

Beispiel C: Eine Kombination aus kieferorthopädischer und kieferchirurgischer Korrektur einer schweren Klasse-II/1-Malokklusion

Die Patienten scheuen verständlicherweise vor einem kieferchirurgischen Eingriff zurück. Wenn das Wachstum abgeschlossen ist, ist ein solcher Eingriff jedoch in vielen schweren Fällen in dentaler und fazialer Hinsicht die beste Lösung (Abb. 7.5). Wenn man eine operative Vorverlagerung des Unterkiefers als notwendig erachtet, wird der Chirurg den Eingriff unter Umständen bis zum 16. Lebensjahr oder darüber hinaus verschieben, damit sich die Kiefergelenke weit genug entwickeln und die neue Position des Unterkiefers halten können.

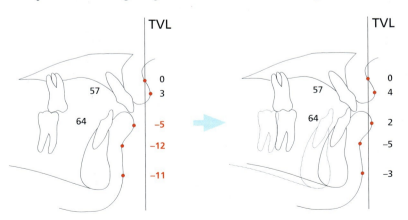

Abb. 7.5: Links sieht man die gleiche theoretische Ausgangssituation wie in B, doch wurde hier das Problem durch eine kieferorthopädisch-kieferchirurgische Kombinationstherapie gelöst. Die vorteilhafte Veränderung des Gesichtsprofils kann man an den schwarzen Zahlen in der rechten Zeichnung ablesen. Obwohl die Patienten vor einem chirurgischen Eingriff zurückschrecken, ist das bei schweren Fällen in dentaler und fazialer Hinsicht oft die beste Lösung. Darüber sollte man die Patienten informieren.

DIE VIER PHASEN DER BEHANDLUNGSPLANUNG

Die Therapieplanung muss in vier Phasen erfolgen:

Phase 1: Bestimmung einer PIP für die oberen Schneidezähne

Welcher Torque, welche antero-posteriore Position und vertikale Ausrichtung ist für die oberen Schneidezähne im Gesicht optimal? Kann man die oberen Schneidezähne in eine ideale Position bringen? Falls das nicht möglich ist, kann wenigstens eine akzeptable Position der Inzisivi durch rein kieferorthopädische Maßnahmen erreicht werden, oder muss ein operativer Eingriff am Oberkiefer in Betracht gezogen werden? Auf diese Weise kommt man für den jeweiligen Fall zu einer PIP.

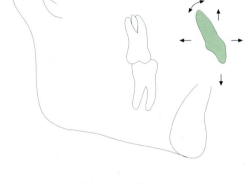

Abb. 7.6: Zu Beginn der Behandlungsplanung muss man für die oberen Schneidezähne eine „geplante Schneidezahnposition" oder PIP festlegen. Bei manchen Fällen ist diese Idealposition ein realistisches Behandlungsziel, das man als PIP verwenden kann. In anderen Fällen wird man statt der idealen eine für diesen Fall akzeptable PIP nehmen müssen.

Phase 2: Die unteren Schneidezähne

Kann man die unteren Schneidezähne in eine gute Relation zur PIP der oberen Schneidezähne bringen? Kann diese Position der unteren Inzisivi ausschließlich mit kieferorthopädischen Mitteln herbeigeführt werden? Falls nicht, muss man die PIP der oberen Schneidezähne abändern (was unter Umständen nicht möglich ist), ein Behandlungsziel mit einer weniger idealen Schneidezahnbeziehung akzeptieren oder einen chirurgischen Eingriff am Unterkiefer in Betracht ziehen.

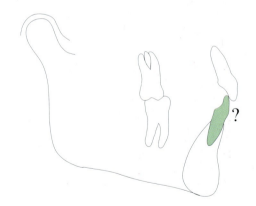

Abb. 7.7: In der zweiten Planungsphase geht es um das Problem, wie man die unteren Inzisivi in eine gute Relation zur PIP der oberen Schneidezähne bringen kann. Geht dies nicht ausschließlich mit kieferorthopädische Maßnahmen, muss man die PIP der oberen Inzisivi entsprechend abändern oder möglicherweise einen chirurgischen Eingriff am Unterkiefer durchführen.

Phase 3: Die restlichen unteren Zähne

Welche Positionen sollen die restlichen unteren Zähne einnehmen, damit sie zu der geplanten Stellung der unteren Schneidezähne passen? Was macht man mit Lücken im Unterkiefer? Müssen Zähne gezogen werden, um einen unteren Engstand aufzulösen? Mithilfe des dentalen VTO (S. 227) kann man eine korrekte Entscheidung bezüglich eventueller Extraktionen fällen. Als primäre Faktoren gelten Engstand, Spee-Kurve und Mittellinien. Sekundäre Faktoren sind Expansion, Distalisierung von Molaren, approximale Schmelzreduktion und E-Space. Unterschiedlich ist auch die Meinung des Kieferorthopäden, wie groß die Expansion sein darf und bis wie viel Grad eine Proklination der unteren Schneidezähne noch akzeptabel ist.

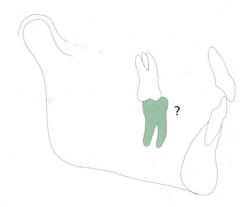

Abb. 7.8: In der dritten Planungsphase geht es darum, ob im unteren Zahnbogen ein Engstand vorliegt, Lücken vorhanden sind und Zähne extrahiert werden sollen. Welche Positionen sollen die übrigen Zähne einnehmen, damit sie zu der für die unteren Inzisivi vorgesehenen Position passen? Muss extrahiert werden?

Phase 4: Die restlichen oberen Zähne

Welche Stellung sollten die restlichen Zähne im Oberkiefer haben, damit sie zur PIP der oberen Schneidezähne passen? Was macht man mit einem oberen Engstand oder Lücken? Welche Behandlungsmechanik ist erforderlich, um die oberen Molaren und Prämolaren korrekt einzustellen? Mit dem dentalen VTO kann man herausfinden, wohin die oberen Eckzähne und Molaren bewegt werden müssen.

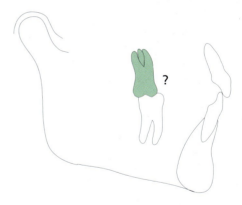

Abb. 7.9: Zum Abschluss des Planungsprozesses muss entschieden werden, welche Position die übrigen Zähne im Oberkiefer erhalten sollen. Wie soll man mit einem Engstand oder Lücken umgehen und welche Behandlungsmechanik benötigt man dafür?

KOMPONENTEN DER PIP BEI DER BEHANDLUNG VON KLASSE-II-FÄLLEN

Aus der zum Behandlungsziel erklärten PIP ergibt sich, wie die oberen Schneidezähne antero-posterior, vertikal und hinsichtlich ihres Torques eingestellt werden müssen. Jeder Kieferorthopäde wird seine eigene Ansicht haben über die speziellen Behandlungsziele hinsichtlich der Stellung der oberen Schneidezähne im jeweiligen Fall, während man über die ungefähren Anforderungen an die Behandlung sicher zu einem prinzipiellen Konsens kommt. Es würde den Umfang dieses Buches sprengen, die anzustrebenden Ziele ausführlich zu erörtern. Im Folgenden können daher nur allgemeine Hinweise gegeben werden, die von den herkömmlichen kephalometrischen Werten und der Arnett-Analyse[2–4] ausgehen.

Die antero-posteriore Komponente

Traditionell orientierte man sich bei der antero-posterioren Position der oberen Schneidezähne an der A-Pog-Linie; der kephalometrische Wert betrug dabei +6 mm (Abb. 7.10). Bei der Arnett-Analyse, die die Stellung der oberen Schneidezähne auf die TVL (IOK–TVL) bezieht, wird der Abstand von der Spitze des oberen Inzisivus zur TVL gemessen. Bei Männern liegt der Idealwert bei –12 mm, bei Frauen bei –9 mm (Abb. 7.11).

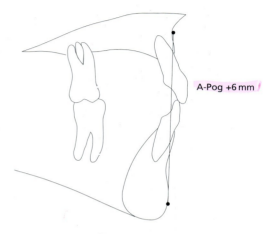

Abb. 7.10: Bei der herkömmlichen Behandlungsplanung war es üblich üblich, die Position der oberen Schneidezähne auf die A-Pog-Linie zu beziehen und bei den Normwerten nicht zwischen Männern und Frauen zu unterscheiden.

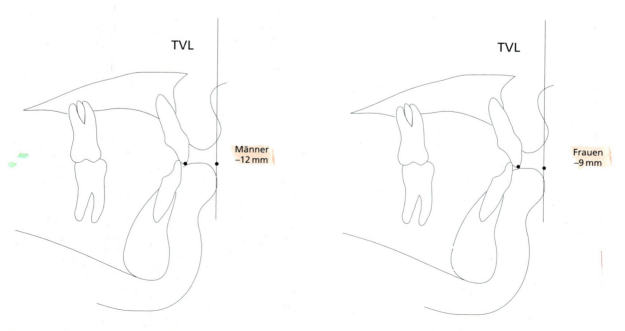

Abb. 7.11: Die Arnett-Analyse orientiert sich für die Position der oberen Schneidezähne an der TVL und erfordert unterschiedliche Normwerte für Männer und Frauen.

Der Torque

Der Torque der oberen Inzisivi wurde üblicherweise auf die Oberkieferbasis bezogen; das Ziel war ein kephalometrischer Wert zwischen 110° und 115° (Abb. 7.12). Bei der Arnett-Analyse wird der Torque der oberen Schneidezähne in Bezug auf die Okklusionsebene des Oberkiefers gemessen, und der Torque der unteren Schneidezähne bezieht sich auf die Okklusionsebene des Unterkiefers. Der ideale Torque der oberen mittleren Schneidezähne von Männern ist ein Winkel von 58°, bei Frauen von 57° (Abb. 7.13). Mehr Informationen zum Torque der oberen Schneidezähne findet man auf den Seiten 174–176.

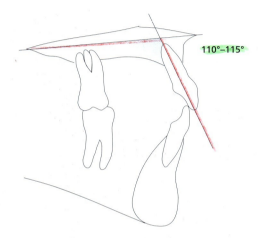

Abb. 7.12: Bei der kieferorthopädischen Behandlungsplanung wurde der Torque der oberen Inzisivi bisher auf die Oberkieferbasis bezogen.

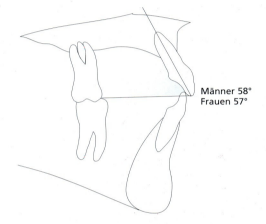

Abb. 7.13: Die Arnett-Analyse orientiert sich beim Torque der oberen Schneidezähne an der Okklusionsebene des Oberkiefers; die Werte für Männer und Frauen differieren leicht.

Die vertikale Komponente

Die Arnett-Analyse liefert präzise Angaben zur vertikalen Ausrichtung der oberen Schneidezähne: Der Overbite sollte 3 mm betragen, bei Männern sollten von den oberen Schneidezähnen bei entspannter Oberlippenhaltung 4 mm, bei Frauen 5 mm zu sehen sein (Abb. 7.14).

Bei der kieferorthopädischen Kephalometrie fehlen eindeutige Vorgaben für die vertikale Ausrichtung der oberen Inzisivi. Ein Kennzeichen von Klasse-II/2-Malokklusionen ist die hohe Lippenlinie; außerdem ist man sich allgemein einig, dass die oberen Schneidezähne in solchen Fällen prokliniert und intrudiert werden müssen, um die Stabilität zu erhöhen.

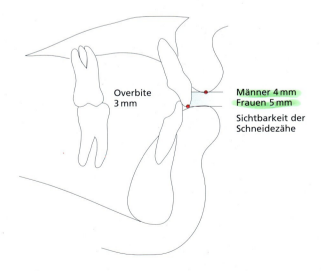

Abb. 7.14: Bei der herkömmlichen kieferorthopädischen Analyse fehlen klare Vorgaben für die vertikale Ausrichtung der oberen Schneidezähne. Die Arnett-Analyse gibt dagegen genau an, wie viel Overbite ideal ist und wie viel von den Inzisivi bei entspannter Oberlippenhaltung zu sehen sein sollte.

BEWEGUNG DER OBEREN SCHNEIDEZÄHNE BEI KLASSE-II-FÄLLEN

Entsprechend den Vorgaben der jeweiligen PIP müssen die oberen Schneidezähne durch eine kontrollierte Bewegung in diese Position gebracht werden. Bei der Planung der dazu erforderlichen Behandlungsmechanik ist es ratsam, den oberen Zahnbogen isoliert zu betrachten und erst die oberen und dann die unteren Inzisivi zu korrigieren. Dann kann man die Behandlungsmechanik übersichtlich und systematisch gestalten.

Sollen Zähne im oberen Zahnbogen mit einer Klasse-II-Mechanik bewegt werden, kann der untere Bogen für die Verankerung wichtig sein. Darüber hinaus muss der Überbiss richtig eingestellt werden (Kapitel 6), damit die unteren Schneidezähne nicht die Bewegung der oberen behindern. Doch von diesen Überlegungen abgesehen, kann und soll man den unteren Bogen erst einmal außer Acht lassen, wenn man die Bewegungen der oberen Schneidezähne plant.

Auf den folgenden Seiten werden typische Behandlungssituationen erörtert, wobei für jede Bewegung ausführlich die entsprechende MBT™-Behandlungsmechanik erläutert wird:

- Vorverlagerung der oberen Schneidezähne
- Rückverlagerung der oberen Schneidezähne bei Fällen mit Lücken in der Front
- Rückverlagerung der oberen Schneidezähne nach Prämolarenextraktionen im Oberkiefer
- Rückverlagerung der oberen Schneidezähne bei Nichtextraktionsfällen ohne Lücken

Vorverlagerung der oberen Schneidezähne

Beim typischen Gesichtsprofil von Klasse-II/2-Fällen stehen die oberen Inzisivi in Bezug zum Gesicht zu weit hinten. Für den modernen kieferorthopädischen Ansatz, bei dem die Relation der Schneidezähne zum Gesicht eine wichtige Rolle spielt, ist die Klasse-II-Molarenbeziehung, deren Bedeutung Angle besonders betont hat, zweitrangig. Bei der Nivellierung und Ausrichtung bewegen sich die oberen Schneidezähne nach vorne, so dass sie sich der PIP annähern; dadurch entspricht der Klasse-II/2-Fall nun einer Angle-Klasse II/1. Bei Jugendlichen kann diese mit den üblichen kieferorthopädischen Maßnahmen korrigiert werden, für manche erwachsenen Patienten ist allerdings ein chirurgischer Eingriff am Unterkiefer erforderlich.

Die Stellungsänderung der oberen Inzisivi wird vor allem durch eine Bewegung der Zähne korrigiert. Kephalometrisch beschreibt man die sagittale Position des Oberkiefers in der Regel durch den SNA-Winkel. Der A-Punkt ist jedoch nicht leicht zu ermitteln und verändert sich häufig mit, wenn bei der Nivellierung einer Klasse II/2 die Wurzeln der oberen Schneidezähne bewegt werden (Fallbeispiel DO, S. 212). Das erweckt mitunter fälschlicherweise den Eindruck, eine Vorverlagerung des Oberkiefers hätte zur verbesserten antero-posterioren Stellung der oberen Schneidezähne beigetragen. Außerdem ergibt sich durch den veränderten A-Punkt für das entstandene Klasse-II/1-Muster oft eine größere Diskrepanz der skelettalen Basen als bei der ursprünglich vorhandenen Klasse-II/2-Malokklusion.

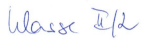

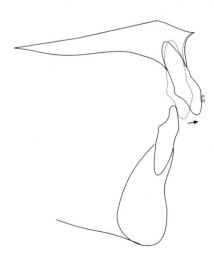

Abb. 7.15: Es ist schwierig, den A-Punkt genau zu bestimmen. Er wandert oft mit, wenn die Wurzeln der oberen Schneidezähne bei der Ausrichtung von Klasse-II/2-Fällen ihre Position ändern.

Für die ersten Behandlungsstadien von Klasse-II/2-Fällen gibt es in der Praxis zwei Verfahren:

1. Man beginnt die Behandlung zunächst im oberen Bogen. Die unteren Zähne werden vorerst noch nicht in die Apparatur einbezogen – eventuell bebändert man lediglich die unteren Molaren (Abb. 7.16a). Wenn man im oberen Bogen soweit ist, dass der Arbeitsbogen aus Vierkantstahldraht eingegliedert werden kann, setzt man auch im Unterkiefer Brackets und beginnt dort mit der Nivellierung.

2. Von Anfang an werden oben und unten festsitzende Apparaturen eingegliedert. In den ersten Monaten trägt der Patient im Oberkiefer eine Aufbissplatte aus Kunststoff (Abb. 7.16b), damit sich sein Biss öffnet und die unteren Brackets nicht beschädigt werden (Fallbeispiel DO, S. 209). Wenn der obere Bogen nivelliert wird, sitzt die herausnehmbare Aufbissplatte nach und nach immer schlechter; sobald sie ihren Zweck erfüllt hat, kann man auf sie verzichten.

Bei der Nivellierung und Ausrichtung im oberen Zahnbogen wird die normale Drahtabfolge durchlaufen. Für die ersten Bögen benutzt man in der Regel Twistflexdrähte; vorne müssen nämlich oft Stufen in den Draht eingebogen werden, damit auf die Inzisivi nicht gleich zu starke Kräfte einwirken. Der obere Zahnbogen verlängert sich in den ersten Monaten; daher sollten Bendbacks einen Abstand von 1 mm zu den letzten Molarentubes haben (Abb. 7.16c). Welche Veränderungen zu Beginn typisch sind, zeigt das Fallbeispiel DO auf den Seiten 208 bis 209.

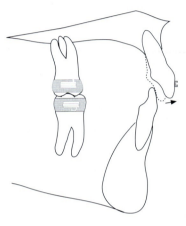

Abb. 7.16a: Die Behandlung von Klasse-II/2-Fällen beginnt zunächst nur im oberen Bogen.

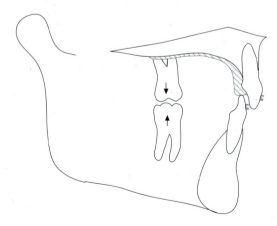

Abb. 7.16b: In den ersten Monaten einer Klasse-II/2-Korrektur kann aber auch zunächst eine obere Aufbissplatte aus Kunststoff getragen werden. (Alternative Methoden für die Einstellung eines Überbisses werden in Kapitel 6, S. 134 erläutert.)

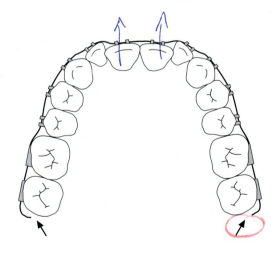

Abb. 7.16c: Bendbacks sollten bei der Nivellierung und Ausrichtung einen Abstand von 1 mm zu den letzten Molarentubes haben, damit der Zahnbogen länger werden kann.

Rückverlagerung der oberen Schneidezähne bei frontaler Lückenstellung

Bei einigen Gesichtern von Klasse-II/1-Fällen stehen die oberen Schneidezähne eindeutig zu weit vor. Wenn dies mit einer frontalen Lückenstellung verbunden ist, wendet man ein relativ gängiges Verfahren an: Man fasst die oberen Inzisivi zusammen und zieht sie nach hinten in den verfügbaren Platz hinein. (Etwa so, wie man Murmeln auf einem Tischtuch mithilfe eines Seils einsammelt!)

Man arbeitet mit einer Gleitmechanik und einem normalen Arbeitsbogen aus Vierkantstahldraht. Aktive Tiebacks sorgen für die erforderliche Retraktion und den Lückenschluss, manchmal kommt zur Verstärkung vorne noch eine leichte viergliedrige, elastische Kette dazu. Es ist wichtig, dass der untere Bogen bereits gut nivelliert ist. Eventuell muss die Verankerung durch einen Transpalatinalbogen, einen Headgear für die Nacht, oder durch Klasse-II-Gummizüge unterstützt werden. Eine typische Behandlungsmechanik sieht man in den Schemata der Abbildung 7.17 und 7.18 sowie bei Fallbeispiel DO auf Seite 209.

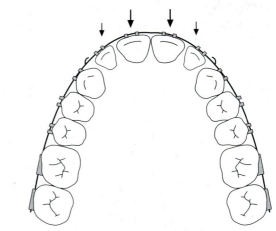

Abb. 7.17

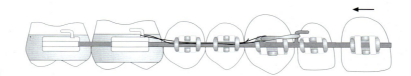

Abb. 7.18

Abb. 7.17 und **7.18**: Bei einer frontalen Lückenstellung kann man die Schneidezähne mit einer Gleitmechanik über einen .019"x.025"-Vierkantstahldraht zurückziehen und die Lücken schließen. Die Haken am Bogendraht sollten in der Nähe der Brackets auf den oberen lateralen Schneidezähnen liegen, damit sie nicht auf die Eckzahnbrackets stoßen, wenn sich die Lücken schließen. Man kann die Verankerung mit einem Transpalatinalbogen, einem Headgear oder Klasse-II-Gummizüge verstärken.

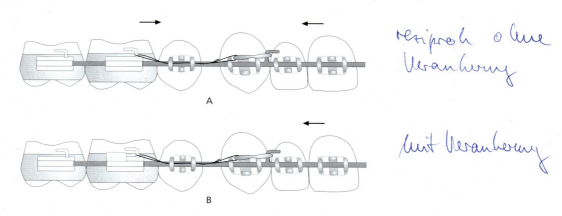

Abb. 7.19: Seitenansicht einer Gleitmechanik nach der Extraktion der ersten Prämolaren. Ohne Verankerungsmaßnahmen (A) wird die Lücke normalerweise reziprok geschlossen. Mit Verankerungsmaßnahmen (B) kann man die sechs Vorderzähne in den verfügbaren Platz zurückziehen, während die antero-posteriore Stellung der Molaren unverändert bleibt.

Rückverlagerung der oberen Schneidezähne nach Prämolarenextraktionen im Oberkiefer

Bei Klasse-II/1-Fällen sollten möglichst keine unteren Prämolaren gezogen werden, weil die unteren Inzisivi vorne stehen bleiben müssen. Daher werden bei einer Klasse-II/1-Behandlung selten vier Prämolaren entfernt. Wenn es doch sein muss, wählt man oft die oberen ersten und die unteren zweiten Prämolaren, um so die Behandlungsmechanik zu unterstützen. Nur wenige Fälle werden nach der Extraktion von zwei oberen Prämolaren in Richtung einer Klasse-II-Molarenbeziehung[5] behandelt (Fallbeispiel LJ, S. 184).

Nach der Prämolarenextraktion werden die oberen Schneidezähne mithilfe einer Gleitmechanik über einen normalen Vierkantbogen zurückgezogen; die nötige Kraft dafür liefern aktive Tiebacks. Vielleicht muss in Höhe der Inzisivi ein wenig zusätzlicher Torque in den oberen Vierkantdraht eingebogen werden; zu starke Retraktionskräfte müssen auf jeden Fall vermieden werden. Auf diese Weise bleibt der Torque der oberen Schneidezähne auch bei der Reduktion der sagittalen Stufe unter Kontrolle.

Die Verankerung muss eventuell mit einem Transpalatinalbogen, einem Headgear für die Nacht oder Klasse-II-Gummizügen (Abb. 8.12, S. 225) oder aber mit einer Kombination aus allen drei Möglichkeiten unterstützt werden. Man muss dafür sorgen, dass der untere Bogen bereits gut nivelliert wurde, damit der Überbiss möglichst gering ist und die unteren Schneidezähne nicht den Retraktionsvorgang stören. Eine typische Behandlungsmechanik ist in den Schemata der Abbildungen 7.19 und 7.20 sowie bei Fallbeispiel LJ auf Seite 184 dargestellt.

Rückverlagerung der oberen Schneidezähne bei Nichtextraktionsfällen ohne Lücken

Bei einigen Klasse-II/1-Fällen wird man sich unter Umständen dafür entscheiden, ganz auf Extraktionen zu verzichten. Dann müssen die oberen Seitenzahnsegmente nach distal bewegt werden, damit anschließend die oberen Inzisivi in Richtung ihrer PIP retrahiert werden können. Wenn dafür nicht mehr als 1 bis 3 mm erforderlich sind, lässt sich das Problem größtenteils durch eine Rotation des ersten Molaren lösen (Abb. 7.21). Auch ein Headgear und ein Sliding jig sind in dieser Situation eine große Hilfe. Benötigt man jedoch 3 mm Platz oder mehr, ist die Situation eine echte Herausforderung für den Patienten und den Kieferorthopäden, unabhängig von der benutzten Behandlungsmechanik.

Es bedarf einer ausgeklügelteren Behandlungsmechanik, um mit einer der vielen Vorrichtungen, die für diesen Zweck entwickelt wurden, erst die oberen Molaren und dann die Prämolaren zu distalisieren; in der Regel kommt zur Unterstützung noch ein Headgear hinzu. Es wird zwar behauptet[6], dass man die geplanten Zahnbewegungen auch regelmäßig erreichen kann; dann muss der Patient aber wirklich außerordentlich gut mitarbeiten. Eine typische Behandlungsmechanik findet man auf den Seiten 194 und 195.

Für diesen Behandlungsansatz benötigt man viel Zeit, und selbst dann ist nicht sicher, dass man die geplanten Ziele immer erreicht. Daher halten sich die Autoren in manchen Fällen nicht an das Konzept, ohne Extraktionen auszukommen, und erwägen, obere zweite Molaren zu ziehen.[7-9] Das vereinfacht die Behandlungsmechanik erheblich, und die oberen dritten Molaren haben dann in über 80% der Fälle nachweislich[10] eine gute Position, wenn sie durchbrechen (Fallbeispiel DO, S. 215). Wenn die dritten Molaren fehlen oder ungünstig stehen, entfernt man jedoch besser obere Prämolaren.

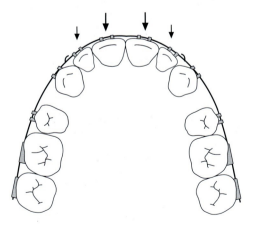

Abb. 7.20: Okklusale Ansicht einer Gleitmechanik, mit der man nach der Extraktion von Prämolaren die oberen Schneidezähne retrahiert. Wenn die Verankerung mit einem Headgear, einem Transpalatinalbogen oder Klasse-II-Gummizügen verstärkt wird, bleibt die Position der oberen Molaren gewahrt, und die sechs Vorderzähne können in den verfügbaren Platz retrahiert werden.

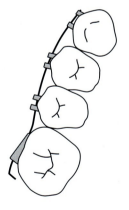 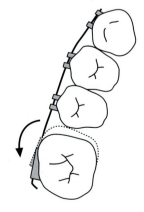

Abb. 7.21: Durch eine Rotationsbewegung der oberen ersten Molaren kann man 1 bis 3 mm Platz gewinnen, um die Seitenzähne in Richtung einer Klasse I nach distal zu bewegen. Das Bendback sollte dann 2 bis 3 mm distal des Tubes auf dem ersten Molaren sitzen, damit es die Rotationsbewegung nicht behindert.

Einstellung des oberen Schneidezahntorques

Im Juni 2000 stellte Fastlight[11] das faziale „Tetragon" vor, das aus folgenden vier Winkeln besteht:

- Oberer Schneidezahn zu Oberkieferbasis
- Unterer Schneidezahn zu Unterkieferbasis
- Interinzisalwinkel
- Oberkieferbasis zu Unterkieferbasis (Abb. 7.22).

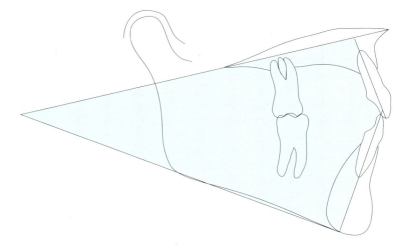

Abb. 7.22: Tetragon nach Fastlight.

Wenn man das Tetragon in zwei Hälften teilt, bilden sich zwei Dreiecke. Das obere Dreieck hat folgende Winkel:

- Oberkieferbasis zu Okklusionsebene
- Obere Schneidezähne zu Oberkieferbasis
- Untere Schneidezähne zu Okklusionsebene (Abb. 7.23)

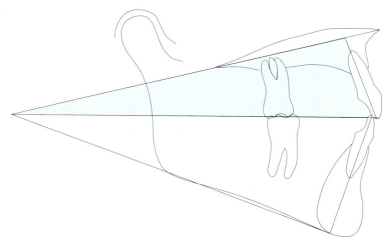

Abb. 7.23: Oberes Dreieck aus dem Tetragon nach Fastlight.

Beim unteren Dreieck unterscheidet man folgende Winkel:

- Unterkieferbasis zu Okklusionsebene
- Untere Schneidezähne zu Okklusionsebene
- Untere Schneidezähne zu Unterkieferbasis (Abb. 7.24)

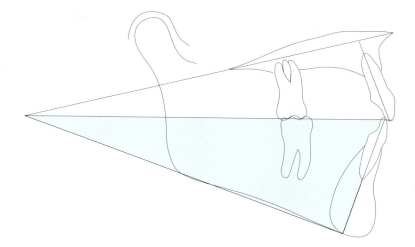

Abb. 7.24: Unteres Dreieck aus dem Tetragon nach Fastlight.

Bei einer solchen Ansicht von Zähnen und Kiefer gewinnt man neue Erkenntnisse zum Schneidezahntorque. Es wird deutlich, dass je nach dem, welches skelettale Muster vorliegt, unterschiedliche Normwerte gelten müssen (Abb. 7.25).

Klasse-I-Fälle mit großem Kieferbasiswinkel sowie Fälle mit skelettaler Klasse II oder III müssen in der Regel durch eine Veränderung des anterioren Torques kompensiert werden – es sei denn, im Rahmen der Behandlung ist ohnehin schon eine chirurgische Korrektur des skelettalen Musters geplant.

Die Kunst der Behandlungsplanung von Klasse-II-Fällen liegt darin abzuwägen, ob man lieber einen chirurgischen Eingriff vermeiden und dafür eine nachteilige Veränderung des Gesichtsprofils in Kauf nehmen will, zu der es kommen kann, wenn man kompensatorisch den Schneidezahntorque verändert. Wie weit kann man den Torque verändern, ab wann muss man operieren?

Die Achsenstellung der Inzisivi wird über das Drehmoment geändert, das der .019"×.025"-Vierkantdraht in den .022"×.028"-Bracketslots ausübt. Das MBT™ Bracketsystem ist so ausgelegt, dass weniger Biegearbeit am Draht erforderlich ist. Trotz dieses Vorteils muss der Kieferorthopäde je nach Lage des Falls doch noch gelegentlich Torque hinzufügen oder reduzieren, indem er am Vierkantstahldraht biegt (Fallbeispiel DO, S. 210).

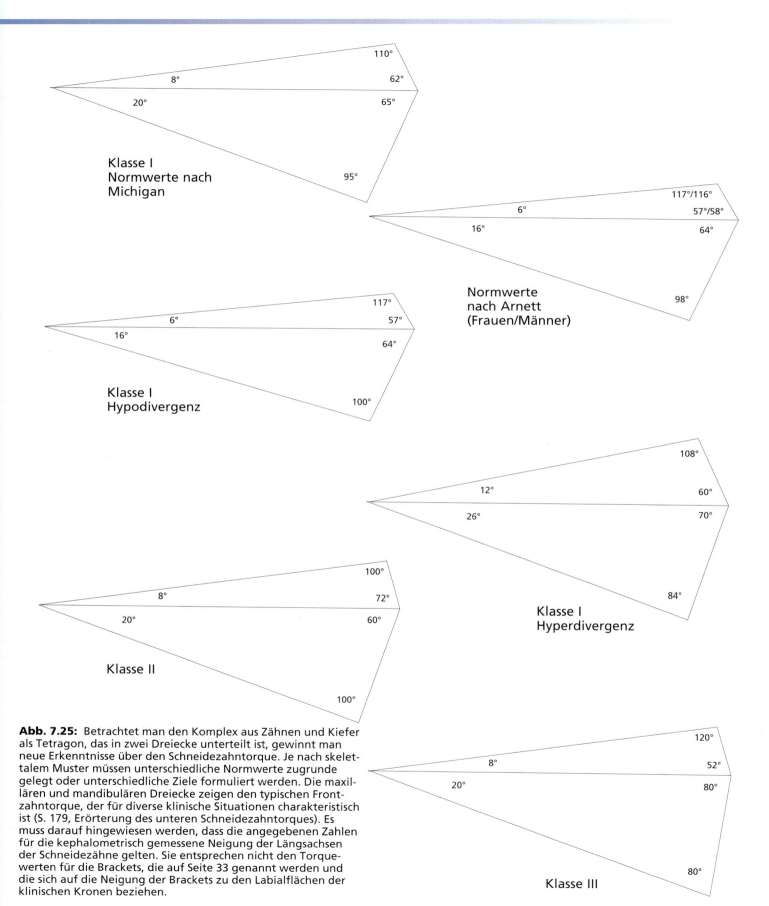

Abb. 7.25: Betrachtet man den Komplex aus Zähnen und Kiefer als Tetragon, das in zwei Dreiecke unterteilt ist, gewinnt man neue Erkenntnisse über den Schneidezahntorque. Je nach skelettalem Muster müssen unterschiedliche Normwerte zugrunde gelegt oder unterschiedliche Ziele formuliert werden. Die maxillären und mandibulären Dreiecke zeigen den typischen Frontzahntorque, der für diverse klinische Situationen charakteristisch ist (S. 179, Erörterung des unteren Schneidezahntorques). Es muss darauf hingewiesen werden, dass die angegebenen Zahlen für die kephalometrisch gemessene Neigung der Längsachsen der Schneidezähne gelten. Sie entsprechen nicht den Torquewerten für die Brackets, die auf Seite 33 genannt werden und die sich auf die Neigung der Brackets zu den Labialflächen der klinischen Kronen beziehen.

Vertikale Ausrichtung der Schneidezähne

Es gehört zum Alltag einer kieferorthopädischen Praxis, Tiefbisse zu öffnen und frontal offene Bisse zu schließen. Die entsprechende Behandlungsmechanik wurde im vorigen Kapitel erläutert. Der Kieferorthopäde sollte jedoch nicht nur die Korrektur des Überbisses vor Augen haben, sondern auch darauf achten, dass bei entspannter Oberlippe so viel von den oberen Schneidezähnen zu sehen ist, wie es Arnett vorgegeben hat. Dabei darf man allerdings nicht vergessen, dass der Chirurg mehr Möglichkeiten der Beeinflussung dieses Aspektes der Behandlung hat, als der Kieferorthopäde.

Die oberen Inzisivi werden zu Beginn einer Klasse-II/2-Behandlung erheblich intrudiert, weil im Verlauf des Nivellierungsprozesses immer stärkere Drähte eingesetzt werden. Später, wenn Vierkantstahlbögen eingesetzt wurden, werden die oberen Schneidezähne bei Klasse-II/2 und anderen Behandlungen etwas intrudiert, weil in den Bogendraht eine entsprechende Kurve eingebogen, ein J-Hook-Headgear getragen oder beides miteinander kombiniert wurde. Obere Schneidezähne werden im Verhältnis zu Lippenlinie intrudiert, wenn der Patient dazu bereit ist, einen J-Hook-Headgear zu tragen (Fallbeispiel MP, S. 146), der über spezielle angelötete Haken am oberen Vierkantstahldraht befestigt ist (Abb. 7.26, 7.27). Zur Verstärkung dieser Mechanik kann in den oberen Bogendraht noch eine 2 bis 3 mm tiefe Spee-Kurve eingebogen werden.

Auf folgende Weise kann man versuchen, die oberen Schneidezähne gegenüber der Lippenlinie zu extrudieren: Man bindet in den unteren Zahnbogen einen .019"×.025"-Vierkantstahldraht mit einer 2 bis 3 mm tiefen umgekehrten Spee-Kurve ein. Anschließend setzt man einen oberen Draht aus .014"-Rundstahl ein, in den eine 3 mm tiefe akzentuierte Spee-Kurve eingebogen wurde. Dann kann man damit rechnen, dass frontale vertikale Gummizüge (50 g) die oberen Inzisivi leicht extrudieren.

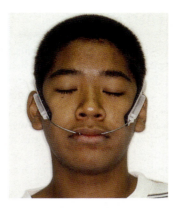

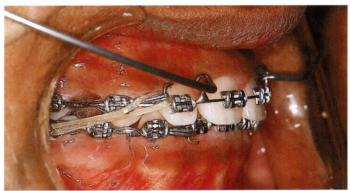

Abb. 7.26 und **7.27**: Obere Schneidezähne können relativ zur Lippenlinie intrudiert werden, wenn der Patient bereit ist, einen J-Hook-Headgear zu tragen. Die metallenen J-Haken müssen sorgfältig an die Konturen der Wangen angepasst werden.

POSITIONIERUNG DER UNTEREN SCHNEIDEZÄHNE BEI KLASSE-II-FÄLLEN

Die unteren Inzisivi sind oft schwieriger einzustellen als die oberen. Es ist eine anspruchsvolle Aufgabe, eine Behandlungsmechanik zu finden, mit der die unteren Schneidezähne gut positioniert und auf die PIP der oberen Schneidezähne abgestimmt werden können. Das Wachstum lässt sich bei Heranwachsenden selten exakt vorausbestimmen, weil Richtung und Ausmaß des Wachstums im Unterkiefer variieren. Trotzdem kann man einen logischen und systematischen Ansatz finden, mit dem man die in der zweiten Planungsphase gesetzten Ziele erreichen kann (S. 166).

Korrektur der antero-posterioren Position der unteren Schneidezähne

Am schwierigsten bei der Klasse-II-Behandlung ist es in der Regel, die unteren Inzisivi so weit nach vorne zu bewegen, dass sie zur PIP der oberen Schneidezähne passen. Dies gilt sowohl für die Klasse-II/1-Behandlung als auch für die zweite Behandlungsphase einer Klasse II/2, die sich nach der ersten Ausrichtung des oberen Zahnbogens in eine Klasse-II/1-Malokklusion gewandelt hat.

Um die antero-posteriore Position der unteren Inzisivi der Position der oberen Schneidezähne anzunähern, stehen der kieferorthopädischen Behandlungsmechanik drei Ansätze zur Verfügung:

1. Eine Bewegung der unteren Schneidezähne im Alveolarknochen (Abb. 7.28)
2. Eine Veränderung der Länge des Unterkiefers (Abb. 7.29)
3. Eine Veränderung der antero-posterioren Position des Unterkiefers durch eine Veränderung der Kondylenposition in den Gelenkgruben (Abb. 7.30).

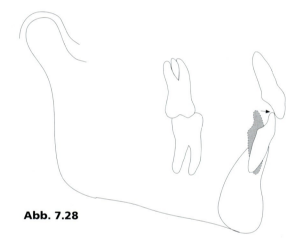

Abb. 7.28

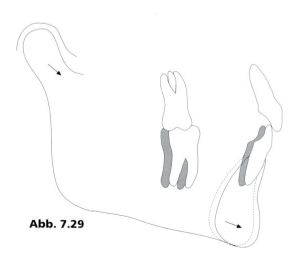

Abb. 7.29

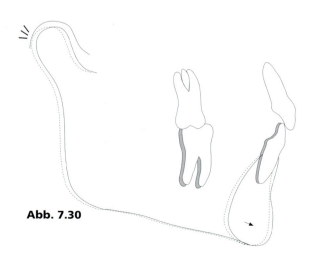

Abb. 7.30

Bewegung der unteren Schneidezähne im Alveolarknochen

Die unteren Schneidezähne haben nur einen beschränkten Bewegungsspielraum im Alveolarfortsatz. Aufgrund der anatomischen Knochenverhältnisse ist es normalerweise unmöglich, sie durch eine körperliche Bewegung nach vorne zu verlagern (Abb. 7.31). Man verändert daher hauptsächlich den Torque, um die Schneidezahnkronen weiter nach labial zu verlagern (Abb. 7.32). Als Faustregel gilt, dass die Proklination nicht einen Winkel von 100° zur Unterkieferbasis überschreiten sollte, wie man im mandibulären Dreieck der Klasse II auf Seite 176 erkennen kann. Wird diese Grenze überschritten, so riskiert man ein instabiles, ästhetisch unbefriedigendes Ergebnis oder gingivale Probleme.

Die unteren Inzisivi müssen bei Klasse-II/2-Fällen und bei vielen daumenlutschenden Patienten mit Klasse II/1, deren untere Schneidezähne charakteristischerweise retrokliniert sind, aus ihrer Ausgangsposition heraus nach vorne bewegt werden – ein in solchen Fällen allgemein anerkanntes Verfahren. Allmählich setzt es sich auch durch, die unteren Schneidezähne bei Klasse-II/1-Fällen mit skelettalem Klasse-II-Muster über die herkömmlichen 95° zur Unterkieferbasis und +2 mm zur A-Pogonion-Linie hinaus zu proklinieren; das war bisher verpönt, weil man eine gingivale Rezession und ein Rezidiv befürchtete. Es konnte jedoch gezeigt werden, dass dadurch weder eine gingivale Rezession eintritt noch das Parodont nachteilig beeinflusst wird[12, 13], und der Rezidivgefahr kann man mit einem geklebten Retainer begegnen.

Die unteren Inzisivi können daher durchaus in Maßen prokliniert werden, um sie in eine annehmbare Position relativ zur PIP der oberen Schneidezähne zu bringen. Für manche Klasse-II/1-Fälle mit einem wenig ausgeprägten skelettalen Klasse-II-Muster ist eine geringfügige Proklination der unteren Schneidezähne vertretbar. Auf diese Weise kann man mitunter eine zu starke Retraktion der oberen Inzisivi vermeiden, die zu einer abgeflachten Oberlippe führen und damit ein unschönes Gesichtsprofil hervorrufen würde.

Bei den meisten Klasse-II-Fällen ist eine Proklination der unteren Schneidezähne bis zu einem Winkel von 100° zur Unterkieferbasis eine vertretbare Grenze; daher können die unteren Schneidezähne bei vielen Klasse-II-Behandlungen nach labial gekippt werden.

Geometrisch bewirkt jede Proklination um 2,5° eine Vorwärtsbewegung der Schneidekanten der unteren Inzisivi um jeweils 1 mm; damit gewinnt man jeweils 2 mm Platz pro Proklination um 2,5°. Infolgedessen müssen bei einer Klasse-II-Behandlung im Unterkiefer normalerweise keine Prämolaren extrahiert werden.

Der Torquewert von –6°, den das MBT™-Bracket für den unteren Schneidezahn vorgibt, trägt dazu bei, dass es nicht zu einer übermäßigen Proklination kommt. Falls erforderlich, können Klasse-II-Gummizüge zur Retraktion der oberen Schneidezähne von einem gut ausgerichteten unteren Zahnbogen unterstützt werden, in den ein .019"×.025"-Vierkantstahldraht einligiert ist.

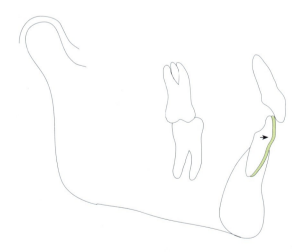

Abb. 7.31: Die unteren Schneidezähne haben nur einen begrenzten Spielraum im Alveolarfortsatz des Unterkiefers.

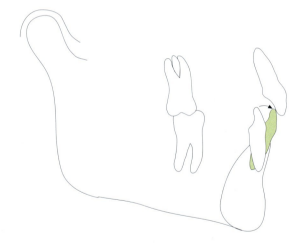

Abb. 7.32: Die Bewegung der unteren Schneidezähne nach vorne beruht vor allem darauf, dass sie aufgrund einer Veränderung des Torques nach labial kippen.

Vorteilhafte Veränderungen der Länge oder der Lage des Unterkiefers

Wenn der Unterkiefer länger und damit der B-Punkt vorverlagert wird, nähern sich die unteren Inzisivi der PIP der oberen Schneidezähne weiter an. Das ist eine große Unterstützung für die Behandlungsmechanik und verbessert letztlich auch das Gesichtsprofil. Außerdem müssen dann die unteren Schneidezähne weniger prokliniert werden.

Eine Längenzunahme des Unterkiefers ist daher für die meisten Klasse-II-Fälle von Vorteil – die Frage ist nur, ob es auch Verfahren gibt, mit denen der Kieferorthopäde das erreichen kann. Dieses weitreichende Thema soll hier nur anhand der folgenden Stichworte kurz skizziert werden.

Unterkieferwachstum

Wenn man die Behandlung eines Heranwachsenden plant, muss man abschätzen, in welchem Ausmaß und in welche Richtung der Unterkiefer wahrscheinlich wächst, um dann kalkulieren zu können, wie stark sich der B-Punkt verschiebt. Im Allgemeinen verlagert sich der B-Punkt bei Fällen mit kleinem Kieferbasiswinkel eher in die gewünschte Richtung als bei Fällen mit durchschnittlichem bis großem Kieferbasiswinkel (Abb. 7.33). Bei Jungen ist eher ein vorteilhaftes spätes Wachstum des Unterkiefers zu erwarten als bei Mädchen.[14]

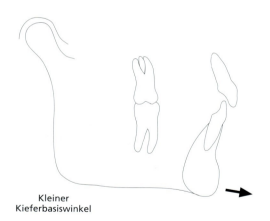
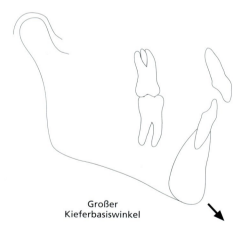

Kleiner Kieferbasiswinkel

Großer Kieferbasiswinkel

Abb. 7.33: Wenn man die Behandlung eines Heranwachsenden plant, muss man sorgfältig abschätzen, in welchem Ausmaß und in welche Richtung der Unterkiefer noch wachsen wird.

Beeinflussung der Unterkieferposition mit funktionskieferorthopädischen Apparaten?

Im Wechselgebiss verbessert ein funktionskieferorthopädisches Gerät eine Klasse-II-Malokklusion und damit auch das Aussehen des Gesichts meist erheblich. Das liegt an den dentalen und skelettalen Veränderungen, die diese Geräte hervorrufen können. Sie sind in der Lage, untere Schneidezähne zu proklinieren, obere zu reklinieren, das Unterkieferwachstum günstig zu beeinflussen und das Wachstum des Oberkiefers zu hemmen.

Im Laufe der Jahre gab es zahlreiche Diskussionen und Studien zu der Frage, ob der Unterkiefer mit funktionskieferorthopädischen Geräten letztlich durchweg stärker verlängert werden kann, als er es ohne diese Apparate geworden wäre. Das ist nicht leicht zu beantworten. Derzeit sprechen die Forschungsergebnisse nicht dafür, dass man das Ausmaß des Unterkieferwachstums mit funktionskieferorthopädischen Geräten beeinflussen kann.

Trotzdem halten viele Kieferorthopäden den Einsatz funktionskieferorthopädischer Geräte bei der Korrektur von Klasse-II/1-Malokklusionen für sinnvoll, weil man damit schon früh eine deutliche Verbesserung erzielen (Fallbeispiel TS, S. 198) und die Behandlungsphase mit festsitzenden Apparaturen abkürzen kann.

1998 untersuchten Pancherz et al.[15] 98 mit der Herbst-Apparatur behandelte Klasse-II/1-Fälle, um das „effektive Kondylenwachstum" zu beurteilen. Unter diesen Begriff fallen alle Remodellationen der Kondylen und Gelenkgruben sowie die Positionsveränderungen der Kondylen. Dabei fanden sie heraus, dass das Kinn bei Personen mit anteriorer Autorotation des Unterkiefers vergleichsweise mehr nach vorne und bei Personen mit posteriorer Autorotation mehr nach hinten verlagert wurde.

Für die Praxis bedeutet das, dass eine funktionskieferorthopädische Apparatur am besten im späten Wechselgebiss verwendet wird. Dann ist noch genügend Wachstumspotenzial vorhanden, so dass die funktionskieferorthopädische Behandlungsphase direkt in die der festsitzenden Apparate übergehen kann. Gliedert man schon im frühen Wechselgebiss ein funktionskieferorthopädisches Gerät ein, ist eine Retentionsphase unvermeidlich, die eventuell schwierig und zeitaufwändig ist, bevor man zur festsitzenden Apparatur übergehen kann.

Mit einer Vollmultibandapparatur kann man manche funktionskieferorthopädische Effekte durch Klasse-II-Gummizüge erreichen, beispielsweise bei Heranwachsenden in der zweiten Phase der Klasse-II/2-Behandlung.

Günstige Veränderung der Kondylenposition

Gelegentlich kann der Unterkiefer zu Beginn posterior verlagert sein. Es ist dann zu erwarten, dass sich die Kondylen durch die fortschreitende Behandlung mehr nach mesial in eine zentrierte Position einstellen. Dadurch hat man bei manchen Klasse-II/2-Behandlungen die Chance, dass sich der B-Punkt zwar nur wenig, aber für die Behandlung vorteilhaft nach vorne verschoben hat, wenn der Fall zu einer Klasse-II/1-Malokklusion geworden ist (Abb. 7.34) – was durch Studien allerdings nur schwer zu belegen ist (Fallbeispiel DO, S. 212).

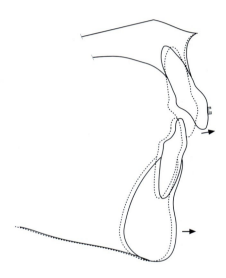

Abb. 7.34: Während der Anfangsphasen einiger Klasse-II/2-Behandlungen kann es zu einer vorteilhaften Mesialverschiebung des B-Punktes kommen.

Kieferorthopädische Beeinflussung der Vertikalentwicklung des Oberkiefers?

Obwohl man darüber diskutiert, ob sich mit dieser Methode der B-Punkt nach mesial verschieben lässt, gibt es kaum Beweise dafür, dass dieses Verfahren wirklich sinnvoll ist. Auf jeden Fall ist es schwierig, den Oberkiefer mit kieferorthopädischen Mitteln in vertikaler Richtung zu beeinflussen.

Ungünstige Kondylenveränderungen, durch die der Unterkiefer verkürzt wird

Durch Veränderung im Bereich der Kondylen kann sich der Unterkiefer bei manchen Fällen praktisch verkürzen (Abb. 7.35). Als Ursache kommt gelegentlich eine idiopathische Kondylenresorption in Frage. Sie tritt zwar nur selten auf, kann aber dazu führen, dass sich der B-Punkt aufgrund der Veränderungen im Kondylenbereich nach unten und hinten verlagert. Davon sind hauptsächlich Frauen betroffen[16] (Abb. 7.36).

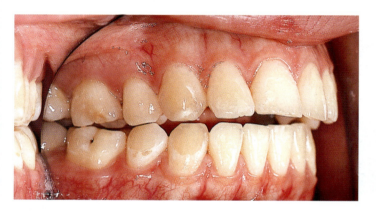
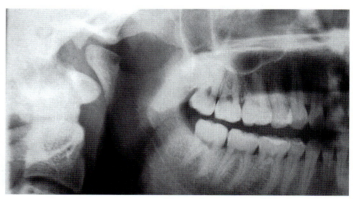

Abb. 7.35: Die idiopathische Kondylenresorption kommt vor allem bei Frauen vor. Man weiß noch sehr wenig über diese glücklicherweise seltene Erkrankung, die auch einseitig auftreten kann. Sie führt zu einer Verkürzung des Unterkiefers, wodurch der Overjet zunimmt und sich ein frontal offener Biss entwickelt.

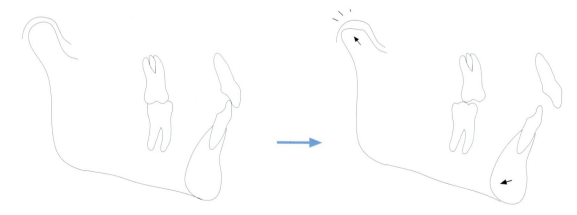

Abb. 7.36: Die idiopathische Kondylenresorption ist schwierig zu behandeln und zum Glück selten. Durch sie verschiebt sich der B-Punkt während oder nach der kieferorthopädischen Behandlung nach unten und hinten.

Ungünstige Veränderung der Kondylenposition

Bei einigen Klasse-II/1-Malokklusionen können sich die Kondylen beim anfänglichen Nivellieren und Ausrichten nach distal verlagern, so dass sich der B-Punkt stark und ungünstig verschiebt. Dazu kommt es, wenn die zentrische Okklusion bei Behandlungsbeginn nicht mit der zentrischen Kondylenposition übereinstimmt (Abb. 7.37). Roth[17] empfahl eine Kunststoffschiene, um solche Fälle früh erkennen und schon vor Behandlungsbeginn die richtige Unterkieferposition ermitteln zu können.

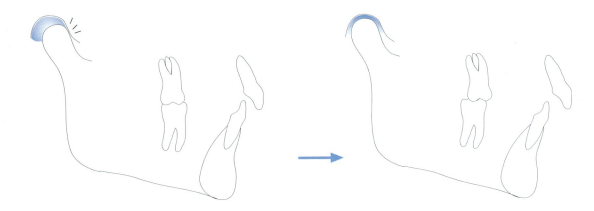

Abb. 7.37: Wenn zu Beginn der Behandlung zentrische Okklusion und zentrische Relation nicht zusammenfallen, reponieren sich die Kondylen beim Nivellieren und Ausrichten in der Regel distal. Dadurch verschiebt sich die Position des B-Punktes erheblich und in ungünstiger Weise.

LITERATUR

1. Tweed C H 1966 Clinical orthodontics. Mosby, St Louis
2. Arnett G W, Jalic J S, Kim J et al 1999 Soft tissue cephalometric analysis: diagnosis and treatment planning of dentofacial deformity. American Journal of Orthodontics and Dentofacial Orthopedics 116:239–253
3. Arnett G W, Bergman R T 1993 Facial keys to orthodontic diagnosis and treatment planning – part I. American Journal of Orthodontics and Dentofacial Orthopedics 103:299–312
4. Arnett, G W, Bergman R T 1993 Facial keys to orthodontic diagnosis and treatment planning – part II. American Journal of Orthodontics and Dentofacial Orthopedics 103:395–411
5. Bennett J, McLaughlin R P 1997 Orthodontic management of the dentition with the preadjusted appliance. Isis Medical Media, Oxford (ISBN 1 899066 91 8) pp. 233–250. Republished in 2002 by Mosby, Edinburgh (ISBN 07234 32651)
6. Gianelly A A 1998 Distal movement of the maxillary molars. American Journal of Orthodontics and Dentofacial Orthopedics 114:66–72
7. Graber T M 1969 Maxillary second molar extraction in Class II malocclusion. American Journal of Orthodontics 56:331–353
8. Bishara S E, Ortho D, Burkey P S 1986 Second molar extractions: a review. American Journal of Orthodontics and Dentofacial Orthopedics 89:415–424
9. Wilson W L, Wilson R C 1981 Modular orthodontics manual. Denver: Rocky Mountain Orthodontics
10. Basdra E K, Stellzig A, Komposch G 1996 Extraction of maxillary second molars in the treatment of Class II malocclusion. Angle Orthodontist 66(4):287–292
11. Fastlght J 2000 Tetragon: a visual cephalometric analysis. Journal of Clinical Orthodontics 34(6):353–360
12. Årtun J, Osterberg S K, Kokich V G 1986 Long-term effect of thin interdental alveolar bone on periodontal health after orthodontic treatment. Journal of Periodontology 57:341–346
13. Ruf S, Hansen K, Pancherz H 1998 Does orthodontic proclination of lower incisors in children and adolescents cause gingival recession? American Journal of Orthodontics and Dentofacial Orthopedics 114:100–106
14. Riolo M et al 1974 Atlas of craniofacial growth. Center for Human Growth and Development, University of Michigan
15. Pancherz H, Ruf S, Kohlas P 1998 'Effective condylar growth' and chin position changes in Herbst treatment: a cephalometric roentgenographic long-term study. American Journal of Orthodontics and Dentofacial Orthopedics 114:437–446
16. Wolford L M, Cardenas K 1999 Idiopathic condylar resorption: diagnosis, treatment protocol and outcomes. American Journal of Orthodontics and Dentofacial Orthopedics 116:667–677
17. Roth R 1972 Gnathological concepts and orthodontic treatment goals. In: Jarabak J R, Fizzell, J A (eds) Technique and treatment with light wire appliances, 2nd edn. Mosby, St Louis pp. 1160–1223

FALLBEISPIEL LJ

Eine erwachsene, zu Behandlungsbeginn 23 Jahre und 1 Monat alte Patientin. Das skelettale Muster entsprach einer leichten Klasse II (ANB 5°) und wies einen kleinen Kieferbasiswinkel auf (ML–NL 20°).

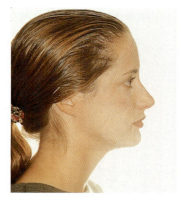

Abb. 7.38

Die Okklusion der Seitenzähne entsprach auf beiden Seiten einer Klasse II, es bestand ein Tiefbiss mit oberem Frontengstand und Drehständen. Alle bleibenden Zähne waren vorhanden, einschließlich der nicht durchgebrochenen dritten Molaren. Mit der Patientin wurde über die Möglichkeit einer kombiniert kieferorthopädisch-kieferchirurgischen Behandlung gesprochen. Sie lehnte jedoch einen operativen Eingriff ab. Daher wurde beschlossen, alle dritten Molaren und die oberen ersten Prämolaren zu extrahieren und den Fall in Richtung einer Klasse-II-Okklusion im Seitenzahnbereich zu behandeln.

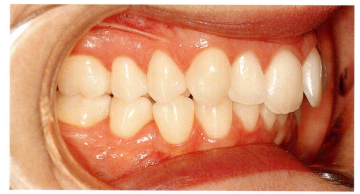

Abb. 7.41

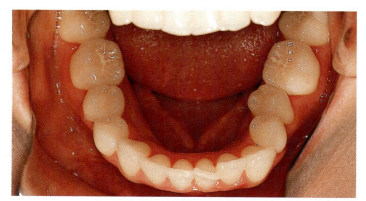

Abb. 7.44

Außer auf die unteren Inzisivi, bei denen nach einer Separierung approximal Schmelz abgetragen wurde, wurden auf alle Zähne Bänder oder Brackets gesetzt.

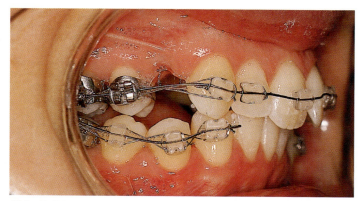

Abb. 7.47

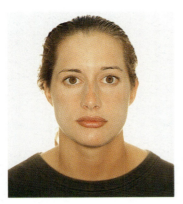

Abb. 7.39

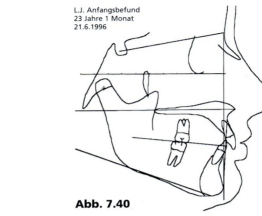

L.J. Anfangsbefund
23 Jahre 1 Monat
21.6.1996

SNA ∠ 82°
SNB ∠ 77°
ANB ∠ 5°
A-N ⊥ FH 3 mm
Pog-N ⊥ FH 0 mm
WITS 3 mm
GoGnSN ∠ 30°
FM ∠ 20°
ML-NL ∠ 20°
IOK-A-Pog 6 mm
IUK-A-Pog 0 mm
IOK-NL ∠ 111°
IUK-ML ∠ 98°

Abb. 7.40

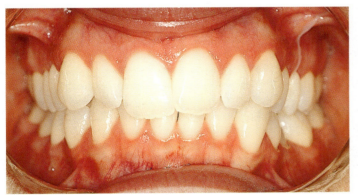

Abb. 7.42

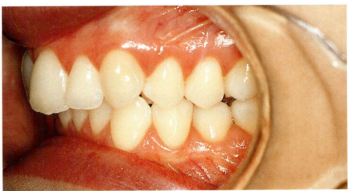

Abb. 7.43

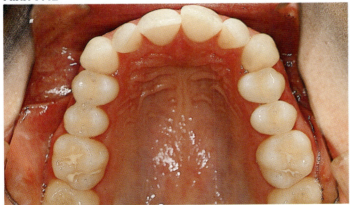

Abb. 7.45

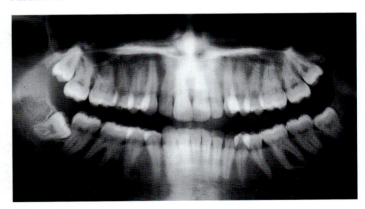

Abb. 7.46

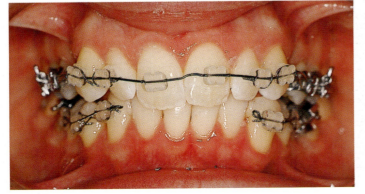

Abb. 7.48

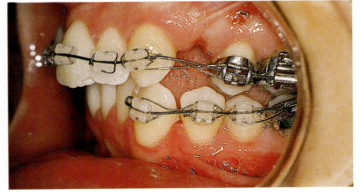

Abb. 7.49

Zwei Monate nach Behandlungsbeginn sind oben und unten .017"×.025"-HANT-Bögen sowie an den oberen Eckzähnen Lacebacks eingegliedert. Ein Laceback unten rechts dient der Korrektur der Mittellinie.

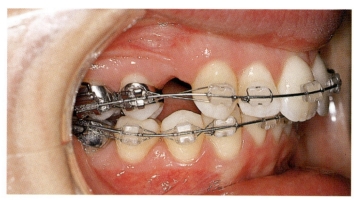

Abb. 7.50

Fünf Monate nach Behandlungsbeginn wurden die Bänder auf den unteren ersten Molaren repositioniert. Oben und unten wurden Vierkant-HANT-Drähte eingesetzt und die Lacebacks entfernt.

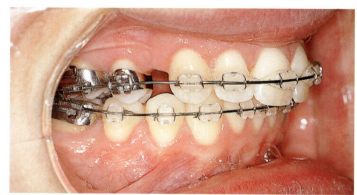

Abb. 7.53

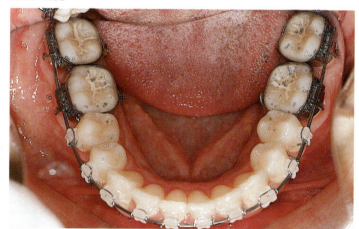

Abb. 7.56

Acht Monate nach Behandlungsbeginn wurde oben ein normaler Vierkantstahlbogen mit passiven Tiebacks eingegliedert. Passive Tiebacks (Abb. 7.59 und 7.61) belässt man in der Regel vier bis sechs Wochen. Mit aktiven Tiebacks (Abb. 7.58, 7.62, 7.64) kann man dann die Lücken schließen und die sagittale Stufe verringern.

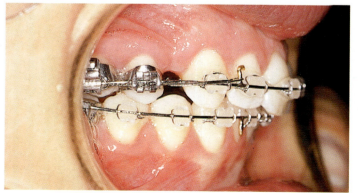

Abb. 7.59

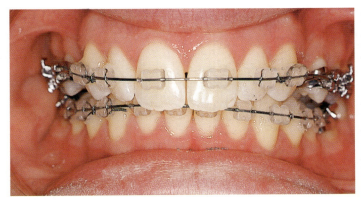

Abb. 7.51

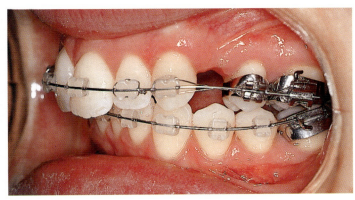

Abb. 7.52

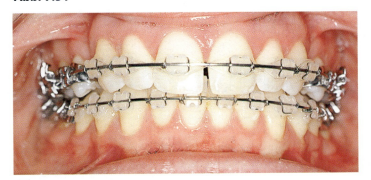

Abb. 7.54

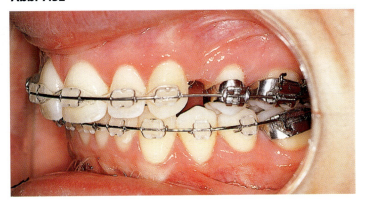

Abb. 7.55

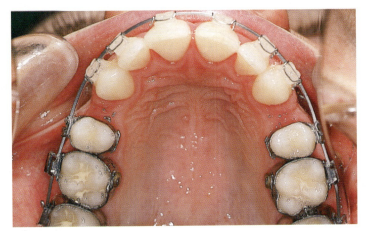

Abb. 7.57

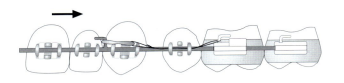

Abb. 7.58

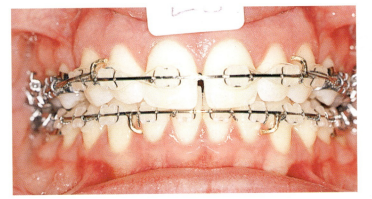

Abb. 7.60

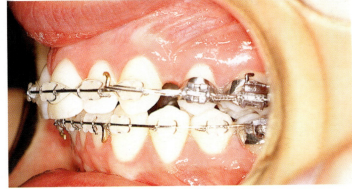

Abb. 7.61

Nach einem Jahr werden mit aktiven Tiebacks und Vierkantstahldraht die Lücken im Oberkiefer geschlossen und der Torque korrigiert.

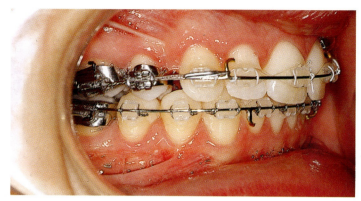

Abb. 7.62

15 Monate nach Behandlungsbeginn ist der Lückenschluss im Oberkiefer beinahe abgeschlossen.

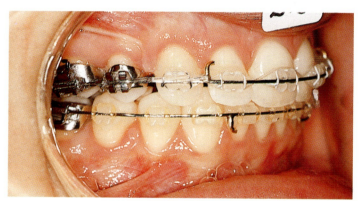

Abb. 7.65

Es schließen sich normale Settlingprozeduren an. Man sieht den Zustand 20 Monate nach Behandlungsbeginn.

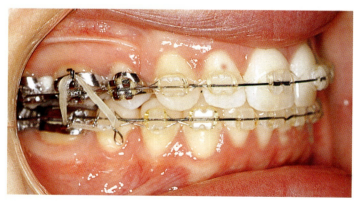

Abb. 7.68

Nach einem Monat Settling.

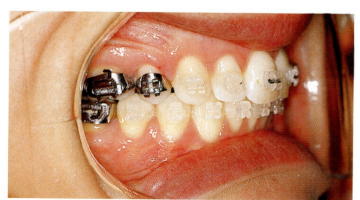

Abb. 7.71

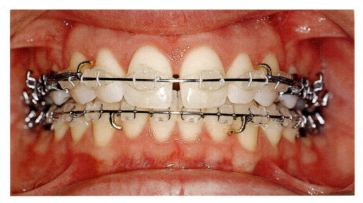

Abb. 7.63

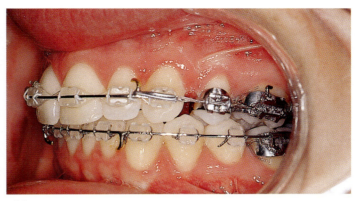

Abb. 7.64

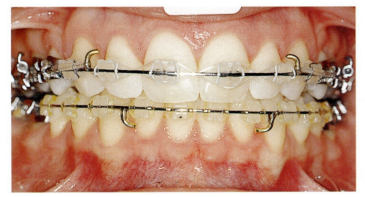

Abb. 7.66

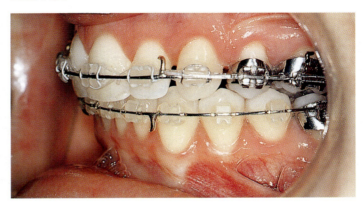

Abb. 7.67

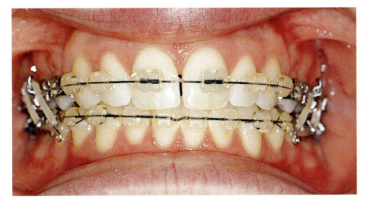

Abb. 7.69

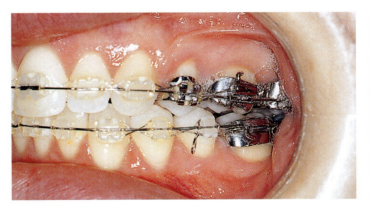

Abb. 7.70

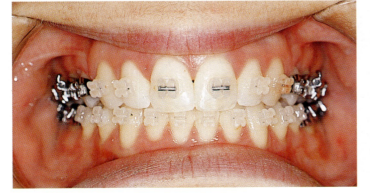

Abb. 7.72

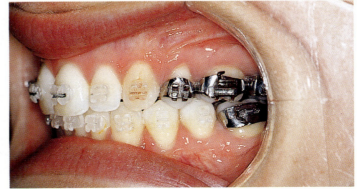

Abb. 7.73

Nach Abnahme der Apparatur.

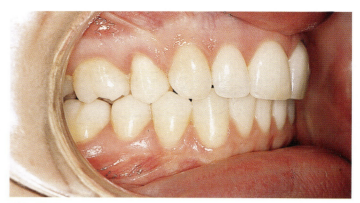

Abb. 7.74

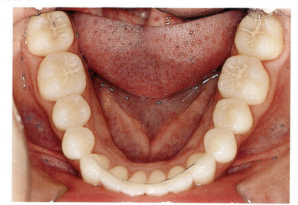

Abb. 7.77

Das Gesichtsprofil ist ausgewogen und harmonisch. Wie vorauszusehen war, hat sich während des Behandlungszeitraums kephalometrisch wenig verändert. Die aktive Behandlung dauerte 21 Monate.

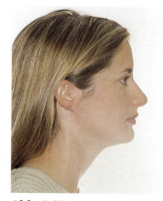

Abb. 7.80

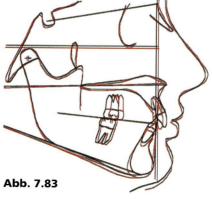

NSL im Punkt Sella

L.J. Anfangsbefund (schwarz)
L.J. Abschlussbefund (rot)

Abb. 7.83

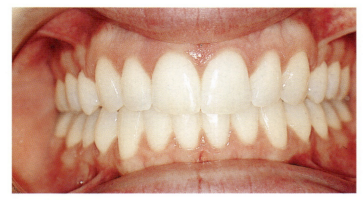
Abb. 7.75

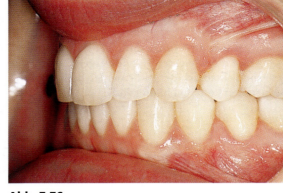
Abb. 7.76

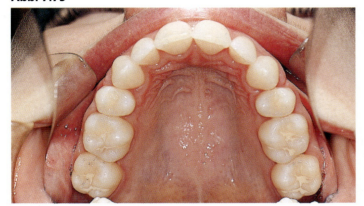
Abb. 7.78

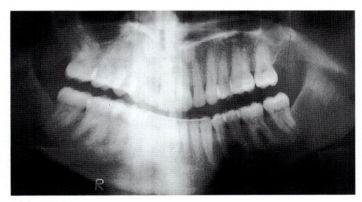
Abb. 7.79

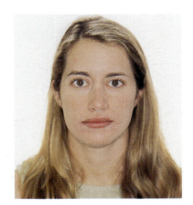
Abb. 7.81

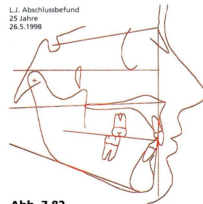
Abb. 7.82

L.J. Abschlussbefund
25 Jahre
26.5.1998

SNA ∠	81°
SNB ∠	76°
ANB ∠	4°
A–N ⊥ FH	1 mm
Pog–N ⊥ FH	–4 mm
WITS	3 mm
GoGnSN ∠	31°
FM ∠	21°
ML–NL ∠	22°
IOK–A-Pog	3 mm
IUK–A-Pog	0 mm
IOK–NL ∠	102°
IUK–ML ∠	99°

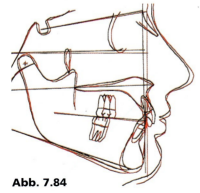

Oberkieferbasis und
Gaumenbereich

L.J. Anfangsbefund
(schwarz)
L.J. Abschlussbefund
(rot)

Abb. 7.84

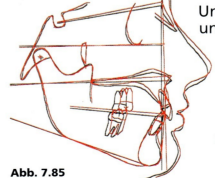

Unterkiefersymphyse
und Unterkieferbasis

L.J. Anfangsbefund
(schwarz)
L.J. Abschlussbefund
(rot)

Abb. 7.85

FALLBEISPIEL TC

Ein 11 Jahre und 4 Monate alter Junge mit einer skelettalen Klasse I (ANB 3°) und einer leichten Hypodivergenz (ML–NL 23°). Dental entsprach der Fall einer leichten Klasse II. Solche Malokklusionen kommen häufig vor.

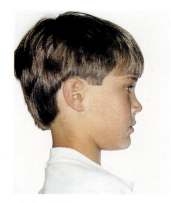

Abb. 7.86

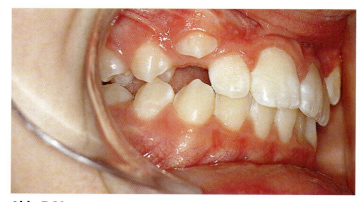

Abb. 7.89

Die Schneidezahnbeziehung war fast normal, die Mittellinie war allerdings um 2 mm verschoben und es gab nicht genügend Platz für die durchbrechenden oberen Eckzähne. Die Molaren standen rechts um 3 mm, links um 2 mm in einer Klasse-II-Relation. Es wurde beschlossen, bei der Behandlung eine quadratische Bogenform anzustreben.

Die Panoramaschichtaufnahme zeigte, dass sich alle bleibenden Zähne normal entwickelten.

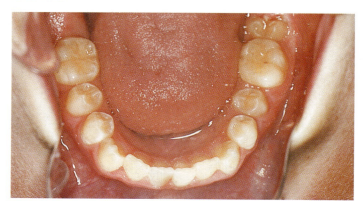

Abb. 7.92

Zu Beginn der Behandlung wurden die ersten Molaren bebändert und der Patient aufgefordert, nachts einen Headgear zu tragen. Im unteren Bogen erhielten alle Zähne Brackets; die Nivellierung und Ausrichtung begann mit einem .016"-HANT-Draht. Im Oberkiefer wurde für die Schneidezähne ein Teilbogen aus Twistflexdraht eingesetzt.

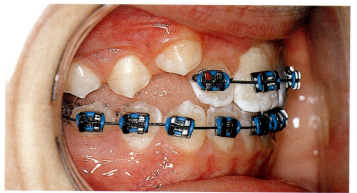

Abb. 7.95

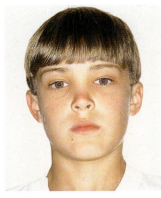

Abb. 7.87

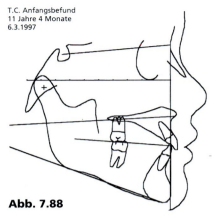

T.C. Anfangsbefund
11 Jahre 4 Monate
6.3.1997

SNA ∠ 85°
SNB ∠ 82°
ANB ∠ 3°
A-N ⊥ FH 0 mm
Pog-N ⊥ FH 0 mm
WITS 1 mm
GoGnSN ∠ 26°
FM ∠ 20°
ML–NL ∠ 23°
IOK–A-Pog 4 mm
IUK–A-Pog 0 mm
IOK–NL ∠ 118°
IUK–ML ∠ 92°

Abb. 7.88

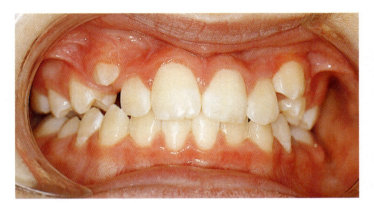

Abb. 7.90

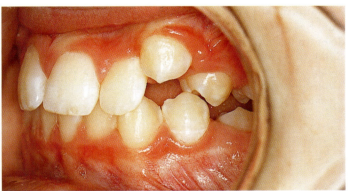

Abb. 7.91

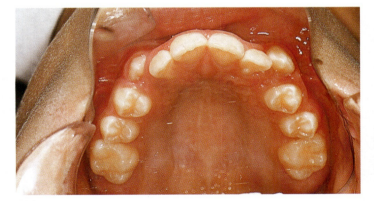

Abb. 7.93

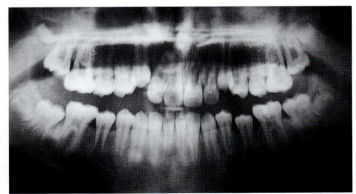

Abb. 7.94

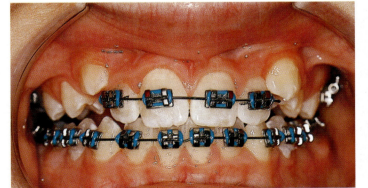

Abb. 7.96

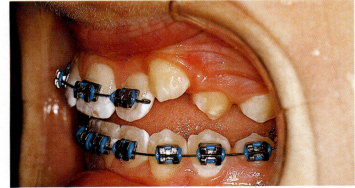

Abb. 7.97

7 • Überblick über die Behandlung von Klasse-II-Fällen

Okklusalansicht zu Beginn der Behandlung.

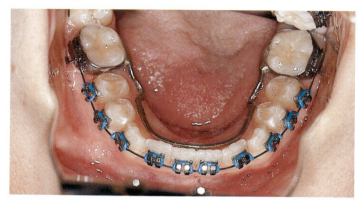

Abb. 7.98

Zwei Monate, vier Monate und 9 Monate nach Behandlungsbeginn. Oben wurde ein Sliding jig auf einem Bogen aus Rundstahldraht Größe .020" eingesetzt. Tagsüber trug der Patient Klasse-II-Gummizüge, nachts einen Headgear (Abb. 7.102). Die oberen Molaren und Prämolaren wanderten nach distal, so dass sich eine Klasse-I-Beziehung ergab und für die oberen Eckzähne Platz geschaffen wurde (Abb. 7.103).

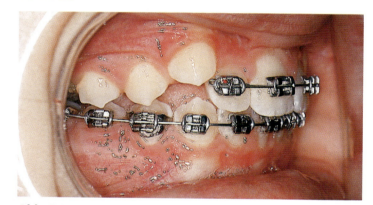

Abb. 7.101

Sicht von okklusal neun Monate nach Behandlungsbeginn. Der Lingualbogen wurde beibehalten, damit sich die unteren Molaren nicht aufgrund der Klasse-II-Gummizüge nach mesial bewegten. Im Unterkiefer lag ein Vierkantstahldraht mit passiven Tiebacks.

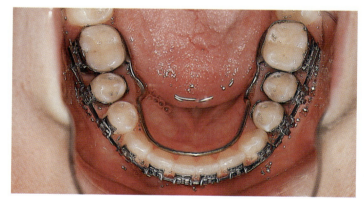

Abb. 7.104

18 Monate nach Behandlungsbeginn. Oben und unten befinden sich Bögen aus Vierkantstahldraht, dazu unten passive und oben aktive Tiebacks. Häufig muss in diesem Stadium im vorderen Teil des oberen Drahtbogens zusätzlich Torque eingebogen werden, um bei den oberen Schneidezähnen palatinalen Wurzeltorque zu erreichen und die Seitenzahnokklusion richtig einzustellen (S. 284).

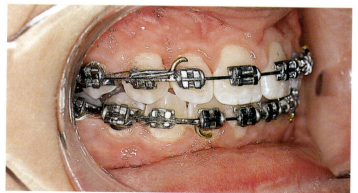

Abb. 7.107

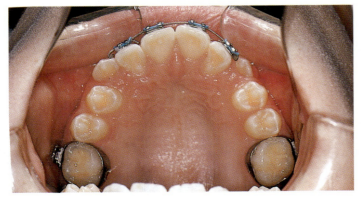

Abb. 7.99

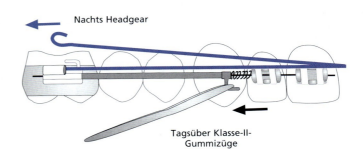

Nachts Headgear

Tagsüber Klasse-II-Gummizüge

Abb. 7.100

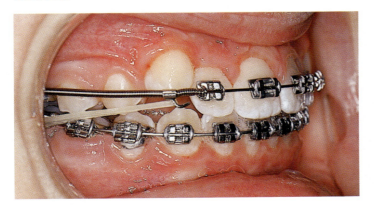

Abb. 7.102

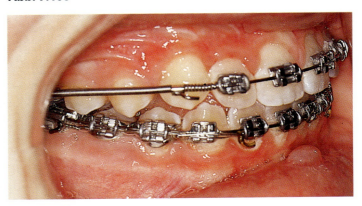

Abb. 7.103

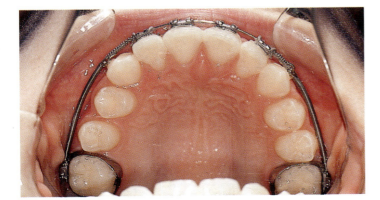

Abb. 7.105

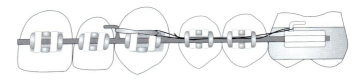

Abb. 7.106

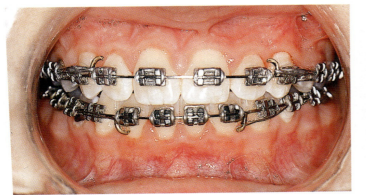

Abb. 7.108

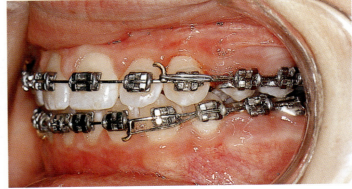

Abb. 7.109

Nach Entfernung der Apparatur.

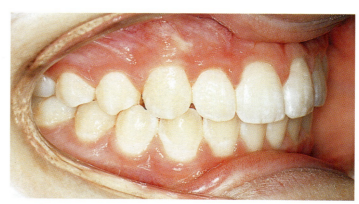
Abb. 7.110

Okklusalansicht nach Abschluss der Behandlung. Der Patient bleibt unter Kontrolle, um die Entwicklung der dritten Molaren zu beobachten.

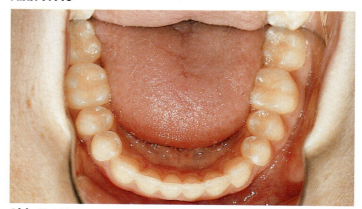
Abb. 7.113

Am Ende der Behandlung zeigt das Gesicht ausgewogene und harmonische Proportionen mit gut positionierten oberen und unteren Schneidezähnen.

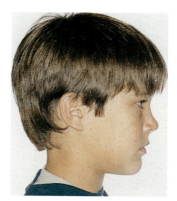
Abb. 7.116

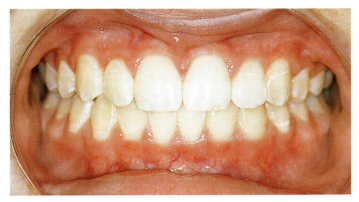

Abb. 7.111

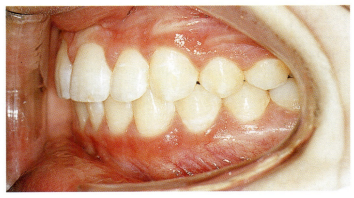

Abb. 7.112

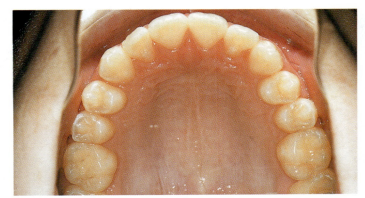

Abb. 7.114

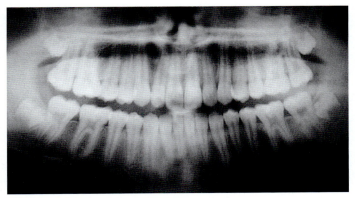

Abb. 7.115

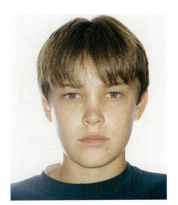

Abb. 7.117

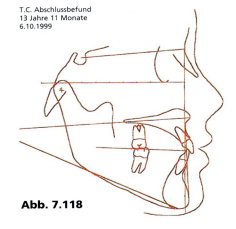

Abb. 7.118

T.C. Abschlussbefund
13 Jahre 11 Monate
6.10.1999

SNA ∠	86°
SNB ∠	84°
ANB ∠	2°
A-N ⊥ FH	0 mm
Pog-N ⊥ FH	3 mm
WITS	0 mm
GoGnSN ∠	28°
FM ∠	24°
ML–NL ∠	27°
IOK–A-Pog	5 mm
IUK–A-Pog	1 mm
IOK–NL ∠	118°
IUK–ML ∠	89°

FALLBEISPIEL TS

Eine 14 Jahre alte Patientin mit dentoalveolärer Klasse II (ANB 7°) und einem Klasse-II-Gesichtsprofil.

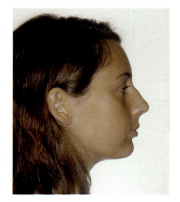

Abb. 7.119

Dental wies die Patientin eine typische Klasse II/$_1$-Malokklusion mit leicht retrokliniert stehenden unteren Inzisivi und einer verstärkten sagittalen Stufe auf. Die Molaren standen rechts um eine volle, links um eine halbe Prämolarenbreite in einer Klasse-II-Beziehung.

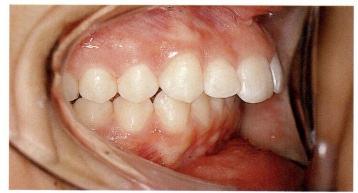

Abb. 7.122

Von okklusal gesehen wurde die Zahnbogenform als ovoid eingestuft. Bei den unteren Inzisivi zeigte sich ein leichter Engstand. Die Röntgenbilder bestätigten, dass alle dritten Molaren angelegt waren und sich in der richtigen Größe und Position entwickelten. Es wurde beschlossen, die Korrektur ohne Extraktionen zu beginnen und eine Twin-Block-Apparatur zu verwenden. Die Patientin und ihre Eltern wurden darüber informiert, dass man im Verlauf der Behandlung eventuell darüber nachdenken müsste, die oberen zweiten Molaren und die unteren dritten Molaren zu entfernen.

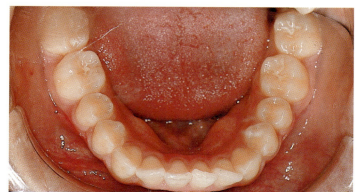

Abb. 7.125

Zu Beginn der Behandlung wurden die oberen und unteren Twin-Block-Platten* rund um die Uhr getragen.

LITERATUR

* Clark WJ 1988 The twin block technique: a functional orthopedic appliance system. American Journal of Orthodontics 93:1–18.

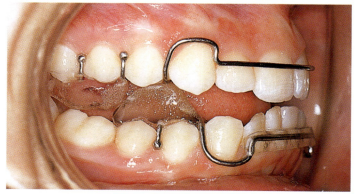

Abb. 7.128

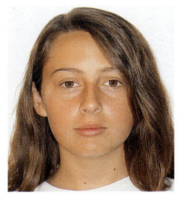

Abb. 7.120

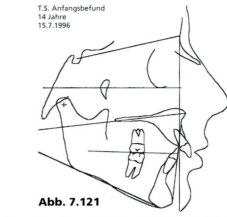

T.S. Anfangsbefund
14 Jahre
15.7.1996

SNA ∠	78°
SNB ∠	71°
ANB ∠	7°
A-N ⊥ FH	1 mm
Pog-N ⊥ FH	−5 mm
WITS	9 mm
GoGnSN ∠	38°
FM ∠	25°
ML–NL ∠	32°
IOK–A-Pog	9 mm
IUK–A-Pog	0 mm
IOK–NL ∠	111°
IUK–ML ∠	91°

Abb. 7.121

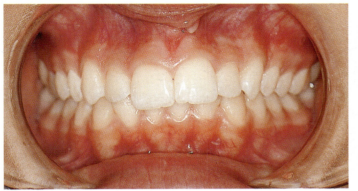

Abb. 7.123

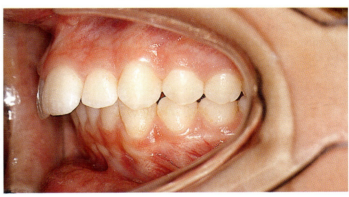

Abb. 7.124

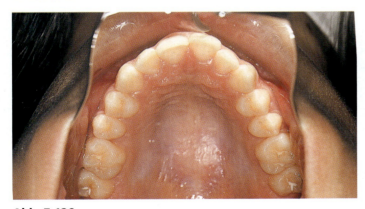

Abb. 7.126

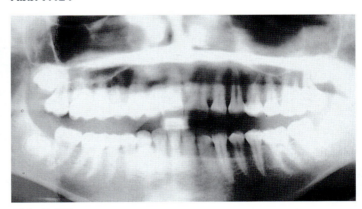

Abb. 7.127

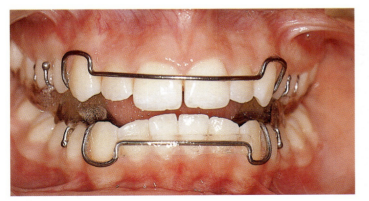

Abb. 7.129

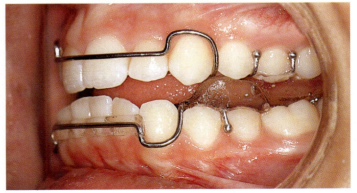

Abb. 7.130

7 • Überblick über die Behandlung von Klasse-II-Fällen

Okklusalansicht der Twin-Block-Platten nach Dr. Bill Clark.

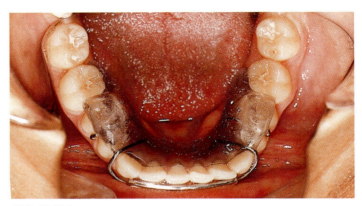

Abb. 7.131

Die Patientin arbeitete gut mit. Diese Bilder zeigen das Gebiss 16 Monate nach Beginn der Behandlung. Der Overjet war vollkommen reduziert, und es hatte sich ein typischer seitlich offener Biss entwickelt.

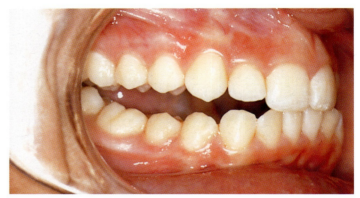

Abb. 7.134

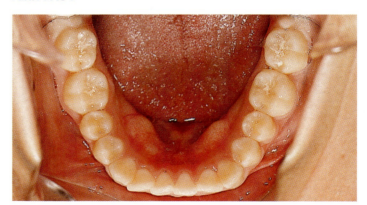

Abb. 7.137

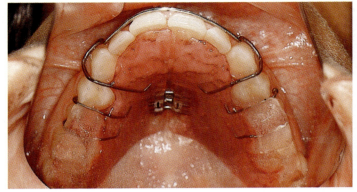

Abb. 7.132

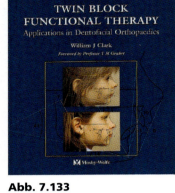

Abb. 7.133

Clark WJ 1995
Twin block functional therapy: applications in dentofacial orthopedics.
Mosby Wolfe (ISBN 0723 42120X).
geplante Neuauflage 2002.

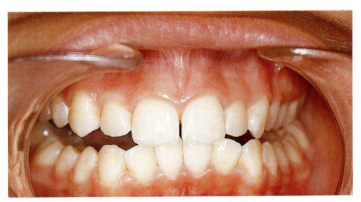

Abb. 7.135

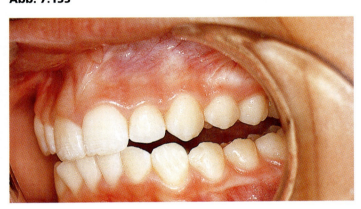

Abb. 7.136

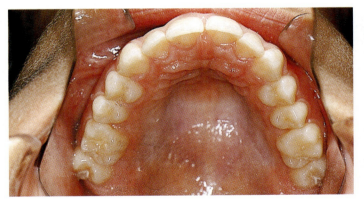

Abb. 7.138

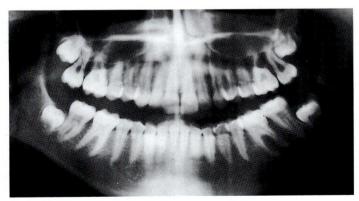

Abb. 7.139

Profil- und En-face-Aufnahmen 16 Monate nach Behandlungsbeginn, zusammen mit den Durchzeichnungen des Zwischenbefundes.

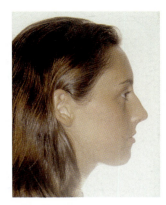

Abb. 7.140

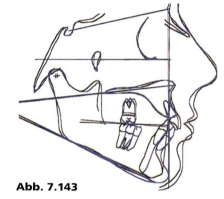

NSL im Punkt Sella

T.S. Anfangsbefund (schwarz)
T.S. Zwischenbefund (rot)

Abb. 7.143

Nach 16 Monaten wurden die Twin-Block-Apparatur entfernt, und oben wie unten festsitzende Apparaturen eingegliedert. Die Bildfolge zeigt, welche Fortschritte dadurch auf der rechten Seite nach einem, drei und acht Monaten erzielt wurden. An den unteren Schneidezähnen wurde zu Beginn der festsitzenden Behandlung approximal Schmelz reduziert. Auf die .016"-HANT-Drähte folgten Vierkant-HANT-Drähte und dann Arbeitsbögen aus Vierkantstahldraht. Leichte Klasse-II-Gummizüge sollten die Korrektur des Overjet sichern.

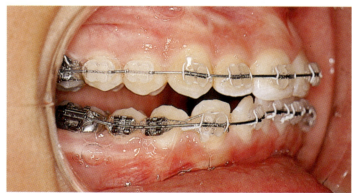

Abb. 7.146

Die festsitzende Apparatur wurde insgesamt 12 Monate getragen. Man sieht den Fall nach 10 Monaten in der Settling-Phase.

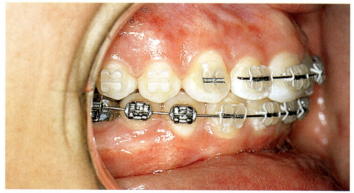

Abb. 7.149

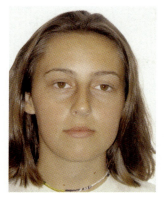

Abb. 7.141

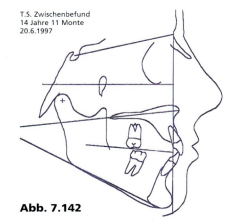

T.S. Zwischenbefund
14 Jahre 11 Monte
20.6.1997

SNA ∠	78°
SNB ∠	74°
ANB ∠	4°
A-N ⊥ FH	0 mm
Pog-N ⊥ FH	0 mm
WITS	2 mm
GoGnSN ∠	40°
FM ∠	27°
ML-NL ∠	33°
IOK-A-Pog	6 mm
IUK-A-Pog	4 mm
IOK-NL ∠	106°
IUK-ML ∠	98°

Abb. 7.142

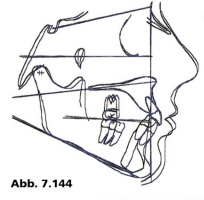

Oberkieferbasis und Gaumendach

T.S. Anfangsbefund (schwarz)
T.S. Zwischenbefund (rot)

Abb. 7.144

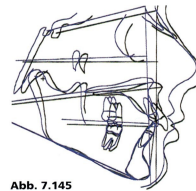

Unterkiefersymphyse und Unterkieferbasis

T.S. Anfangsbefund (schwarz)
T.S. Zwischenbefund (rot)

Abb. 7.145

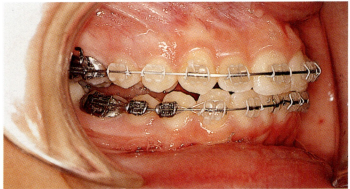

Abb. 7.147

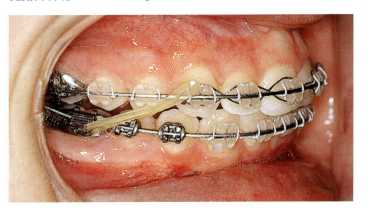

Abb. 7.148

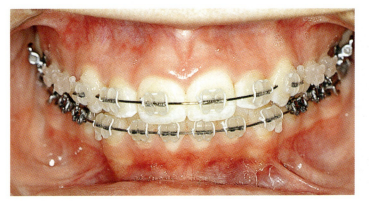

Abb. 7.150

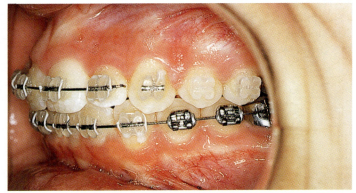

Abb. 7.151

Die Apparaturen sind entfernt.

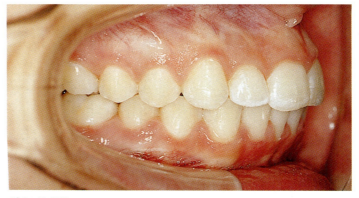

Abb. 7.152

Es wurde viel erreicht. Bei der Behandlungsplanung hatte man Extraktionen in Betracht gezogen, die sich jedoch als unnötig erwiesen. Abschließend wurde eine ovoide Bogenform eingestellt.

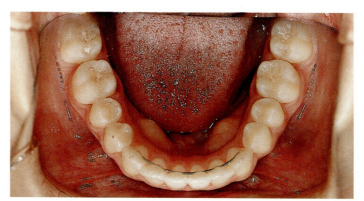

Abb. 7.155

Das Aussehen des Gesichts hat sich deutlich verbessert. Abbildung 7.158 zeigt die Profilaufnahmen vor und nach der Behandlung. Der ANB-Winkel beträgt jetzt 3° statt 7° (Abb. 7.2, S. 164).

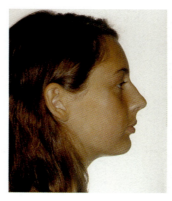 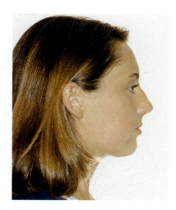

Abb. 7.158

Kephalometrische Überlagerungen zeigen, dass es im Laufe der Behandlung, vor allem in der Twin-Block-Phase, zu einem günstigen Unterkieferwachstum nach unten und vorne gekommen ist.

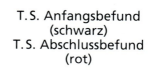

NSL im Punkt Sella

T.S. Anfangsbefund (schwarz)
T.S. Abschlussbefund (rot)

Abb. 7.161

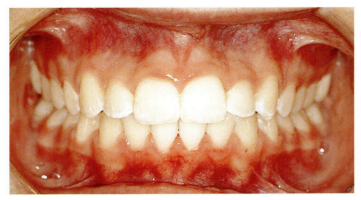
Abb. 7.153

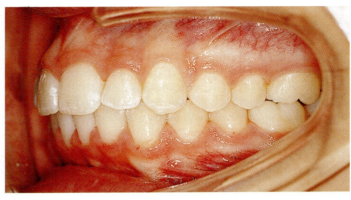
Abb. 7.154

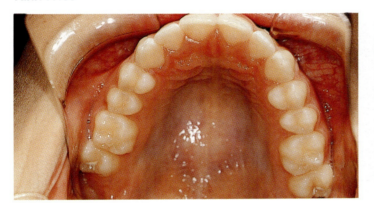
Abb. 7.156

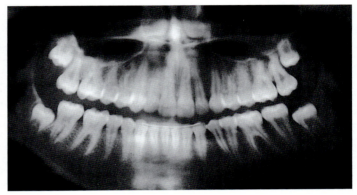
Abb. 7.157

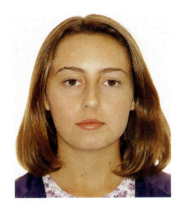
Abb. 7.159

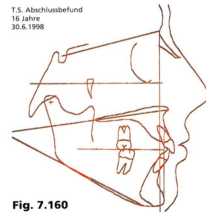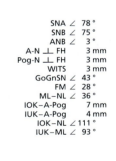

T.S. Abschlussbefund
16 Jahre
30.6.1998

SNA ∠ 78°
SNB ∠ 75°
ANB ∠ 3°
A-N ⊥ FH 3 mm
Pog-N ⊥ FH 3 mm
WITS 3 mm
GoGnSN ∠ 43°
FM ∠ 28°
ML-NL ∠ 36°
IOK-A-Pog 7 mm
IUK-A-Pog 4 mm
IOK-NL ∠ 111°
IUK-ML ∠ 93°

Fig. 7.160

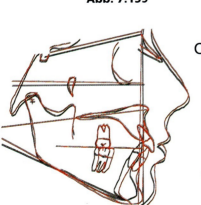

Oberkieferbasis und Gaumendach

T.S. Anfangsbefund
(schwarz)
T.S. Abschlussbefund
(rot)

Abb. 7.162

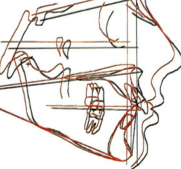

Unterkiefersymphyse und Unterkieferbasis

T.S. Anfangsbefund
(schwarz)
T.S. Abschlussbefund
(rot)

Abb. 7.163

FALLBEISPIEL DO

Eine erwachsene, 19 Jahre und 11 Monate alte Patientin mit dentoalveolärer Klasse I (ANB 3°) und einer leichten Hypodivergenz (ML–NL 23°). Die Schneidezähne standen retrokliniert, die oberen mit einem Winkel von 97° zur Oberkieferbasis, die unteren mit einem Winkel von 84° zur Unterkieferbasis.

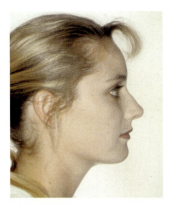

Abb. 7.164

Die Patientin wies eine typische Klasse II/2-Malokklusion auf. Die Molaren standen links um 1 mm, rechts um 5 mm in einer Klasse-II-Beziehung. Damit verbunden war eine Mittellinienverschiebung um 3 mm.

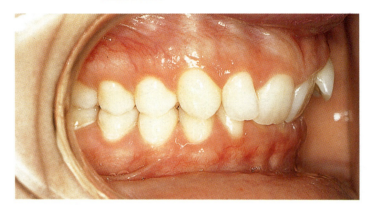

Abb. 7.167

Der untere linke zweite Molar wurde aufgrund einer chronischen apikalen Parodontitis für nicht erhaltenswert erachtet. Es wurde beschlossen, diesen Zahn sowie die oberen zweiten Molaren und den unteren rechten dritten Molaren zu entfernen.

Oben links wurde der zweite Molar entfernt, um den Verlust des unteren Molaren auszugleichen. Auf der rechten Seite unterstützte die Extraktion des oberen zweiten Molar die Behandlungsmechanik dabei, eine Klasse-I-Verzahnung zu erreichen.

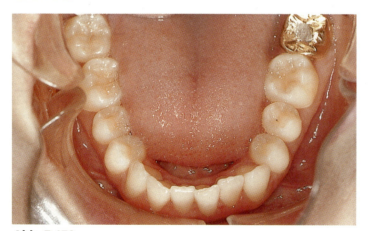

Abb. 7.170

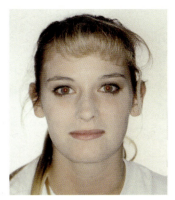

Abb. 7.165

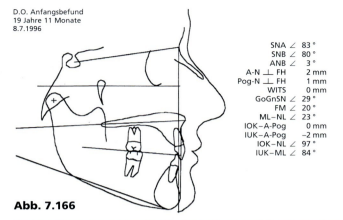

D.O. Anfangsbefund
19 Jahre 11 Monate
8.7.1996

SNA ∠	83°
SNB ∠	80°
ANB ∠	3°
A-N ⊥ FH	2 mm
Pog-N ⊥ FH	1 mm
WITS	0 mm
GoGnSN ∠	29°
FM ∠	20°
ML–NL ∠	23°
IOK–A-Pog	0 mm
IUK–A-Pog	–2 mm
IOK–NL ∠	97°
IUK–ML ∠	84°

Abb. 7.166

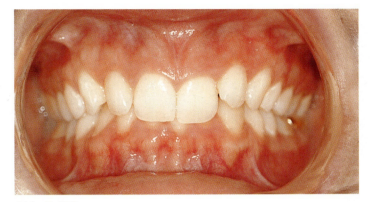

Abb. 7.168

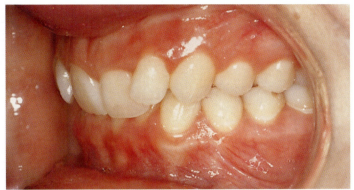

Abb. 7.169

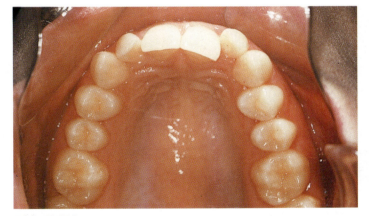

Abb. 7.171

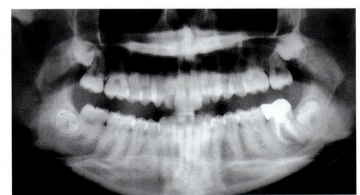

Abb. 7.172

Zu Beginn der Behandlung wurden alle Molaren bebändert und auf die übrigen Zähne Brackets aufgesetzt. Zusätzlich trug die Patientin rund um die Uhr im Oberkiefer eine herausnehmbare Aufbissplatte aus Kunststoff. Der obere Bogen bestand aus .0175"-Twistflexdraht. Eine Biegung im Bereich des oberen linken mittleren Schneidezahns reduzierte die einwirkende Kraft. Nach einem Monat folgte ein .016"-HANT-Draht. Im unteren Zahnbogen wurde in den ersten beiden Monaten ein .016"-HANT-Draht eingegliedert. Das Band des unteren linken ersten Molaren wurde beim zweiten Kontrolltermin erneuert.

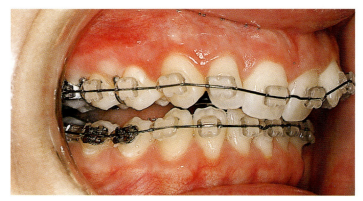

Abb. 7.173

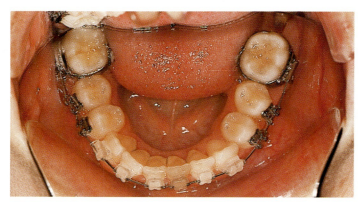

Abb. 7.176

Bildfolge, die die Okklusion auf der rechten Seite zwei, drei und sieben Monate nach Behandlungsbeginn zeigt. Nach zwei Monaten wurden oben und unten Vierkant-HANT-Drähte eingegliedert, und die Aufbissplatte weggelassen. Nach sieben Monaten bekam die Patientin oben und unten Vierkantstahldrähte, um die Korrektur des Überbisses abzuschließen (S. 111).

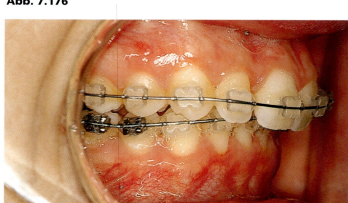

Abb. 7.179

Okklusalansicht acht Monate nach Behandlungsbeginn. Die Patientin wurde aufgefordert, Tag und Nacht leichte Klasse-II-Gummizüge zu tragen, um die Öffnung des Bisses zu fördern.

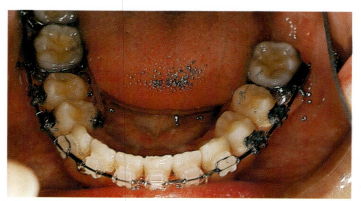

Abb. 7.182

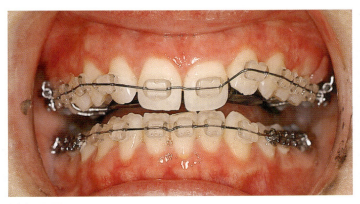

Abb. 7.174

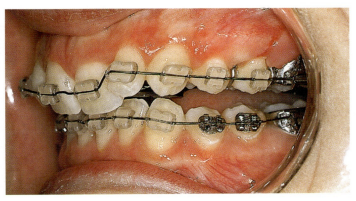

Abb. 7.175

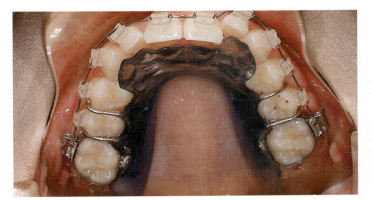

Abb. 7.177

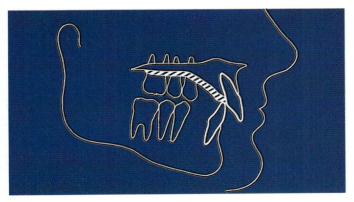

Abb. 7.178

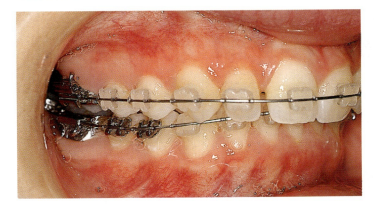

Abb. 7.180

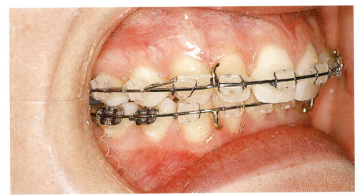

Abb. 7.181

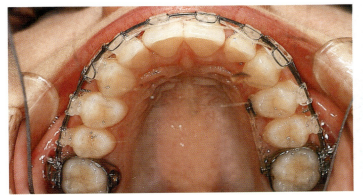

Abb. 7.183

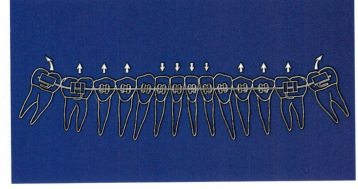

Abb. 7.184

Nachdem die Vierkantdrähte zwei Monate gelegen hatten, wurden umgekehrte Spee-Kurven (S. 137) und im oberen Schneidezahnbereich zusätzlich Torque eingebogen, um die Bissöffnung zu erleichtern.

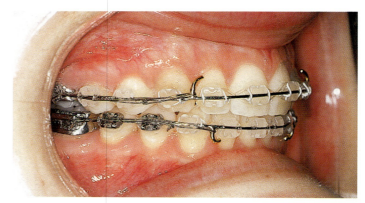

Abb. 7.185

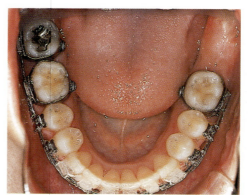

Abb. 7.188

Das Settling begann 14 Monate nach Behandlungsbeginn mit .016"-HANT-Drähten. Auf den oberen rechten Eckzahn kam ein Kobayashi-Haken, und die Patientin wurde aufgefordert, rechts Klasse-II-Gummizüge zu tragen. Diese waren nötig, um die Seitenzahnokklusion und die Mittellinienkorrektur zu sichern.

Bei manchen Klasse-II-Fällen benutzt man für das Settling im Oberkiefer einen .014"- oder .016"-Vollbogen (S. 295). Diese Drähte können zur Kontrolle des Overjets hinter den Molaren umgebogen werden.

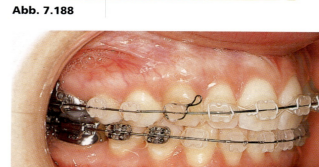

Abb. 7.191

Nach Entfernen der festsitzenden Apparatur und einem weiteren Monat Settling.

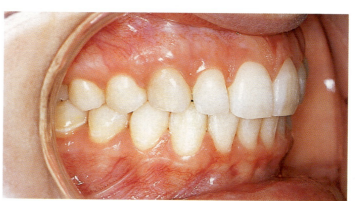

Abb. 7.194

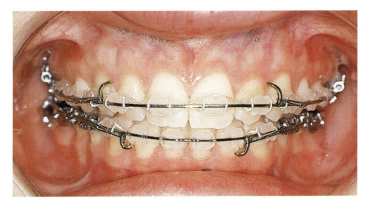

Abb. 7.186

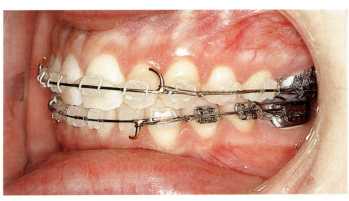

Abb. 7.187

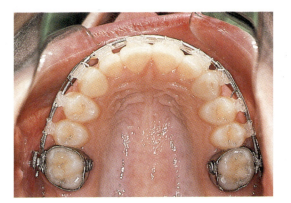

Abb. 7.189

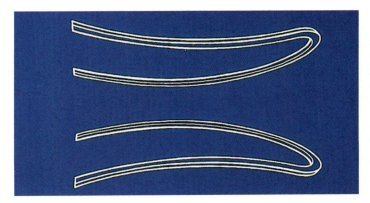

Abb. 7.190

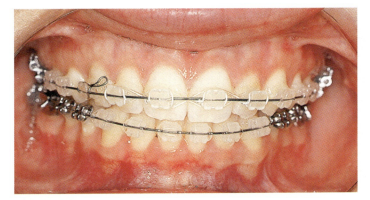

Abb. 7.192

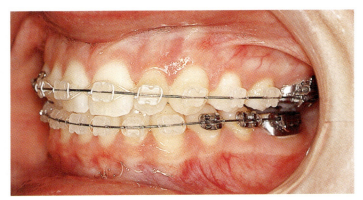

Abb. 7.193

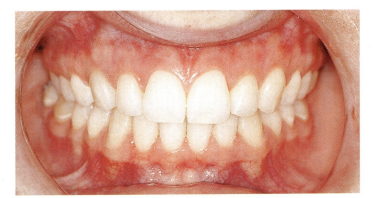

Abb. 7.195

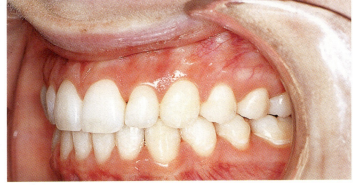

Abb. 7.196

Okklusalansicht nach der Entbänderung und nach einem Monat Settling. Es wurde mit der Patientin abgesprochen, die Entwicklung und den Durchbruch der drei verbliebenen dritten Molaren zu überwachen.

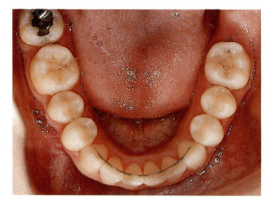

Abb. 7.197

Das Profil hat sich nur leicht verändert, ist aber ansprechender geworden, weil die Frontzähne nun besser im Gesicht positioniert sind. Im Laufe der Behandlung vergrößerten sich der SNA-Winkel von 83° auf 84° (S. 170) und der SNB-Winkel um 2° auf 82° (S. 181).

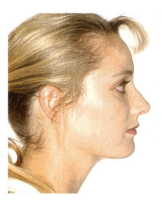

Abb. 7.200

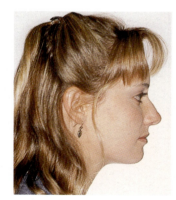

Abb. 7.203

Die Überlagerungen zeigen, dass die Korrektur größtenteils durch eine dentale Veränderung zustande kam, obwohl sich Pogonion im Behandlungszeitraum etwas nach vorne bewegt hatte.

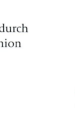

NSL im Punkt Sella

D. O. Anfangsbefund (schwarz)
D. O. Abschlussbefund (rot)

Abb. 7.206

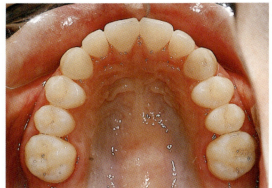

Abb. 7.198

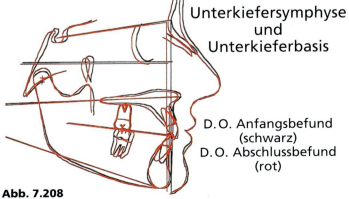

Abb. 7.199

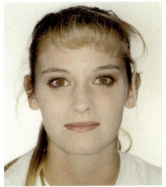

Abb. 7.201

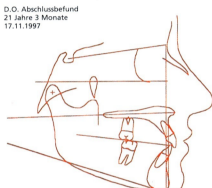

D.O. Abschlussbefund
21 Jahre 3 Monate
17.11.1997

SNA ∠ 84°
SNB ∠ 82°
ANB ∠ 2°
A–N ⊥ FH   2 mm
Pog–N ⊥ FH   2 mm
WITS   −3 mm
GoGnSN ∠ 27°
FM ∠ 19°
ML–NL ∠ 20°
IOK–A-Pog   5 mm
IUK–A-Pog   2 mm
IOK–NL ∠ 114°
IUK–ML ∠ 106°

Abb. 7.202

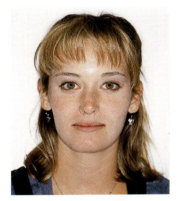

Abb. 7.204

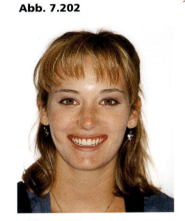

Abb. 7.205

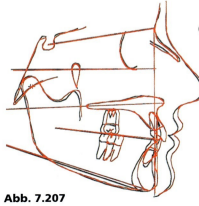

Oberkieferbasis und Gaumendach

D.O. Anfangsbefund (schwarz)
D.O. Abschlussbefund (rot)

Abb. 7.207

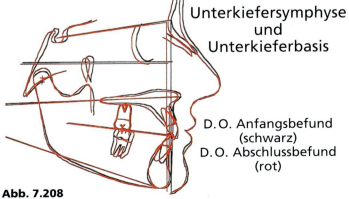

Unterkiefersymphyse und Unterkieferbasis

D.O. Anfangsbefund (schwarz)
D.O. Abschlussbefund (rot)

Abb. 7.208

Intraorale Aufnahmen, die 19 Monate nach dem Abschluss der Behandlung gemacht wurden, zeigen, dass der untere linke dritte Molar in einer nicht ganz idealen Stellung durchgebrochen ist.

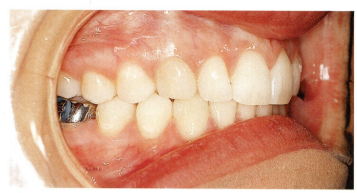

Abb. 7.209

Zwischen den ersten Molaren rechts und links wurde ein Lingualbogen eingesetzt. Der linke dritte Molar wurde bebändert und mithilfe eines Teilbogens und eines Separiergummis aufgerichtet.

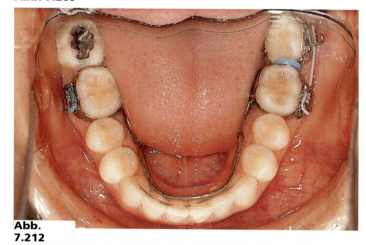

Abb. 7.212

Intraorale Aufnahmen nach der Korrektur des unteren linken dritten Molaren.

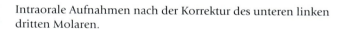

Abb. 7.215

Okklusale Ansichten des Falles nach Abschluss der kieferorthopädischen Behandlung. Die oberen dritten Molaren brachen in einer zufriedenstellenden Position durch (S. 173).

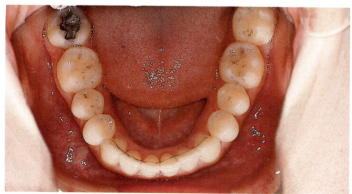

Abb. 7.218

7 • Überblick über die Behandlung von Klasse-II-Fällen

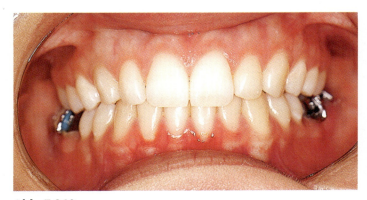

Abb. 7.210

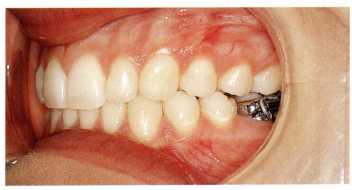

Abb. 7.211

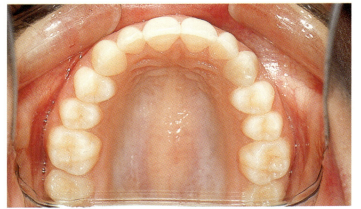

Abb. 7.213

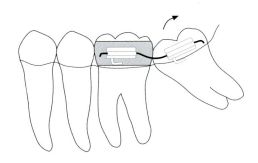

Abb. 7.214

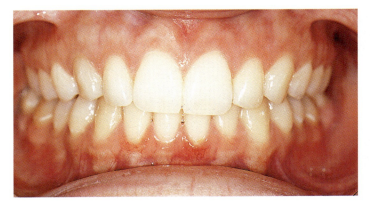

Abb. 7.216

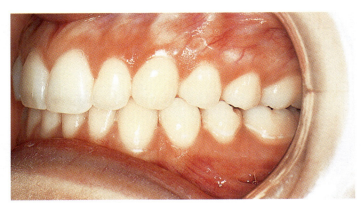

Abb. 7.217

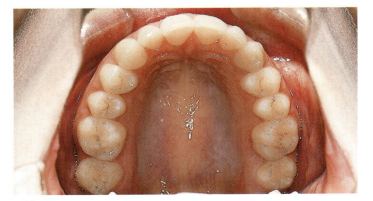

Abb. 7.219

215

KAPITEL 8

Überblick über die Behandlung von Klasse-III-Fällen

Einleitung 219

  Genaue Registrierung – Verlagerungen des Unterkiefers 219

  Prognathie des Unterkiefers oder Retrognathie des Oberkiefers? 220

  Der Zeitpunkt der Klasse-III-Behandlung 220

  Die Entscheidung zur operativen Behandlung eines Klasse-III-Falls 222

  Durch Engstand im Molarenbereich werden Seitenzähne „herausgedrängt" 224

  Klasse-III-Mechanik 225

Die vier Phasen der Behandlungsplanung 226

  Bestimmung einer PIP für die oberen Schneidezähne 226

  Die unteren Schneidezähne 226

  Die restlichen oberen Zähne 227

  Die restlichen unteren Zähne 227

Komponenten der PIP bei der Behandlung von Klasse-III-Fällen 228

Bewegung der oberen Schneidezähne bei Klasse-III-Fällen 229

  Vorverlagerung der oberen Schneidezähne innerhalb des Knochens 230

  Grenzen der Vorverlagerung der oberen Schneidezähne 230

  Vorverlagerung des Oberkiefers durch Wachstum 231

  Vorverlagerung des Oberkiefers durch kieferorthopädische Behandlung 231

Bewegung der unteren Schneidezähne bei Klasse-III-Fällen 232

  Rückverlagerung und Retraktion der unteren Schneidezähne innerhalb des Knochens 232

  Rückverlagerung des Unterkiefers – distale Reposition 233

  Rückverlagerung des Unterkiefers – Beschränkung des Wachstums? 233

  Vorverlagerung des Unterkiefers – Klasse-III-Wachstum 234

Fallbeispiel MS. Ein Klasse-III-Fall mit Engstand ohne Extraktionsbehandlung 236

Fallbeispiel KB. Ein Klasse-III-Fall mit Extraktion der zweiten Molaren 242

EINLEITUNG

In der Einleitung zum siebten Kapitel (S. 162) wurde der kieferorthopädische Ansatz, primär Zähne zu begradigen, dem Ansatz gegenübergestellt, die Lage des Gebisses kieferorthopädisch zu korrigieren. Diese Ausführungen gelten auch für die Behandlung von Klasse-III-Fällen. Denn bei der Mehrzahl der kieferorthopädischen Klasse-III-Behandlungen geht es darum, die Position des Gebisses so zu verändern, dass in Bezug auf das Gesicht eine korrekte Schneidezahnbeziehung eingestellt und beibehalten werden kann. Es würde den Umfang dieses Buches sprengen, die Planung einer Klasse-III-Behandlung im Einzelnen zu erörtern. Es folgt daher nur ein Überblick und allgemeine Hinweise zu Punkten, die für die Behandlungsmechanik wichtig sind.

Damit die Behandlung Erfolg hat, muss zuvor die wahre Ursache für die Klasse-III-Malokklusion erkannt sowie abgeschätzt werden, ob und welche Veränderungen durch Wachstumsprozesse zu erwarten sind. Dabei ist Folgendes zu beachten:

- Genaue Registrierung – Verlagerungen des Unterkiefers
- Prognathie des Unterkiefers oder Retrognathie des Oberkiefers?
- Der Zeitpunkt der Klasse-III-Behandlung

Genaue Registrierung – Verlagerungen des Unterkiefers

Stimmt die maximale Interkuspidation nicht mit der zentrischen Kondylenposition überein, so muss dies erkannt und bei der Erstellung der Unterlagen exakt aufgezeichnet werden. Diese Verlagerungen des Unterkiefers (Abb. 8.1) können wichtig sein, wenn über einen kieferchirurgischen Eingriff entschieden werden soll.

Damit die Behandlungsplanung von der zentrischen Relation des Unterkiefers ausgehen kann, müssen die diagnostischen Unterlagen in zentrischer Kondylenposition angefertigt werden. Dazu muss ein Wachsbiss (Abb. 8.2) bei der Erstellung der Unterlagen verwendet werden, d. h. für die Studienmodelle, Gesichtsfotos, Fernröntgenbilder, sowie vereinzelt auch für Tomogramme. Anschließend muss in der fazialen und kephalometrischen Analyse die dadurch entstandene geringe Bissöffnung korrigiert werden. Nur so kann man die richtige antero-posteriore Unterkieferposition, bei der sich die Kondylen im Zentrum der Gelenkgrube befinden, exakt festlegen und die Behandlungsplanung darauf aufbauen.

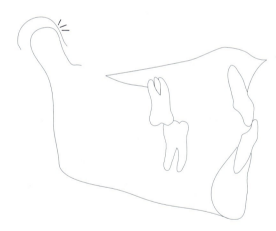

Abb. 8.1: Bei Klasse-III-Malokklusionen ist der Unterkiefer häufig verlagert. Dies muss erkannt und exakt registriert werden.

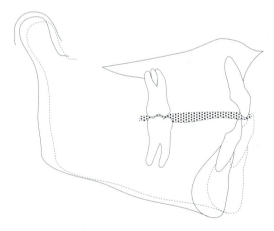

Abb. 8.2: Mit einem Wachsbiss muss die antero-posteriore Unterkieferposition festgehalten werden, bei der sich die Kondylen im Zentrum der Gelenkgruben befinden. Auf dieser Grundlage kann dann die Behandlung genau geplant werden, weil alle Unterlagen erstellt wurden mit dem Unterkiefer in zentrischer Relation.

- Die richtige Entscheidung zur operativen Behandlung
- Durch Engstand im Molarenbereich werden Seitenzähne „herausgedrängt"
- Der Einsatz einer Klasse-III-Mechanik

Prognathie des Unterkiefers oder Retrognathie des Oberkiefers?

Schon zu Beginn der Behandlungsplanung muss darüber entschieden werden, ob eine mandibuläre Prognathie oder eine maxilläre Retrognathie oder eine Kombination aus beidem vorliegt. In vielen Fällen reicht dafür schon eine eingehende Inspektion des Patienten und der Röntgenaufnahmen aus.

Zur kephalometrischen Beurteilung einer antero-posterioren skelettalen Abweichung gibt es mehrere gängige Methoden. So kann man beispielsweise die Winkel SNA, SNB und ANB mit den Normwerten bei Männern oder Frauen desselben Alters aus Michigan[1] vergleichen. Diese Methode hat allgemein bekannte Unzulänglichkeiten, war jedoch viele Jahre lang ein wichtiger Indikator für skelettale Missverhältnisse. McNamara[2] schlug dagegen vor, die Position des A- und des B-Punktes anhand einer Linie zu beurteilen, die vom Nasion aus senkrecht zur Frankfurter Horizontalen verläuft (Abb. 8.3).

Arnett (S. 163) benutzt bei seiner Analyse die so genannte True vertical line (TVL) als faziale Bezugslinie (Abb. 8.4). Mit dieser Methode kann man wesentlich eleganter und genauer den jeweiligen Fall beurteilen (Abb. 8.5).

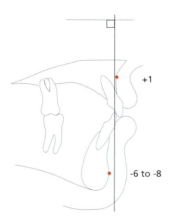

Abb. 8.3: McNamara ging bei seiner Analyse von der Nasion-Senkrechten aus.

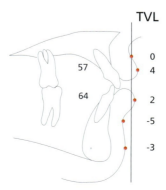

Abb. 8.4: Arnett orientiert sich bei der Analyse an der so genannten True vertical line (TVL).

Der Zeitpunkt der Klasse-III-Behandlung

Frühzeitige Korrektur der Unterkieferverlagerungen

Diese Verlagerungen sollten im dentalen Alter von acht bis neun Jahren erkannt werden, kurz nachdem die bleibenden Schneidezähne durchgebrochen sind. Eine progene Schneidezahnbeziehung kann die Entwicklung des Oberkiefers bremsen und das Unterkieferwachstum fördern und so die Klasse-III-Malokklusion verstärken – ein Effekt, wie man ihn von funktionskieferorthopädischen Geräten zur Behandlung einer Klasse II kennt.

In der Regel genügen zur Korrektur einfache Zahnbewegungen, die allerdings früh genug einsetzen müssen, damit sich der Oberkiefer danach noch ungehindert weiterentwickeln kann. Wenn die Kondylen in der Gelenkgrube zentriert wurden, verschwinden auch die eventuell vorhandenen „funktionskieferorthopädischen Effekte" der ursprünglichen mandibulären Verlagerung wieder.

Maxilläre Retrognathie oder Pseudoprogenie

Bei Heranwachsenden mit einer Rücklage des Oberkiefers kann man frühzeitig eine Expansion und Nachentwicklung des Oberkiefers planen, beispielsweise mithilfe einer Gaumennahterweiterung und einem Protraktions-Headgear. Die erzielte skelettale Veränderung kann man durch einen Transpalatinalbogen stabilisieren, bis dann im Alter von etwa 12 Jahren eine vollständige festsitzende Behandlung begonnen werden kann.

Kieferchirurgische Grenzfälle

Bei manchen Fällen mit großem Unterkiefer ergibt die diagnostische Auswertung, dass ein chirurgischer Eingriff am Unterkiefer *vielleicht* nötig werden wird. Bei solchen Fällen ist es sinnvoll, die kieferorthopädische Behandlung hinauszuzögern, falls das möglich ist. Dadurch kann man das Wachstumsmuster anhand von normalen Fernröntgenbildern besser beurteilen und fundierter über einen kieferchirurgischen Eingriff entscheiden.

Operativ zu behandelnde Klasse-III-Fälle

Bei einigen Patienten ist es von Anfang an klar, dass sie kieferchirurgisch behandelt werden müssen. Sie sollten erst behandelt werden, wenn das Wachstum abgeschlossen ist. Der Zeitpunkt wird mit dem Chirurgen abgesprochen. Der Eingriff kann bei Männern ab dem 20. Lebensjahr, bei Frauen schon etwas eher erfolgen.

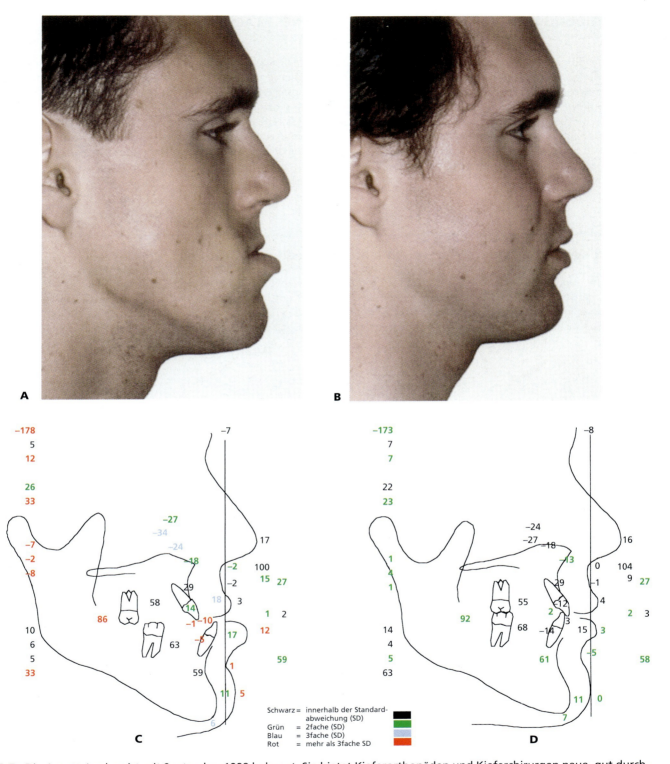

Abb. 8.5: Die Arnett-Analyse ist seit September 1999 bekannt. Sie bietet Kieferorthopäden und Kieferchirurgen neue, gut durchdachte Möglichkeiten, die ihnen die Diagnose und Behandlungsplanung erleichtern. Besonderer Wert wird dabei auf die Vermessung der Weichgewebe gelegt. Die numerischen Ausdrucke sind mit einem Farbcode versehen.
Die Analyse orientiert sich an der True vertical line (TVL). Es gibt unterschiedliche Normwerte für Männer und Frauen. Bei dem hier mit freundlicher Genehmigung von Dr. Arnett gezeigten Patienten wurde der Oberkiefer operativ vorverlagert und der Unterkiefer zurückgesetzt. Darüber hinaus wurden die Orbitaränder durch Hydroxylapatitimplantate aufgebaut.

DIE ENTSCHEIDUNG ZUR OPERATIVEN BEHANDLUNG EINES KLASSE-III-FALLS

Wie bei der Behandlung von Klasse-II-Fällen ist es auch bei Klasse-III-Patienten wichtig, ein schwereres skelettales Missverhältnis zu erkennen, das entweder zur Zeit der Beurteilung bereits vorliegt oder sich möglicherweise infolge eines ungünstigen Wachstums entwickeln wird. Bei diesen Patienten muss eine Kombination aus kieferchirurgischer und kieferorthopädischer Behandlung in Betracht gezogen werden. Eine Behandlung ausschließlich mit kieferorthopädischen Mitteln sollte herausgezögert oder gleich ausgeschlossen werden.

Die kephalometrische Weichgewebsanalyse (soft tissue cephalometric analysis, STCA) von Arnett et al. wurde bereits im siebten Kapitel erläutert. Bei den folgenden theoretischen Beispielen für die Behandlung von Klasse-III-Fällen werden die selben sieben Messwerte herangezogen und ebenfalls im oberen und mittleren Drittel ein annähernd ideales Gesichtsprofil sowie eine gute Stellung der oberen Schneidezähne vorausgesetzt.

Beispiel A: Kombinierte kieferchirurgisch-kieferorthopädische Behandlung

Wenn feststeht, dass der Unterkiefer operativ behandelt werden muss, wartet der Kieferchirurg in der Regel, bis das Wachstum abgeschlossen ist, bei Männern eventuell bis zu einem Alter von 22 Jahren. Der Chirurg bittet dann den Kieferorthopäden, die Schneidezähne zu dekompensieren. Für die endgültige Korrektur werden Unterkiefer und/oder Oberkiefer antero-posterior ausgerichtet und falls nötig, wird auch der Oberkiefer transversal korrigiert. Damit wird fazial und dental ein optimales Ergebnis erreicht (Abb. 8.6).

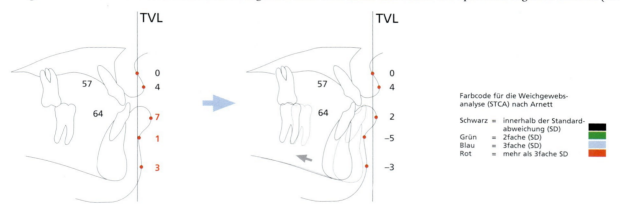

Abb. 8.6: Mit einer kombiniert kieferchirurgisch-kieferorthopädischen Behandlung sollte man in diesem Fall beim Gesichtsprofil und den Zähnen ein annähernd ideales Ergebnis erzielen können. Bei einer Rückverlagerung des Unterkiefers um 6 mm liegen die Messwerte bezüglich der TVL innerhalb 1 SD vom Normwert.

Beispiel B: Kieferorthopädische Kompensation einer leichten skelettalen Klasse III

Mit der Korrektur kann man schon wesentlich eher beginnen, muss den Patient aber darüber aufklären, dass es noch zu späten Wachstumsschüben am Unterkiefer kommen kann. Der Kieferorthopäde kaschiert die zugrunde liegende Klasse-III-Diskrepanz durch eine dentale Kompensation. Dazu werden die oberen Schneidezähne prokliniert und/oder die unteren retrokliniert. Der Patient muss bei einer solchen Behandlung gut mitarbeiten und Klasse-III-Gummizüge und/oder eine Gesichtsmaske tragen. Auf diese Weise kann auch ohne einen chirurgischen Eingriff ein akzeptables dentales und faziales Ergebnis erzielt werden (Abb. 8.7).

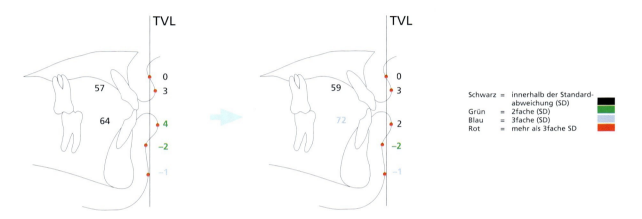

Abb. 8.7: Bei diesem wenig ausgeprägten Klasse-III-Fall genügen kieferorthopädische Zahnbewegungen, um die leichte skelettale Diskrepanz zu kaschieren. Das kann dental zu einem guten Ergebnis führen und fazial einiges am Profil verbessern. In diesem Beispiel wurden die oberen Inzisivi um 2° prokliniert und die unteren um 8° retrokliniert.

Beispiel C: Spätes Unterkieferwachstum

Nach der kieferorthopädischen Kaschierung einer leichten Klasse-III-Malokklusion kann es, vor allem bei Männern, noch zu Wachstumsschüben am Unterkiefer kommen. Gelegentlich findet der Patient die Veränderung des dentalen und fazialen Ergebnisses nicht gravierend und möchte keine weitere Behandlung. Wenn man operiert, wird sich das Aussehen aufgrund der vorangegangenen dentalen Kompensation nur begrenzt verbessern (Abb. 8.8). Durch eine kieferorthopädische Behandlung müssen erst die Inzisivi dekompensiert werden, wenn die Operation ein optimales Ergebnis für das Gesicht bringen soll.

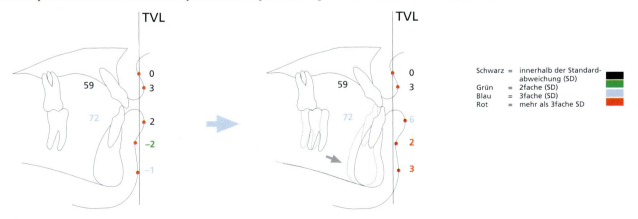

Abb. 8.8: Bei einigen Fällen kommt es nach einer Behandlung wie in Beispiel B noch zu einem späten Unterkieferwachstum. Das ist eine schwierige Situation. Falls man sich zu einer Operation entschließt, muss zuvor noch durch eine weitere kieferorthopädische Behandlung die Schneidezahnstellung dekompensiert werden.

Durch Engstand im Molarenbereich werden Seitenzähne „herausgedrängt"

Es besteht Uneinigkeit darüber, welche Bedeutung ein seitlicher Engstand für die Ausbildung einer Klasse-III-Malokklusion hat.[3] Einer These zufolge werden die Zähne aufgrund des Engstandes im Molarenbereich „herausgedrängt", was bei einem Unterkiefer mit geringem vertikalen Wachstum im Bereich des aufsteigenden Astes zu einer anterioren Bissöffnung führen kann (Abb. 8.9). Bei starkem Wachstum im Ramusbereich kann sich dagegen eine Klasse-III-Malokklusion entwickeln.

Bei diesem Ansatz gibt es noch viele offene Fragen, die auch noch nicht näher untersucht wurden. Dennoch sprechen einige sorgfältig ausgesuchte Patienten mit Klasse III[4] (Fallbeispiel KB, S. 242) oder offenem Biss[5] gut auf eine Extraktion der zweiten Molaren an. Die These, dass es zu einem solchen „Herausdrängen" kommt, ist also offensichtlich nicht ganz von der Hand zu weisen. Bei manchen Fällen trägt es möglicherweise entscheidend zur Ätiologie bei.

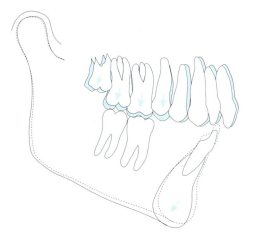 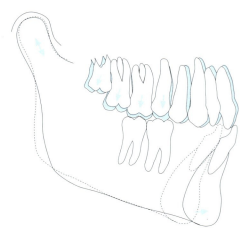

Abb. 8.9: Es ist umstritten, ob ein seitlicher Engstand mit für die Ausbildung einer Klasse-III-Malokklusion oder eines frontal offenen Bisses verantwortlich sein kann. Der Umstand, dass Seitenzähne „herausgedrängt" werden, kann in bestimmten Fällen durch die Extraktion zweiter bleibender Molaren begrenzt werden, was sich auch positiv auf die Behandlungsmechanik auswirkt.

Klasse-III-Mechanik

Bei der rein kieferorthopädischen Korrektur von Klasse-III-Malokklusionen leisten intermaxilläre Klasse-III-Gummizüge (Abb. 8.10) sehr gute Dienste. Sie sorgen für eine Retroklination der unteren und eine Proklination der oberen Schneidezähne sowie eine antero-posteriore Korrektur der Molarenbeziehung (Abb. 8.11). Bei durchschnittlichen bis kleinen Kieferbasiswinkeln können alle Komponenten dieser elastischen Kraft mit dazu beitragen, die Behandlungsziele zu erreichen. Bei Klasse-II-Gummizügen und größeren Kieferbasiswinkeln können sich die vertikalen Komponenten nachteilig auswirken (Abb. 8.12).

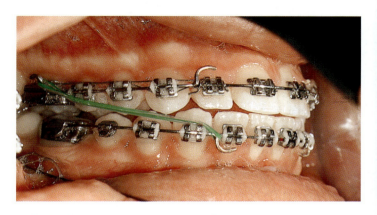

Abb. 8.10: Intermaxilläre Klasse-III-Gummizüge.

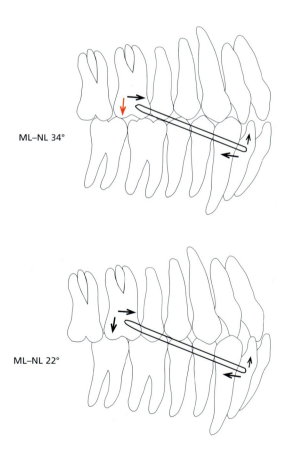

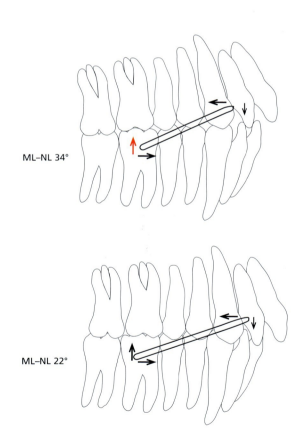

Abb. 8.11: Die Kraftvektoren von Klasse-III-Gummizügen. Bei Tiefbissfällen mit kleinen Kieferbasiswinkeln sind alle vier Vektoren vorteilhaft. Liegt bei Patienten mit Klasse-III-Malokklusion allerdings ein großer Kieferbasiswinkel und eine Tendenz zum offenen Biss vor, dürfen die oberen Molaren nicht extrudiert werden. Ein Transpalatinalbogen kann diese Kraftkomponente auffangen (Abb. 5.29, S. 107).

Abb. 8.12: Die Kraftvektoren von Klasse-II-Gummizügen. Bei Klasse-II-Fällen mit kleinem Kieferbasiswinkel sind alle vier Vektoren vorteilhaft. (Die vertikale Komponente in der oberen Schneidezahnregion wird durch die Spee-Kurve im oberen Bogendraht ausgeglichen, so dass sie den Biss nicht vertieft). Bei Klasse-II-Fällen mit großem Kieferbasiswinkel sollten die oberen Molaren nicht extrudiert werden; hier kann man kurze Klasse-II-Elastiks verwenden.

DIE VIER PHASEN DER BEHANDLUNGSPLANUNG

Die Therapieplanung verläuft ähnlich wie bei Klasse II (s. S. 166, 167). Im Folgenden werden die vier Phasen beschrieben:

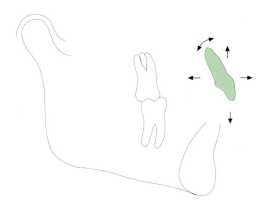

Phase 1: Bestimmung einer PIP für die oberen Schneidezähne

In dieser Phase muss man sich entscheiden, welche Position für die Schneidezähne ideal wäre. Ist sie ein realistisches Behandlungsziel? Wenn nicht, kann man mit kieferorthopädischen Zahnbewegungen eine Position erreichen, die zwar nicht ideal, aber noch akzeptabel ist? Oder ist ein operativer Eingriff am Oberkiefer erforderlich, um eine akzeptable Schneidezahnposition zu erzielen? Auf diese Weise kann man die PIP (planned incisor position; geplante Schneidezahnposition) für die oberen Schneidezähne ermitteln (Abb. 8.13).

Abb. 8.13: In der ersten Phase der Klasse-III-Behandlungsplanung geht es um die Position der oberen Schneidezähne. Man muss ihre Idealposition festlegen und dann entscheiden, ob sie erreicht werden kann. Wenn nicht, ist vielleicht eine etwas andere Position angemessen, die zwar nicht ideal, aber noch akzeptabel ist. Auf diese Weise wird die „geplante Schneidezahnposition" oder PIP ermittelt.

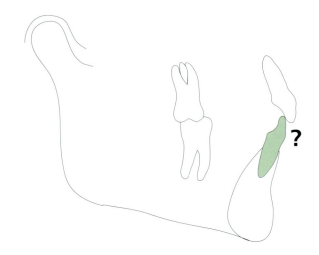

Phase 2: Die unteren Schneidezähne

Lassen sich die unteren Schneidezähne in eine gute Beziehung zur PIP der oberen Inzisivi bringen? Kann diese Position der unteren Schneidezähne ausschließlich mit kieferorthopädischen Mitteln erreicht werden? Besonders bei heranwachsenden Klasse-III-Patienten mit sehr großem Unterkiefer ist dies meist die entscheidende Frage (Abb. 8.14). Die Antwort lautet häufig „wahrscheinlich, sofern das Wachstum entsprechend ausfällt", vielleicht aber auch „möglicherweise; allerdings ist weiteres Wachstum zu befürchten und das sollte besser abgewartet werden" (S. 234).

Abb. 8.14: In der zweiten Planungsphase geht es um die Position der unteren Inzisivi. Bei Klasse-III-Fällen mit sehr großem Unterkiefer ist dies häufig die entscheidende Frage.

Phase 3: Die restlichen oberen Zähne

Bei der Behandlungsplanung der Klasse II (S. 167) ging es in der dritten Phase um die restlichen unteren Zähne und in der vierten um die oberen. Bei Klasse-III-Fällen ist es dagegen umgekehrt besser, schon in der dritten Phase die Situation im Oberkiefer zu beurteilen. Denn wenn obere Prämolaren extrahiert werden müssen (in der Regel die zweiten oberen Prämolaren), dann folgt daraus bei einem Klasse-III-Fall, dass die unteren ersten Prämolaren extrahiert werden müssen. Kommt man jedoch im oberen Zahnbogen ohne Extraktionen aus, müssen für den unteren Zahnbogen eine ganze Reihe von Möglichkeiten in Betracht gezogen werden.

In der dritten Phase wird daher entschieden, wie die restlichen oberen Zähne einzustellen sind, um sie an die PIP der oberen Schneidezähne anzupassen. Für die Behandlungsmechanik ist es in der Regel günstig, im oberen Zahnbogen nicht zu extrahieren. Das dentale VTO (visualized treatment objective) wird die erforderlichen Molaren- und Prämolarenbewegungen bestätigen (Abb. 8.15).

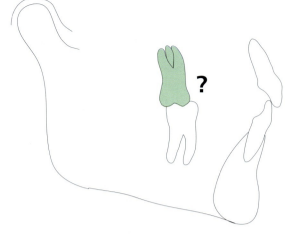

Abb. 8.15: In der dritten Planungsphase wird entschieden, mit welcher Behandlungsmechanik die übrigen oberen Zähne korrekt eingestellt werden, damit sie zur geplanten Position der oberen Schneidezähne passen.

Phase 4: Die restlichen unteren Zähne

Welche Stellung sollten die restlichen Zähne im Unterkiefer einnehmen, damit sie zur geplanten Stellung der unteren Schneidezähne passen (Abb. 8.16)? Müssen Zähne gezogen werden, um einen unteren Engstand aufzulösen oder damit die unteren Inzisivi genügend retrahiert werden können? Für die Retraktion der unteren Schneidezähne ist es günstig, untere Prämolaren zu extrahieren; das unterstützt in vielen Fällen auch die Klasse-III-Behandlungsmechanik. Das dentale VTO[6] kann helfen, die richtige Entscheidung zu treffen. Bei Klasse-III-Fällen mit grenzwertigem Extraktionsbedarf können zweite Molaren in Betracht gezogen werden (Fallbeispiel KB, S. 242).

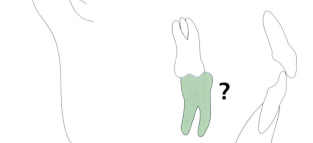

Abb. 8.16: In der letzten Phase der Klasse-III-Behandlungsplanung muss ein Engstand oder ein Lückenstand im unteren Zahnbogen beurteilt und dann darüber entschieden werden, in welche Position die restlichen unteren Zähne gebracht werden sollen, damit sie zur geplanten unteren Schneidezahnposition passen.

KOMPONENTEN DER PIP BEI DER BEHANDLUNG VON KLASSE-III-FÄLLEN

Für jeden Klasse-III-Fall muss als Behandlungsziel eine PIP festgelegt werden, damit die oberen Inzisivi antero-posterior sowie vertikal korrekt und mit entsprechendem Torque eingestellt werden können (Abb. 8.17). Es würde den Umfang dieses Buches sprengen, diese Ziele zu definieren und detailliert zu erörtern. Jeder Kieferorthopäde wird jedoch eine Meinung darüber haben, wo die oberen Inzisivi stehen sollten, und in den meisten Fällen wird man wohl allgemein zu einem Konsens kommen können. Wie bei den Klasse-II-Fällen muss auch hier erst mit herkömmlichen kephalometrischen Methoden oder der Arnett-Analyse die vorhandene Schneidezahnposition beurteilt werden, bevor man sich für ein geeignetes Ziel entscheiden kann. Die einzelnen Komponenten entsprechen den für die Klasse II beschriebenen auf der Seite 168. Für die Analyse der Klasse-III-Fälle benutzt man den gleichen Ansatz und die gleichen Werte.

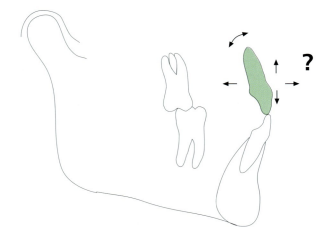

Abb. 8.17: Für jeden Klasse-III-Fall muss zu Beginn der Behandlungsplanung eine PIP festgelegt werden, damit die oberen Schneidezähne antero-posterior sowie vertikal korrekt und mit entsprechendem Torque eingestellt werden können.

BEWEGUNG DER OBEREN SCHNEIDEZÄHNE BEI KLASSE-III-FÄLLEN

Nach der Bestimmung der jeweiligen PIP müssen die oberen Schneidezähne durch eine kontrollierte Bewegung in die entsprechende Position gebracht werden. Bei der Planung der dazu erforderlichen Behandlungsmechanik ist es ratsam, den oberen Zahnbogen isoliert zu betrachten und erst die oberen, dann die unteren Inzisivi zu korrigieren. Der untere Bogen kann in diesem Stadium erst einmal außer Acht gelassen werden, es sei denn, er wird bei Klasse-III-Gummizügen zur Verankerung benötigt. Auf den folgenden Seiten wird die Bewegung der oberen Schneidezähne mit der entsprechenden MBT™-Behandlungsmechanik dargestellt.

Bei einer leichten Klasse III mit einem normalen Oberkiefer, aber übergroßem Unterkiefer entspricht die Position, die die oberen Schneidezähne vor Behandlungsbeginn haben, schon in etwa der PIP. Dann müssen die oberen Schneidezähne nur relativ wenig bewegt werden. In vielen anderen Klasse-III-Fällen ist es jedoch erforderlich, die oberen Inzisivi vorzuverlagern. Ist der Oberkiefer klein, kann es sehr schwierig sein, dies ohne zu starke Proklination zu erreichen. Für eine Vorverlagerung der oberen Schneidezähne gibt es im Prinzip zwei Möglichkeiten:

1. Man prokliniert die oberen Schneidezähne und bewegt sie innerhalb des verfügbaren Knochens nach vorne (Abb. 8.18). Dies ist bei vielen Klasse-III-Fällen nötig, um mit dem Wachstum des Unterkiefers Schritt zu halten. Bei jeder Kippung um 2,5° gewinnt man etwa 1 mm Platz auf jeder Seite, also insgesamt 2 mm. Aus diesem Grund ist es bei Klasse-III-Fällen oft nicht ratsam, im Oberkiefer Prämolaren zu entfernen. Wenn sie dennoch extrahiert werden, kann es schwierig oder sogar unmöglich sein, die oberen Schneidezähne zu proklinieren.

2. Der Oberkieferknochen entwickelt sich durch normales Wachstum oder kieferorthopädische Verfahren nach ventral (Abb. 8.19).

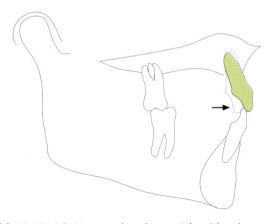

Abb. 8.18: Die Kronen der oberen Schneidezähne werden durch Proklination nach vorne verlagert.

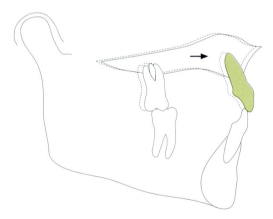

Abb. 8.19: Die Kronen der oberen Inzisivi werden nach vorne verschoben, weil der Oberkiefer durch normales Wachstum oder kieferorthopädische Verfahren vorverlagert wird.

Vorverlagerung der oberen Schneidezähne innerhalb des Knochens

Wie bereits besprochen, kippen die oberen Inzisivi aufgrund der im Bracket vorgegebenen Angulation ohnehin leicht nach vorne, wenn die Zähne mit den Anfangsbogendrähten nivelliert werden. Bei Klasse-III-Fällen ist dies in der Regel vorteilhaft, weil sich die oberen Schneidezähne dadurch ihrer PIP annähern. Ebenso führen die antero-posteriore Expansion und die Torqueeffekte im Stadium der Vierkant-HANT- und -stahldrähte bei vielen Fällen zu günstigen Veränderungen, die durch Klasse-III-Gummizügen noch weiter verstärkt werden. Diese spontanen Zahnbewegungen beim Nivellieren und Ausrichten vereinfachen bei leichten Klasse-III-Fällen die ersten Arbeiten im oberen Zahnbogen.

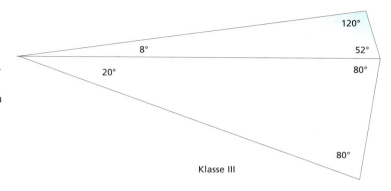

Abb. 8.20: Die oberen Schneidezähne sollten generell nicht mehr als 120° gegenüber der Oberkieferbasis prokliniert werden; individuelle Abweichungen sind natürlich möglich.

Grenzen der Vorverlagerung der oberen Schneidezähne

Für die Vorverlagerung der oberen Schneidezähne gibt es klare klinische Grenzen, die einzuhalten sind. Bei scheinbar einfachen Behandlungen können zwei Punkte Probleme bereiten:

1. **Zu starke Proklination.** Eine zu starke Proklination der oberen Schneidezähne kann ihre Funktion beeinträchtigen und das Erscheinungsbild unvorteilhaft verändern. Eine allgemeine Regel besagt, dass obere Inzisivi, abgesehen von individuellen Variationen, maximal bis 120° gegenüber der Oberkieferbasis nach vorne gekippt werden sollten (Abb. 8.20), gelegentlich liegen die Grenzen auch bei Werten unter 120°. Wird zu stark prokliniert, kommt es zu gingivalen Rezessionen und verlängerten klinischen Kronen.

2. **Es wird kein positiver Overjet erreicht.** Das kann unter anderem daran liegen, dass die unteren Inzisivi zu weit vorne gestanden haben. Der Kopfbiss, der sich dadurch ergibt, ist problematisch (Abb. 8.21). Wenn man ihn belässt, sind Schmelzschäden und/oder Wurzelresorptionen zu befürchten. Es ist daher unklug, eine Klasse-III-Schneidezahnbeziehung ausschließlich kieferorthopädisch korrigieren zu wollen – es sei denn, man weiß von Anfang an, dass man sie vollständig korrigieren und eine annähernd normale sagittale Stufe erreichen kann.

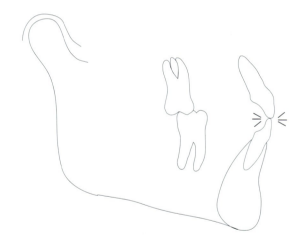

Abb. 8.21: Es ist unklug, eine Klasse-III-Schneidezahnbeziehung ausschließlich kieferorthopädisch korrigieren zu wollen, es sei denn, man weiß von Anfang an, dass ein normaler Overjet erreicht werden kann. Belässt man den Kopfbiss, kann es zu Wurzelresorptionen und/oder Schmelzschäden kommen.

Vorverlagerung des Oberkiefers durch Wachstum

Man kann sich nicht darauf verlassen, dass die Korrektur von Klasse-III-Malokklusionen durch ein normales Oberkieferwachstum erleichtert wird. Das maxilläre Wachstum verläuft in solchen Fällen vielmehr allgemein eher ungünstig und trägt nichts zur Annäherung an die PIP der oberen Schneidezähne bei.

Vorverlagerung des Oberkiefers durch kieferorthopädische Behandlung

Bei Heranwachsenden mit kleinem Oberkiefer kann man auch in Erwägung ziehen, die Maxilla durch kieferorthopädische Verfahren vorzuverlagern (Abb. 8.22) – beispielsweise mithilfe einer Gaumennahterweiterung und eines Protraktions-Headgears. Wie sich eine derartige Behandlung auswirkt und wie stabil ihr Ergebnis ist, ist allerdings heftig umstritten und unsicher. Dennoch findet man in der Literatur Hinweise[7], dass man auf diese Weise eine günstige Ventralentwicklung des Oberkiefers erreichen und die oberen Schneidezähne ihrer PIP annähern kann.

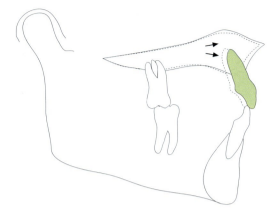

Abb. 8.22: Falls eine Ventralentwicklung des Oberkiefers durch kieferorthopädische Verfahren erreicht werden kann trägt dies dazu bei, dass sich die oberen Schneidezähne ihrer PIP annähern.

BEWEGUNG DER UNTEREN SCHNEIDEZÄHNE BEI KLASSE-III-FÄLLEN

Um die unteren Inzisivi zu retrahieren, kann man sie innerhalb des Alveolarknochens nach distal bewegen oder aber, wenn eine Verlagerung vorliegt, den Unterkiefer rückverlagern. Wenn der Unterkiefer wächst, verschieben sich die Schneidezähne dagegen höchst unvorteilhaft weiter nach vorne. Jede dieser Möglichkeiten wird der Reihe nach besprochen; außerdem wird die für die Zahnbewegung empfohlene MBT™-Mechanik genau erläutert.

Rückverlagerung und Retraktion der unteren Schneidezähne innerhalb des Knochens

Bei den meisten nichtoperativen Klasse-III-Behandlungen ist es ratsam, die unteren Schneidezähne zu retrahieren und retroklinieren (Abb. 8.23). Damit kann eine leichte mandibuläre Prognathie oder eine leichte maxilläre Retrognathie kompensiert und die zugrundeliegende skelettale Diskrepanz kaschiert werden. Die anatomischen Knochenverhältnisse im Bereich der unteren Inzisivi setzen diesen Versuchen allerdings Grenzen. Bei Retraktionen und Retroklinationen über einen Winkel von etwa 80° gegenüber der Unterkieferbasis hinaus (Abb. 8.24) drohen den zu weit retrahierten Inzisivi Knochendehiszenzen und der Verlust von Befestigung im Knochen. Auch das Erscheinungsbild sowie die Funktion der Zähne werden beeinträchtigt. Der Winkel von 80° entspricht dem Normwert aus Michigan[1], der bei etwa 95° liegt. Obwohl ein Wert von 80° eine gute Faustregel ist, kann vereinzelt auch eine Grenze von 85° angebracht sein; das wird am besten von Fall zu Fall entschieden.

Normalerweise kann man die unteren Schneidezähne mit Klasse-III-Gummizügen ausreichend retrahieren und retroklinieren. Die Extraktion unterer Zähne vereinfacht die Behandlungsmechanik. Am besten sind dafür erste Prämolaren geeignet, man kann aber auch die Entfernung zweiter Molaren in Erwägung ziehen (Fallbeispiel KB, S. 242).

Wenn man im Unterkiefer ohne Extraktionen auskommen will, kann man die unteren Schneidezähne mit einer Klasse-III-Mechanik etwas retrahieren und retroklinieren. Dadurch können aber die unteren Prämolaren und Molaren nach distal kippen, so dass unter Umständen die dritten Molaren nicht mehr genug Platz haben (Fallbeispiel MS, S. 241). In einigen Fällen ist daher zu überlegen, ob man sie nicht frühzeitig entfernt.

Wenn keine Extraktionen geplant sind, kann man die unteren Inzisivi wahrscheinlich nicht so weit retrahieren, wie das für den Fall erforderlich wäre. Vielleicht wird man es schaffen, die Malokklusion zu korrigieren, sie aber nicht überkorrigieren können. Dann hat man keine Reserven, falls sich der Unterkiefer durch späte Wachstumsschübe verändert, was – besonders bei männlichen Patienten mit Klasse III – relativ häufig vorkommt.

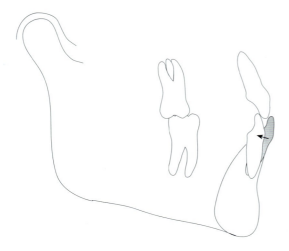

Abb. 8.23: Bei den meisten Klasse-III-Fällen, die nicht operativ behandelt werden, hat es sich bewährt, die unteren Schneidezähne zu retrahieren und zu retroklinieren.

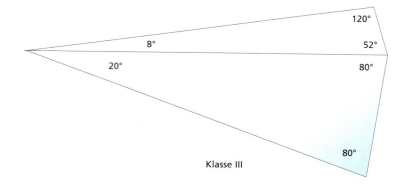

Abb. 8.24: Generell sollten untere Schneidezähne höchstens bis zu einem Winkel von 80° gegenüber der Unterkieferbasis retrahiert und rekliniert werden.

Rückverlagerung des Unterkiefers – distale Reposition

In vielen Klasse-III-Fällen ist der Unterkiefer zu Beginn der Behandlung vorverlagert. Im weiteren Verlauf der Behandlung stellt er sich dann in eine Position zurück, bei der sich die Kondylen im Zentrum der Gelenkgruben befinden. Eine derartige positive Entwicklung, die schon bei der Behandlungsplanung abzusehen ist, ist eine große Hilfe, um die unteren Schneidezähne in Bezug auf das Gesicht zurückzuverlagern.

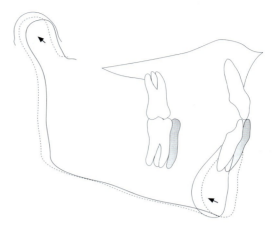

Abb. 8.25: Bei vielen Klasse-III-Fällen ist der Unterkiefer bei Behandlungsbeginn eindeutig vorverlagert. Wenn er sich im Verlauf der Behandlung in die zentrische Kondylenposition zurückstellt, verschieben sich in Bezug auf das Gesicht auch die unteren Schneidezähne nach hinten.

Rückverlagerung des Unterkiefers – Hemmung des Wachstums?

Früher beschäftigte man sich viel mit orthopädischen Hilfsmitteln wie der Kinnkappe (Abb. 8.26), um bei Klasse-III-Fällen mit mandibulärer Prognathie das Unterkieferwachstum zu hemmen. Klinische Erfahrung und Untersuchungsergebnisse[8] lassen jedoch den Schluss zu, dass sich die endgültige Länge des Unterkiefers durch solche Maßnahmen kaum verringert. Daher haben die Autoren den Einsatz von Kinnkappen und ähnlichen Hilfsmitteln aufgegeben.

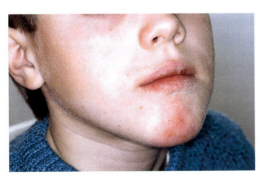
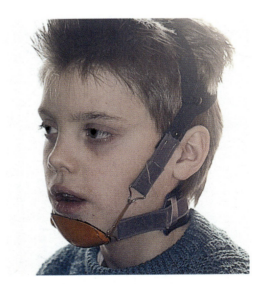

Abb. 8.26: Die Kieferorthopäden hatten nur wenig Erfolg damit, mithilfe von Kinnkappen und ähnlichen orthopädischen Hilfsmitteln bei Klasse-III-Patienten das mandibuläre Wachstum zu bremsen. Daher verwenden die Autoren diese nicht mehr.

Vorverlagerung des Unterkiefers – Klasse-III-Wachstum

Das Wachstum spielt eine wesentliche Rolle bei der Behandlung und der anschließenden Retention von Klasse-III-Patienten, besonders wenn sie männlich sind. Wie schon auf Seite 226 erwähnt, sollte jeder Fall, bei dem das Wachstumsmuster sehr unvorteilhaft ist, einige Zeit sorgfältig überwacht werden, bevor man sich endgültig zu einer rein kieferorthopädischen Behandlung entschließt. Außerdem muss in einem solchen Fall der Patient darüber unterrichtet werden, dass sich progenes Wachstum nicht vorhersagen lässt und ungünstiges Wachstum das Ergebnis in der Retentionszeit möglicherweise negativ beeinflussen kann. Wie auf Seite 226 beschrieben, ist ungünstiges Wachstum nach Abschluss der kieferorthopädischen Behandlung problematisch. Man sollte daher sehr genau darauf achten, alle Fälle zu erkennen, bei denen von Anfang an eine Operation geplant werden muss. Vor allem bei Extraktionen sollte man sich nicht zu früh festlegen, weil man sie nicht mehr rückgängig machen kann.

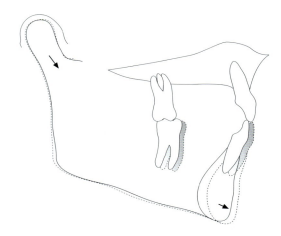

Abb. 8.27: Für den Patienten ist ungünstiges Wachstum nach Abschluss der kieferorthopädischen Behandlung oft problematisch.

LITERATUR

1 Riolo M et al 1974 Atlas of craniofacial growth. Center for Human Growth and Development, University of Michigan

2 McNamara J A 1984 A method of cephalometric evaluation. American Journal of Orthodontics 86:449–469

3 Sato S, Suzuki Y 1988 Relationship between the development of skeletal mesio-occlusion and posterior tooth-to-denture base discrepancy. Its significance in the orthodontic correction of skeletal Class III malocclusion. Journal of the Japanese Orthodontic Society 48:796–810

4 Bennett J, McLaughlin R P 1997 Orthodontic management of the dentition with the preadjusted appliance. Isis Medical Media, Oxford (ISBN 1 899066 91 8) pp. 344–350. Republished in 2002 by Mosby, Edinburgh (ISBN 07234 32651)

5 Bennett J, McLaughlin R P 1997 Orthodontic management of the dentition with the preadjusted appliance. Isis Medical Media, Oxford (ISBN 1 899066 91 8) pp. 338–343. Republished in 2002 by Mosby, Edinburgh (ISBN 07234 32651)

6 McLaughlin R P, Bennett J 1999 An analysis of orthodontic tooth movement – the dental VTO. Revista Espanola de Ortodoncia 29:2 10–29

7 Pangrazio-Kulbersh V, Berger J, Kersten G 1998 Effects of protraction mechanics on the midface. American Journal of Orthodontics and Dentofacial Orthopedics 114:484–491

8 Ishikawa H et al 1998 Individual growth in Class III malocclusion and its relationship to the chin cap effects. American Journal of Orthodontics and Dentofacial Orthopedics 114:337–346

FALLBEISPIEL MS

Ein 13 Jahre und 11 Monate alter Patient mit einer leichten skelettalen Klasse III (ANB −1°) und einem durchschnittlichen Kieferbasiswinkel (ML–NL 25°). Die unteren Schneidezähne waren retrokliniert und standen in einem Winkel von 84° zur Unterkieferbasis. Das Gesichtsprofil entsprach ebenfalls einer leichten Klasse III.

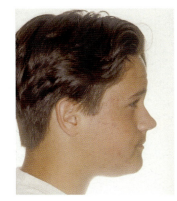

Abb. 8.27

Die Molarenbeziehung entsprach auf beiden Seiten einer leichten Klasse III, auch die Inzisivi standen in einer Klasse-III-Beziehung, mit einem Frontengstand im Unterkiefer. Die unteren Schneidezähne waren retrokliniert. Im Oberkiefer zeigte sich ein leichter Frontengstand, der linke erste Prämolar stand im Kreuzbiss. Normal proportionierte dritte Molaren entwickelten sich in günstigen Positionen. Es stand zur Diskussion, die zweiten Molaren zu extrahieren, doch nach einer Besprechung mit den Eltern wurde die Behandlung ohne Extraktionen durchgeführt.

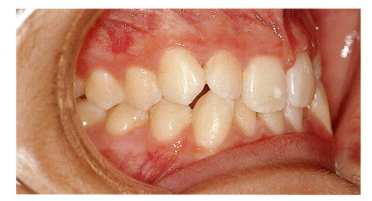

Abb. 8.30

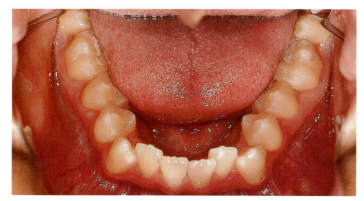

Abb. 8.33

Es wurden Metallbrackets in Standardgröße verwendet, um die Bewegungen optimal kontrollieren zu können. Im Oberkiefer wurde ein durchlaufender .016"-HANT-Draht, im Unterkiefer wurden .015"-Twistflex-Teilbögen eingesetzt. Die unteren Schneidezähne erhielten zunächst keine Brackets; sie wurden separiert, um dann approximal Schmelz abzutragen. Auf diese Weise konnte die Proklination der unteren Schneidezähne während des Ausrichtens in Grenzen gehalten werden.

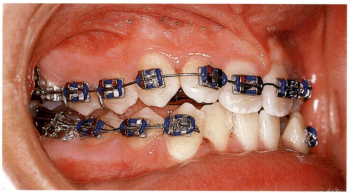

Abb. 8.36

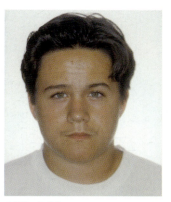
Abb. 8.28

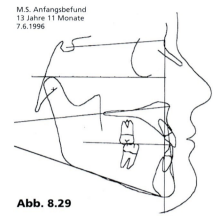
Abb. 8.29

M.S. Anfangsbefund
13 Jahre 11 Monate
7.6.1996

SNA ∠	87 °
SNB ∠	88 °
ANB ∠	−1 °
A-N ⊥ FH	1 mm
Pog-N ⊥ FH	7 mm
WITS	−3 mm
GoGnSN ∠	24 °
FM ∠	19 °
ML–NL ∠	25 °
IOK–A-Pog	3 mm
IUK–A-Pog	1 mm
IOK–NL ∠	112 °
IUK–ML ∠	84 °

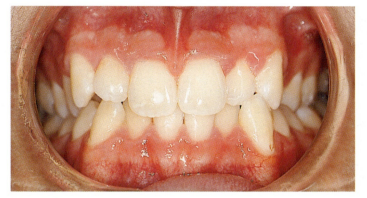
Abb. 8.31

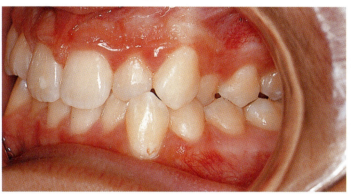
Abb. 8.32

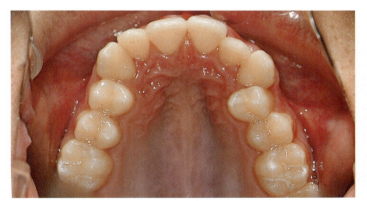
Abb. 8.34

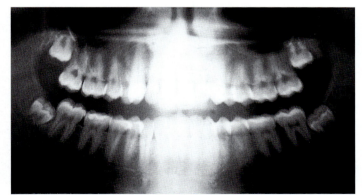
Abb. 8.35

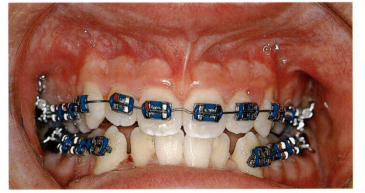
Abb. 8.37

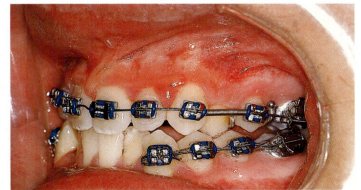
Abb. 8.38

Zehn Monate nach Behandlungsbeginn. Oben und unten liegen Vierkant-HANT-Drähte. Ein 0,9 mm starker Jockey-Draht (S. 82) unterstützt die Expansion des oberen Zahnbogens. Es wäre günstig gewesen, umgedrehte untere Eckzahnbrackets zu verwenden, weil das die Einstellung des Torques erleichtert hätte.

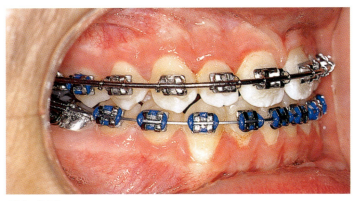

Abb. 8.39

Die unteren zweiten Molaren sind jetzt weit genug durchgebrochen, dass man sie bebändern kann. Durch den .019"×.025"-HANT-Draht werden sie effektiv und frühzeitig korrigiert; außerdem wird dieser Draht nicht durch die Kaukräfte verbogen, wie das bei Stahldrähten in diesem Bereich leicht passieren kann.

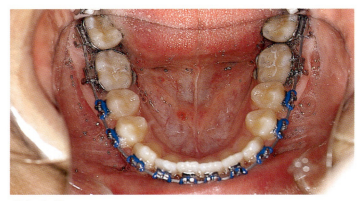

Abb. 8.42

Dreizehn Monate nach Behandlungsbeginn wurden die Bänder auf den unteren ersten Molaren sowie etliche Brackets repositioniert. Im oberen und unteren Zahnbogen liegen nach wie vor Vierkant-HANT-Drähte.

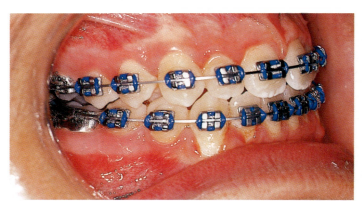

Abb. 8.45

Im oberen und unteren Zahnbogen wurden normale .019"×.025"-Vierkantstahldrähte eingesetzt. Eine leichte Aufweitung des oberen Bogendrahts soll eine korrekte bukkolinguale Molarenrelation sichern.

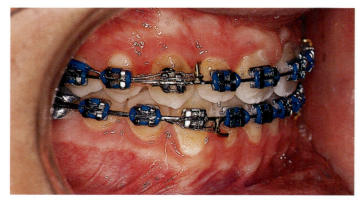

Abb. 8.48

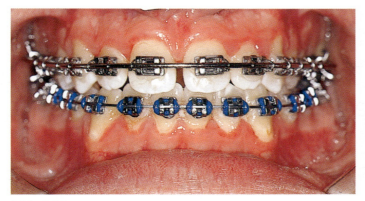

Abb. 8.40

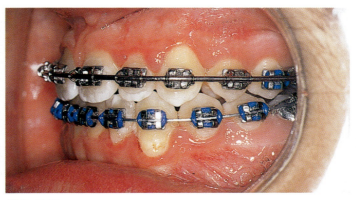

Abb. 8.41

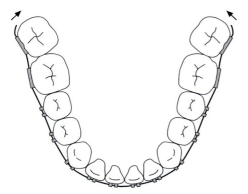

Abb. 8.43

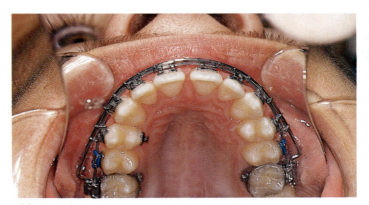

Abb. 8.44

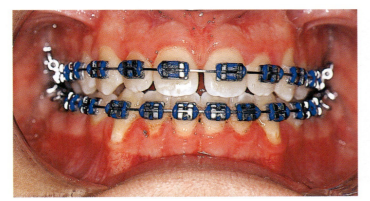

Abb. 8.46

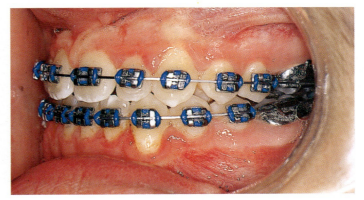

Abb. 8.47

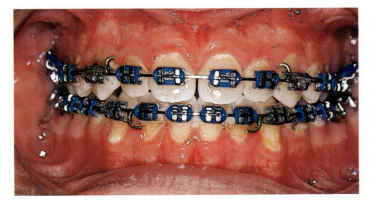

Abb. 8.49

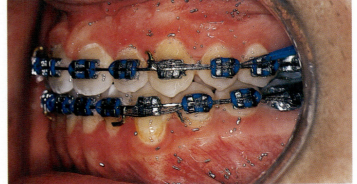

Abb. 8.50

Ansicht von vorne und von der Seite nach Entfernung der Apparatur. Die aktive Behandlung dauerte 26 Monate.

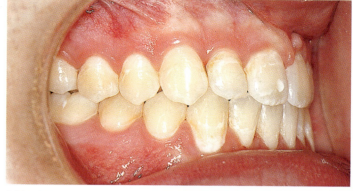

Abb. 8.51

Dental wurde ein gutes Ergebnis erzielt, die Panoramaschichtaufnahme zeigt jedoch, dass die unteren dritten Molaren impaktiert sind. Der Patient wurde an einen Chirurgen überwiesen, um die Entfernung der dritten Molaren zu besprechen. Im Nachhinein betrachtet hätte man die dritten Molaren schon zu einem früheren Zeitpunkt entfernen sollen. Das hätte die Klasse-III-Mechanik unterstützt und die komplizierten Impaktionen verhindert.

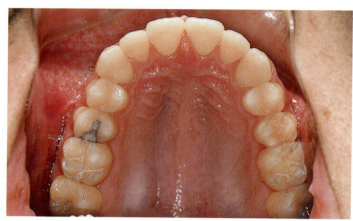

Abb. 8.54

Ein ansprechendes, leicht progenes Profil. Während der Behandlung fand nur wenig Wachstum statt. Es besteht noch eine gewisse Rezidivgefahr durch einen späten Wachstumsschub des Unterkiefers. Durch eine Extraktion der zweiten Molaren hätte man einen geringfügigen späteren Wachstumsschub besser auffangen und die chirurgische Entfernung der dritten Molaren vermeiden können.

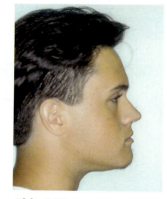

Abb. 8.57

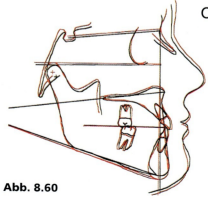

Oberkieferbasis und Gaumendach

M.S. Anfangsbefund (schwarz)
M.S. Abschlussbefund (rot)

Abb. 8.60

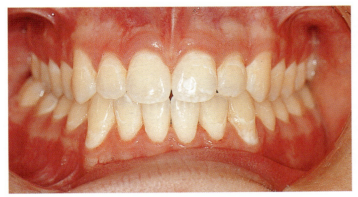

Abb. 8.52

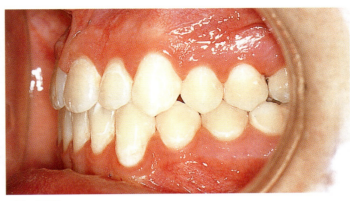

Abb. 8.53

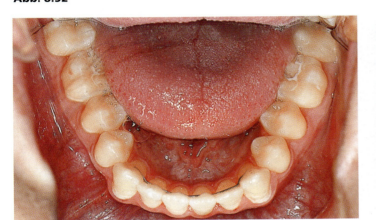

Abb. 8.55

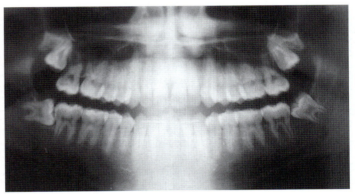

Abb. 8.56

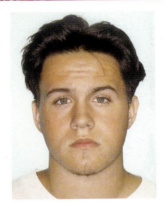

Abb. 8.58

M.S. Abschlussbefund
16 Jahre 3 Monate
29.10.1998

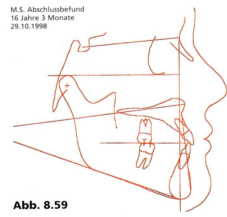

SNA ∠	86°
SNB ∠	88°
ANB ∠	–2°
A-N ⊥ FH	1 mm
Pog-N ⊥ FH	7 mm
WITS	–4 mm
GoGnSN ∠	25°
FM ∠	20°
ML–NL ∠	27°
IOK–A-Pog	5 mm
IUK–A-Pog	3 mm
IOK–NL ∠	115°
IUK–ML ∠	89°

Abb. 8.59

NSL im Punkt Sella

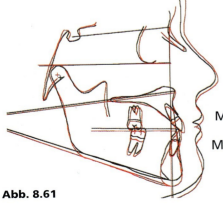

M.S. Anfangsbefund (schwarz)
M.S. Abschlussbefund (rot)

Abb. 8.61

Unterkiefersymphyse und Unterkieferbasis

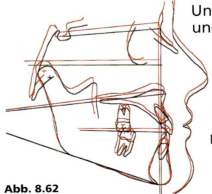

M.S. Anfangsbefund (schwarz)
M.S. Abschlussbefund (rot)

Abb. 8.62

FALLBEISPIEL KB

Eine 13 Jahre und 4 Monate alte Patientin mit einer leichten Hyperdivergenz (ML–NL 31°) und einer leichten dentoalveolären Klasse III (ANB 1°). Das Gesichtsprofil war ansprechend, ausgewogen und harmonisch.

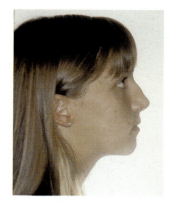

Abb. 8.63

Die Molarenbeziehung entsprach einer Klasse I, die Schneidezahnbeziehung jedoch einer leichten Klasse III mit einem verringerten Overbite. Die Patientin wies einen unteren Frontengstand mit retrokliniert stehenden Schneidezähnen sowie im oberen Zahnbogen einen leichten Engstand auf.

Folgende Merkmale waren bei diesem Fall für die Extraktionsentscheidung ausschlaggebend:

- Ein gutes, vielleicht etwas flaches Profil
- Eine leichte Hyperdivergenz
- Eine Tendenz zum frontal offenen Biss
- Ein leichter bis mittelschwerer Frontengstand

Der Frontengstand war nicht so gravierend, dass er ohne das Risiko einer unerwünschten Profilveränderung Prämolarenextraktionen gerechtfertigt hätte. Andererseits konnte eine Behandlung ohne Extraktion zu einer Bissöffnung in der Front führen.

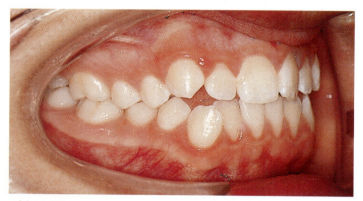

Abb. 8.66

Die Panoramaschichtaufnahme bestätigte, dass sich alle bleibenden Zähne normal entwickelten, einschließlich der normal proportionierten dritten Molaren, die sich in einer für den Durchbruch günstigen Position befinden. Der Torque der oberen Inzisivi sollte von 107° auf etwa 115° vergrößert werden, die vertikale und die antero-posteriore Position war jedoch zufriedenstellend. Dadurch entsprach die PIP der oberen und der unteren Schneidezähne beinahe der in der Ausgangssituation, nur der Torque würde leicht verändert. Man entschloss sich, den unteren Engstand durch eine Extraktion der unteren zweiten Molaren aufzulösen und mithilfe von Klasse-III-Gummizügen die unteren ersten Molaren und Prämolaren auszurichten und zu retrahieren. Zum Ausgleich war die Extraktion der oberen zweiten Molaren geplant (es wäre schwierig gewesen, diesen Klasse-III-Fall zu korrigieren, wenn im Oberkiefer Prämolaren extrahiert worden wären). Die Patientin und ihre Eltern wurden darüber informiert, dass die unteren dritten Molaren nach ihrem Durchbruch möglicherweise aufgerichtet werden müssten.

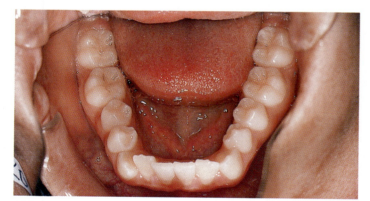

Abb. 8.69

Alle Zähne erhielten Bänder oder MBT™- Metallbrackets in Standardgröße. Als erstes wurde ein .015"-Twistflexdraht eingesetzt. Die Patientin wurde zur Extraktion aller zweiten bleibenden Molaren überwiesen.

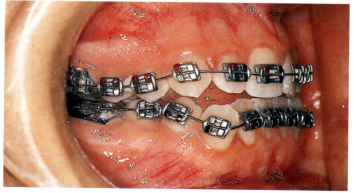

Abb. 8.72

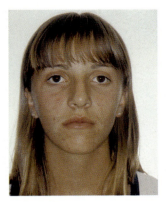

Abb. 8.64

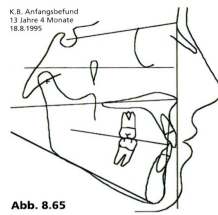

K.B. Anfangsbefund
13 Jahre 4 Monate
18.8.1995

SNA ∠ 77°
SNB ∠ 76°
ANB ∠ 1°
A-N ⊥ FH −5 mm
Pog-N ⊥ FH −8 mm
WITS −3 mm
GoGnSN ∠ 37°
FM ∠ 28°
ML–NL ∠ 31°
IOK–A-Pog 5 mm
IUK–A-Pog 2 mm
IOK–NL ∠ 107°
IUK–ML ∠ 86°

Abb. 8.65

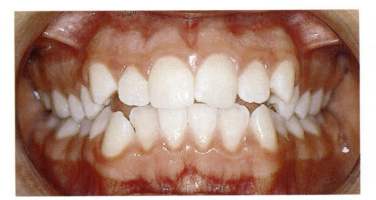

Abb. 8.67

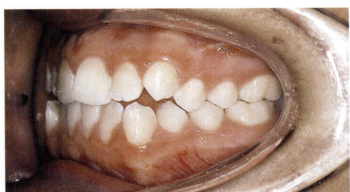

Abb. 8.68

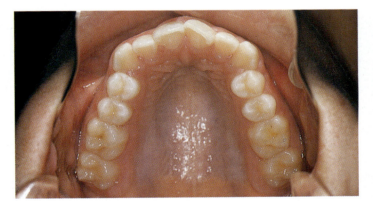

Abb. 8.70

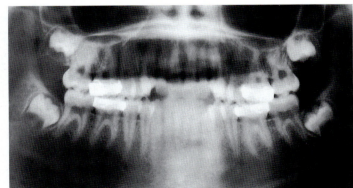

Abb. 8.71

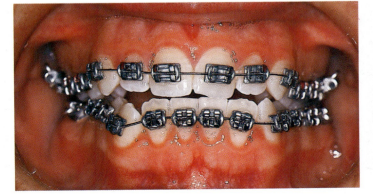

Abb. 8.73

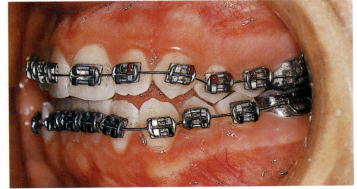

Abb. 8.74

Nach einem Monat wurden oben und unten .019"×.025"-HANT-Drähte eingegliedert und an den unteren Eckzähnen Kobayashi-Haken angebracht. Die Patientin wurde angewiesen, rund um die Uhr Klasse-III-Gummizüge (75 g) zu tragen.

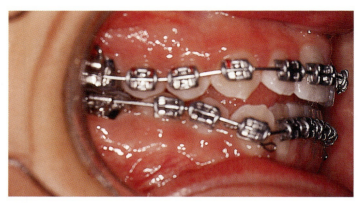

Abb. 8.75

Vier Monate nach Behandlungsbeginn wurde im Unterkiefer ein .016"-HANT-Bogen eingesetzt, vertikale Dreieckszüge sollten den frontal offenen Biss schließen.

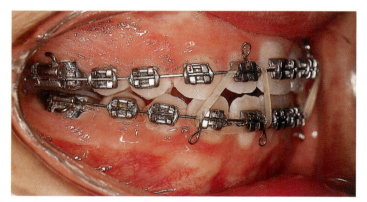

Abb. 8.78

Sieben Monate nach Behandlungsbeginn folgte im unteren Zahnbogen ein Vierkant-HANT-Draht. Die Patientin wurde aufgefordert, auf den Molaren der linken Seite einen Cross-Gummizug zu tragen. Anschließend wurden oben und unten Vierkantstahldrähte eingesetzt, um den Torque der Front einzustellen; die Schneidezahnbeziehung wurde überkorrigiert. Daran schlossen sich die normalen Settling-Verfahren an (S. 294). Zur Retention wurde im Oberkiefer ein herausnehmbarer Wrap-around-Retainer eingegliedert, und im Unterkiefer ein Retainer geklebt.

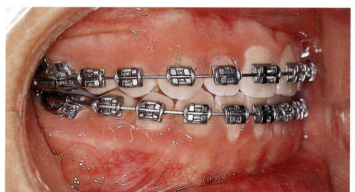

Abb. 8.81

Die aktive Behandlung dauerte 18 Monate. Man sieht hier die Situation nach Entfernung der Apparatur.

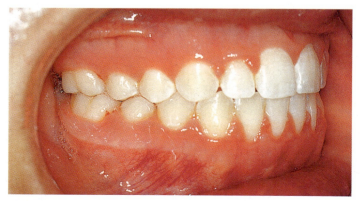

Abb. 8.84

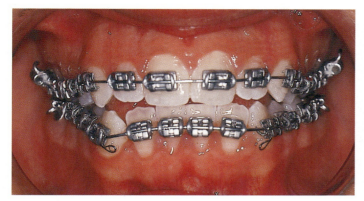

Abb. 8.76

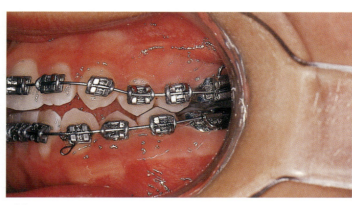

Abb. 8.77

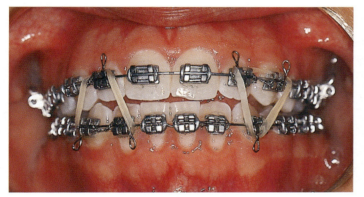

Abb. 8.79

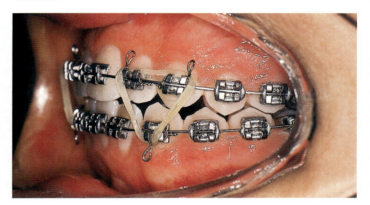

Abb. 8.80

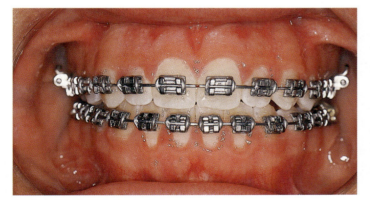

Abb. 8.82

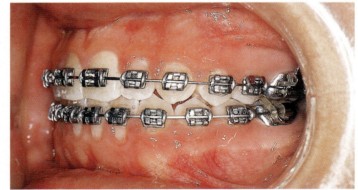

Abb. 8.83

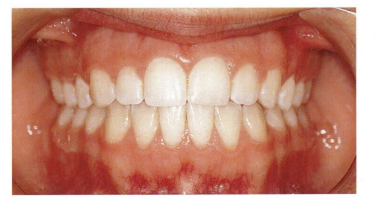

Abb. 8.85

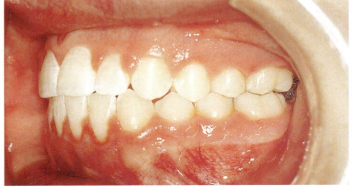

Abb. 8.86

Am Ende der Behandlung wurde ein ansprechendes, harmonisches Erscheinungsbild erreicht. Die antero-posteriore Position der Schneidezähne bezüglich der A-Pog-Linie hatte sich nicht verändert, die Achsenstellung war annähernd normal.

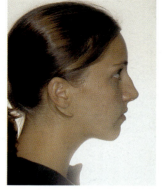

Abb. 8.87

Die Überlagerungen der kephalometrischen Aufnahmen deuten darauf hin, dass sich die Molaren etwas nach distal bewegt haben und dass es aufgrund der Klasse-III-Gummizüge zu einer typischen Rotation der Okklusionsebene gegen den Uhrzeigersinn gekommen ist.

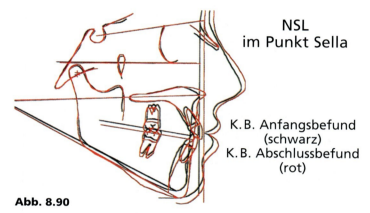

Abb. 8.90

Okklusalansichten und Panoramaschichtaufnahme am Ende der Behandlung.

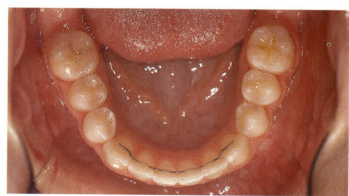

Abb. 8.93

Fotos aus okklusaler Sicht ein Jahr sowie Panoramaschichtaufnahme sieben Monate nach Abschluss der Behandlung. Alle dritten Molaren brachen in einer guten Position durch. Das ist nicht immer der Fall; gelegentlich müssen die dritten Molaren noch aufgerichtet werden (Fallbeispiel DO, S. 215).

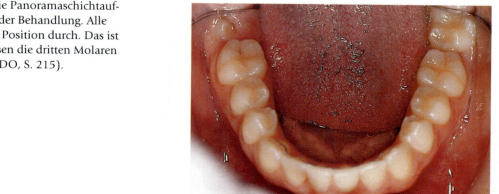

Abb. 8.96

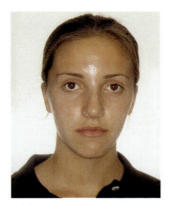

Abb. 8.88

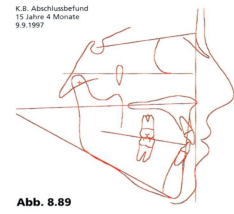

K.B. Abschlussbefund
15 Jahre 4 Monate
9.9.1997

SNA ∠ 77°
SNB ∠ 76°
ANB ∠ 1°
A-N ⊥ FH   −5 mm
Pog-N ⊥ FH −11 mm
WITS   −2 mm
GoGnSN ∠ 38°
FM ∠ 29°
ML–NL ∠ 31°
IOK–A-Pog   5 mm
IUK–A-Pog   2 mm
IOK–NL ∠ 113°
IUK–ML ∠ 91°

Abb. 8.89

8 • Überblick über die Behandlung von Klasse-III-Fällen

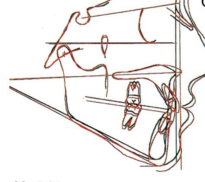

Oberkieferbasis und Gaumendach

K.B. Anfangsbefund (schwarz)
K.B. Abschlussbefund (rot)

Abb. 8.91

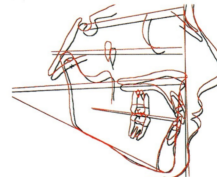

Unterkiefersymphyse und Unterkieferbasis

K.B. Anfangsbefund (schwarz)
K.B. Abschlussbefund (rot)

Abb. 8.92

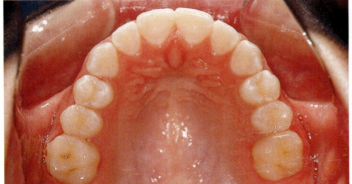

Abb. 8.94

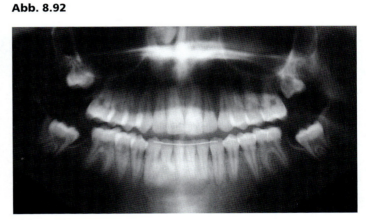

Abb. 8.95

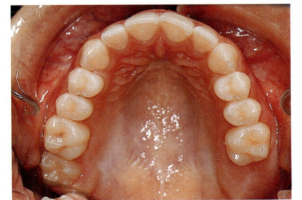

Abb. 8.97

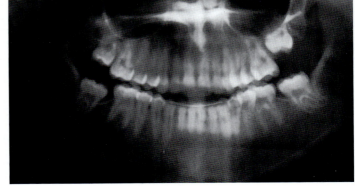

Abb. 8.98

247

KAPITEL 9

Lückenschluss und Gleitmechanik

Einleitung – Notwendigkeit eines effizienten Lückenschlusses   250

Methoden für den Lückenschluss   252

    Bögen mit Closing-Loops   252

    Gleitmechanik mit starken (Ex-Edgewise-) Kräften   252

    Elastische Kette   254

    Gleitmechanik mit schwachen Kräften   254

    Alternative Mechanik für Lücken, die schwierig zu schließen sind   258

    Störquellen beim Lückenschluss   259

Verankerungsausgleich beim Lückenschluss   260

    Reziproker Lückenschluss   260

    Lückenschluss bei Fällen mit maximaler Verankerung – Engstand   260

    Lückenschluss bei Fällen mit maximaler Verankerung – Protrusion   261

    Lückenschluss bei Fällen mit minimaler Verankerung – „burning anchorage"   262

Fallbeispiel NH. Korrektur einer leichten skelettalen Klasse III durch Extraktion der ersten Prämolaren bei einem Erwachsenen   264

Fallbeispiel MO'T. Extraktion der ersten Prämolaren   272

EINLEITUNG – NOTWENDIGKEIT EINES EFFIZIENTEN LÜCKENSCHLUSSES

Obwohl man gelegentlich auch bei Nichtextraktionsfällen Lücken schließen muss, wird dieses Thema hier generell im Zusammenhang mit Prämolarenextraktionsfällen besprochen. Das Verfahren ist in beiden Fällen dasselbe. Kieferorthopädische Extraktionen waren zwar in der Vergangenheit umstritten, inzwischen wird jedoch allgemein anerkannt, dass es manchmal vorteilhaft sein kann, vier Prämolaren zu extrahieren. Den Platzgewinn von 7 mm pro Quadrant kann der Kieferorthopäde dazu benutzen, um eines oder mehrere der folgenden Ziele zu erreichen:

- Auflösung eines Engstands, um die Zahnreihen dauerhaft auszurichten
- Retraktion der oberen Frontzähne, um bei Klasse-II/1-Fällen den Overjet einzustellen
- Retraktion der unteren Schneidezähne, um die Korrektur von Klasse-III-Fällen zu erleichtern
- Retraktion der oberen und unteren Schneidezähne, um bei bimaxillären Proklinationsfällen das Gesichtsprofil oder die Okklusion zu verbessern
- Verschiebung der Molaren nach mesial, um für den Durchbruch der dritten Molaren Platz zu schaffen.

Bei maximaler Verankerung wird der gewonnene Platz fast vollständig für die Auflösung des Engstandes (Abb. 9.1) oder die Retraktion der Inzisivi (Abb. 9.2) genutzt.

Sind jedoch Engstand oder Protrusion nur leicht ausgeprägt, so dass eine minimale Verankerung ausreicht, kann man das Problem bereits mit weniger als 7 mm Platz in jedem Quadranten lösen. In diesen Fällen müssen die verbleibenden Lücken geschlossen werden, indem man die ersten und zweiten Molaren nach mesial bewegt, wodurch man zusätzlich noch Platz für den Durchbruch der dritten Molaren gewinnt. (Abb. 9.3).

In vielen Fällen ist es angebracht, die Prämolarenlücke durch einen reziproken Lückenschluss zu schließen (Abb. 9.4) – vor allem wenn es kleine Restlücken sind. In anderen Fällen muss die Behandlungsmechanik variabel angewendet, und die Verankerung ausbalanciert werden, um entweder die Schneidezähne zu retrahieren (Abb. 9.5) oder die Molaren zu mesialisieren (Abb. 9.6).

Man braucht daher, um effizient kieferorthopädisch arbeiten zu können, eine verlässliche Methode für den Lückenschluss, die einen kontrollierten Verankerungsausgleich erlaubt.

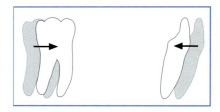

Abb. 9.4: Reziproker Lückenschluss.

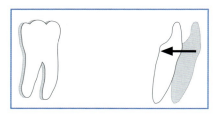

Abb. 9.5: Retraktion von Frontzähnen.

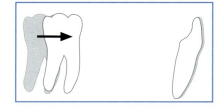

Abb. 9.6: Mesialisierung von Molaren.

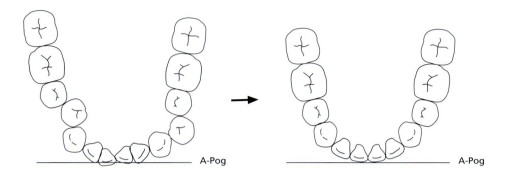

Abb. 9.1: Extraktionslücken von Prämolaren können genutzt werden, um einen Engstand aufzulösen und die Zahnreihen stabil auszurichten.

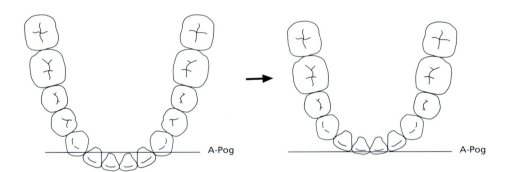

Abb. 9.2: Schneidezähne und Eckzähne können in die Extraktionslücken von Prämolaren retrahiert werden. Auf diese Weise wird das Gesichtsprofil von Patienten mit sehr starker Protrusion ausgewogener.

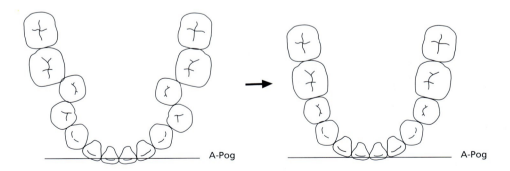

Abb. 9.3: Um bei Fällen mit minimaler Verankerung Restlücken zu schließen, müssen eventuell Molaren nach mesial bewegt werden, so dass auch für den Durchbruch der dritten Molaren Platz gewonnen wird.

METHODEN FÜR DEN LÜCKENSCHLUSS

- Bögen mit Closing-Loops
- Gleitmechanik mit starken Kräften
- Elastische Kette
- Gleitmechanik mit schwachen Kräften (empfehlenswert)

Bögen mit Closing-Loops

Edward Angle bevorzugte stets Behandlungsansätze, die keine Extraktionen vorsahen; daher benötigte er in der Regel keine Lückenschlussmechanik. Später wurden jedoch, wie Tweed[1] beschrieben hat, Closing-Loop-Bögen mit in die traditionelle Edgewise-Mechanik aufgenommen. Diese Bögen werden individuell für jeden Patienten gebogen; jeder der Vierkantstahldrähte hat typischerweise vier Loops: zwei Omega-Loops und zwei Closing-Loops in Tropfenform. Der Wirkungsbereich war begrenzt, da das Omega-Loop rasch an das Molarentube stieß.

Closing-Loop-Bögen waren wegen ihrer Schlaufen flexibel, entwickelten aber an den Extraktionsstellen starke Kräfte, um die Lücken zu schließen. Für einen Lückenschluss mit dieser Mechanik waren daher zusätzliche Angulation, Rotations- sowie Torquekontrolle erforderlich. Aus diesem Grund wurden bei jedem Zahn individuelle Biegungen in den Draht eingeführt, die dann im weiteren Verlauf der Behandlung gezielt entfernt oder reduziert werden konnten.

Diese Methode des Lückenschlusses hatte Nachteile. Es musste viel Zeit aufgebracht werden, um den Draht zu biegen, und man arbeitete mit starken Kräften. Die Gleitmechanik war schlecht, und der Wirkungsbereich sehr begrenzt. Closing-Loop-Bögen (Abb. 9.7) sind daher für den normalen Lückenschluss mit vorprogrammierten Brackets nicht zu empfehlen. Gelegentlich leisten sie jedoch, vor allem bei Erwachsenen, gute Dienste, um eine minimale Restlücke zu schließen.

Gleitmechanik mit starken (Ex-Edgewise-) Kräften

In den 1970er Jahren, den Anfängen des vorprogrammierten Bracketsystems, wurden zahlreiche Möglichkeiten für die Behandlungsmechanik getestet. Als man für den Lückenschluss die herkömmlichen Edgewise-Kräftgrößen von 500 bis 600 g mit den neuen Brackets kombinierte, stellte sich heraus, dass diese Kräfte, etwa Stahlfedern vom Typ „Pletcher" in Verbindung mit .018"×.025"-Stahldrähten, zu ungünstigen Angulationen, Rotations- und Kippbewegungen führten (Abb. 9.8–9.11).

Wenn die Lücken mit starken Kräften geschlossen wurden, musste man die Angulation verstärken sowie Rotation und Torque besser kontrollieren. Das konnte man dadurch erreichen, dass man in den Brackets entsprechende Werte vorgab. So entstanden die Brackets der Extraktions- oder Translationsserie von Andrews.[2] Doch anders als bei der Standard-Edgewise-Technik, bei der beispielsweise Verankerungsbiegungen in den Endstadien entsprechend angepasst werden konnten, konnten diese besonderen Merkmale der Brackets im Verlauf der Behandlung nicht verändert werden. Fälle, in denen Brackets aus der Extraktionsserie sowie starke Kräfte eingesetzt wurden, stellten daher schon zu Beginn der Behandlung höhere Anforderungen an die Verankerung; am Ende der Behandlung waren die Zahnstellungen dann oft überkorrigiert (Abb. 9.12).

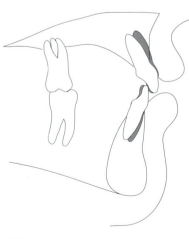

☐ Normaler Lückenschluss
■ Zu rascher Lückenschluss

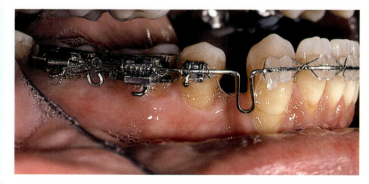

Abb. 9.7: Closing-Loop-Bögen waren Elemente der traditionellen Edgewise-Behandlungsmechanik. Sie wurden für jeden Patienten individuell gebogen, und ihr Wirkungsbereich endete, wenn das Omega-Loop an das Molarentube stieß.

Abb. 9.8: Eine zu rasche Retraktion führt zu einer ungünstigen Achsenstellung der Schneidezähne.

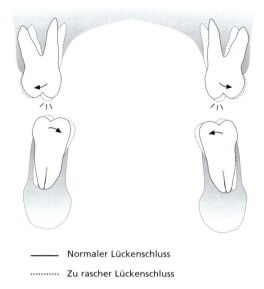

—— Normaler Lückenschluss
·········· Zu rascher Lückenschluss

Abb. 9.9: Durch einen zu raschen Lückenschluss kommt es bei den oberen und unteren Molaren zu unerwünschten Torqueeffekten. Die in der Zeichnung dargestellten Veränderungen beeinträchtigen die Kaufunktion. Um Molaren in einer solchen Stellung wieder optimal zu positionieren, ist zusätzlicher Torque erforderlich.

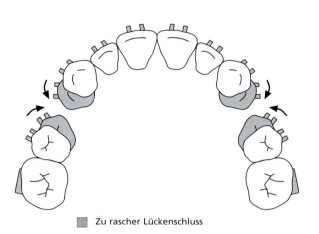

▨ Zu rascher Lückenschluss

Abb. 9.10: Aufgrund eines zu raschen Lückenschlusses „rollen" die Zähne rechts und links der Extraktionsstellen häufig in die Lücke hinein.

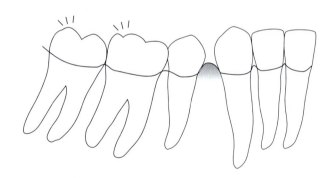

Abb. 9.11: Besonders bei Fällen mit großem Kieferbasiswinkel kippen die unteren Molaren infolge eines zu raschen Lückenschlusses nach mesial und die distalen Höcker extrudieren. Es kann sich darüber hinaus zu viel Gewebe anstauen, das dann einen vollständigen Lückenschluss verhindern oder zur erneuten Öffnung der Extraktionslücke führen kann.

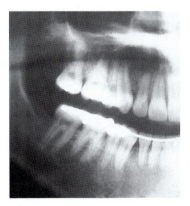 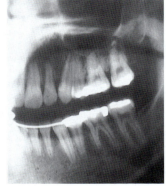

Abb. 9.12: Bei diesem Patienten wurden im Oberkiefer Eckzahnbrackets mit einer Angulation von 11° eingesetzt. Dadurch rückten die oberen Eckzahnwurzeln sehr nah an die Prämolarenwurzeln heran.

Elastische Kette

Wenn große Lücken geschlossen werden sollen, ist es nicht ratsam, elastische Ketten zu verwenden, weil man bei ihnen nur schlecht die Kraft einstellen kann. So erzeugen beispielsweise „C-1"-Ketten, die zwischen den ersten Molaren gespannt werden, zu Beginn eine Kraft von 400 g im oberen und 350 g im unteren Bogen. Mit diesem Kraftniveau rangieren sie knapp unter den Closing-Loops und den Stahlfedern vom Typ „Pletcher". Wenn erste Prämolaren gezogen wurden, führen zu stark gespannte Kettenglieder an den Extraktionsstellen zu einer Rotation der Nachbarzähne (Abb. 9.13). Sind sie dagegen zu wenig gedehnt (Abb. 9.14), schließt sich die Lücke nicht.

Eine elastische Kette ist angebracht, wenn man gegen Ende der Behandlung noch eine oder zwei kleinere Lücken schließen will (S. 295). Leichte Ketten können mit dazu beitragen, dass sich die Lücken später, wenn .014"-Abschlussdrähte eingegliedert sind, nicht mehr öffnen.

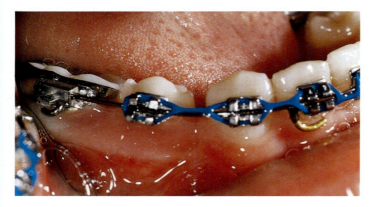

Abb. 9.13: Zu stark gespannte elastische Ketten können zu unerwünschten Rotationen führen.

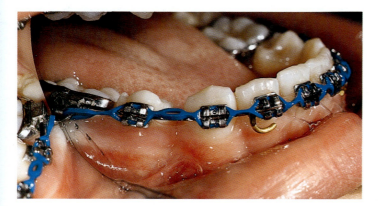

Abb. 9.14: Sind die elastischen Ketten zu wenig gedehnt, schließen sich die Lücken nicht.

Gleitmechanik mit schwachen Kräften

1990 wurde eine Methode veröffentlicht[3], mit der die Lücken mithilfe einer Gleitmechanik kontrolliert geschlossen werden können. Sie hat sich jetzt seit vielen Jahren als effektiv und zuverlässig erwiesen und bei den Kieferorthopäden allgemein Anerkennung gefunden. Die Autoren empfehlen, folgendermaßen vorzugehen:

- **Bogendrähte.** Für .022"-Bracketslots sollten .019"×.025"-Vierkantstahldrähte („Arbeitsbögen") (Abb. 9.15) verwendet werden, weil diese Drahtgröße eine gute Korrektur des Überbisses und zugleich ein freies Gleiten in den Seitenbereichen erlaubt. Dünnere Drähte führen tendenziell zu einem geringeren Überbiss und verminderter Torquekontrolle. Dickere Drähte behindern manchmal das freie Gleiten der Molaren und Prämolaren.

- **Angelötete Haken.** Die Autoren bevorzugen weiterhin angelötete Messinghaken mit einem Durchmesser von 0,7 mm. Manche erwachsene Patienten wollen der Optik wegen lieber angelötete Haken aus Weichstahl mit 0,6 mm Durchmesser, die eine sinnvolle Alternative darstellen. Für gewöhnlich sitzen die Häkchen in einem Abstand von 36 oder 38 mm am oberen und 26 mm am unteren Bogendraht (Abb. 9.16). Nach Meinung der Autoren eignet sich für die meisten Fälle im Unterkiefer ein Abstand von 26 mm. Im Oberkiefer variieren die Hakenpositionen dagegen stärker, weil dort die seitlichen Schneidezähne ganz unterschiedlich groß sein können. Daher muss für die oberen Hakenabstände ein breiter gestreutes Sortiment vorrätig sein.

- **Passive Tiebacks.** Bevor man damit beginnt, die Lücken zu schließen, sollten mindestens einen Monat lang .019"×.025"-Vierkantstahldrähte mit passiven Tiebacks gelegen haben (Abb. 9.17). Auf diese Weise bleibt genügend Zeit, bei einzelnen Zähnen den Torque zu ändern und die Bögen abschließend zu nivellieren, damit die Gleitmechanik reibungslos funktioniert, wenn aktive Tiebacks eingesetzt werden.

- **Aktive Tiebacks mit elastomeren Modulen.** Mit ihnen kann man in der täglichen Praxis einfach, wirtschaftlich und zuverlässig arbeiten. Sie sind leicht einzugliedern, so dass man diese Arbeit für gewöhnlich delegieren kann, ohne dass es größere Komplikationen gibt. Aktive Tiebacks mit elastomeren Modulen werden meist bevorzugt, auch wenn sich Nickel-Titan-Federn als zuverlässiger und effektiver für den Lückenschluss erwiesen haben,[4] was weiter unten erörtert wird.

- **Kraftgrößen.** Der ersten Beschreibung zufolge[3] nimmt man für elastische Tiebacks die gleichen elastomere Module wie für die Befestigung der Bögen an den Brackets und zieht sie auf das Doppelte ihrer normalen Größe auseinander. Ein Modul, das vor dem Einsetzen vorgedehnt wurde, übt eine Kraft von 50 bis 100 g aus. Verwendet man es, ohne vorzudehnen, so, wie es der Hersteller geliefert hat, dann ist die Kraft etwa 200 bis 300 g größer.[5] Die Kraft variiert je nach Modell, Vordehnen oder Dehnung beim Einsetzen. Berichten zufolge haben verschiedene Kieferorthopäden bei ihren Patienten mit Erfolg verschiedene Modelle mit unterschiedlicher Vordehnung und Dehnung eingesetzt.[6] Trotz dieser Unterschiede in der Technik und der aufgewandten Kraft besteht generell Einvernehmen darüber, dass mit elastischen Tiebacks ein guter Lückenschluss zu erzielen ist. Daher scheinen die exakten Kraftgrößen im Praxisalltag keine wesentliche Rolle für den Erfolg zu spielen.

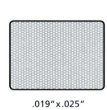

.019"x.025"

Abb. 9.15: Empfehlenswert sind „Arbeits"bögen aus .019"x.025"-Vierkantstahldraht.

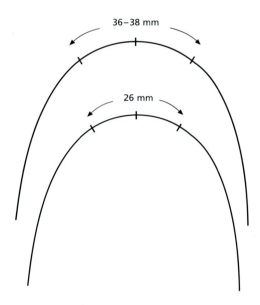

Abb. 9.16: Die am häufigsten verwendeten Hakenpositionen.

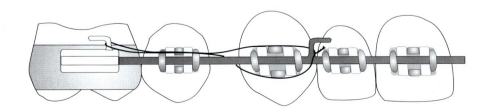

Abb. 9.17: Mit den .019"x.025"-Vierkantstahldrähten sollten gleichzeitig passive Tiebacks eingegliedert werden. Sie verbleiben dann für mindestens einen Monat, damit sich an einzelnen Zähnen Torqueänderungen auswirken können. Für den Lückenschluss benutzt man dann später aktive Tiebacks.

Wenn das allgemeine Konzept befolgt wird, reicht das anscheinend in den meisten Fällen aus, um die Lücken adäquat zu schließen.

- **Der Trampolineffekt.** Wie die klinische Erfahrung durchweg gezeigt hat, schließen sich die Lücken sogar über mehrere Monate hinweg weiter, auch wenn der Patient Kontrolltermine nicht einhält. Dabei spielt es auch keine Rolle, wenn das Modul in schlechtem Zustand ist und offensichtlich nur sehr wenig Kraft ausübt. Wie lässt sich das erklären? Möglicherweise löst das Kauen so etwas wie einen „Trampolineffekt" aus, der durch das Auf und Ab immer wieder zur Aktivierung führt.

- **Typ eins des aktiven Tiebacks (distales Modul).** Der Bogen aus .019"×.025"-Vierkantstahldraht wird in alle Brackets mit Modulen oder Drahtligaturen eingebunden (Abb. 9.18). Man hängt das elastomere Modul am ersten oder zweiten Molarenhaken ein und führt den .010"-Ligaturendraht mit einem seiner Enden hinter dem Bogendraht durch (Abb. 9.19); auf diese Weise wird das aktive Tieback stabiler und der Ligaturendraht besser vom Zahnfleisch ferngehalten.

- **Typ zwei des aktiven Tiebacks (mesiales Modul).** Das Prinzip ist das gleiche wie bei Typ eins, allerdings wird hier das elastomere Modul an dem angelöteten Haken des Bogendrahts ein-

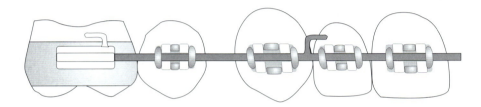

Abb. 9.18: Bevor man ein aktives Tieback des ersten Typs einsetzt, muss der .019"x.025"-Vierkantstahldraht in allen Brackets mit elastomeren Modulen oder Drahtligaturen eingebunden werden.

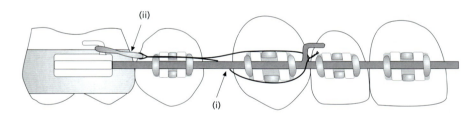

Abb. 9.19: Das fertige aktive Tieback des ersten Typs. Man führt am besten ein Ende des Ligaturendrahtes (i) hinter dem Bogendraht durch. Das elastomere Modul wurde auf das Doppelte seiner normalen Größe auseinandergezogen (ii).

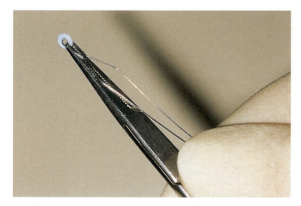

Abb. 9.20: Ein aktives Tieback des ersten Typs, kurz bevor es eingesetzt wird.

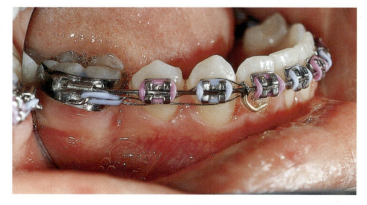

Abb. 9.21: Typ eins des aktiven Tiebacks im Unterkiefer. Es weist nur ein minimal aktiviertes Modul auf, das durchaus etwas stärker gedehnt werden könnte.

gehängt. Man bindet den Bogen aus .019"×.025"-Vierkantstahldraht in alle Brackets außer den Prämolarenbrackets mit Modulen oder Drahtligaturen ein (Abb. 9.22). Der .010"-Ligaturendraht wird am ersten oder zweiten Molarenhaken befestigt und mit mehreren Umdrehungen verseilt und dann durch das elastomere Modul gezogen, das am Haken des Bogendrahts hängt. Zum Schluss zieht man an den Prämolarenbrackets ein normales Modul über den Draht des Tiebacks und den Bogendraht (Abb. 9.23, 9.24). Bei Typ eins wie Typ zwei des aktiven Tiebacks wird das elastomere Modul zur Aktivierung normalerweise auf das Doppelte seiner normalen Größe gedehnt. Bei guter Mundhygiene sind weniger Termine zum Nachstellen erforderlich. Dann reicht es, wenn die Module nach vier bis sechs Wochen erneut aktiviert und erst beim dritten Termin ausgetauscht werden. Ist die Mundhygiene schlecht, werden sie möglicherweise rasch unbrauchbar, und man muss sie bei jedem Termin erneuern. Manchmal ist es gegen Ende des Lückenschlusses vorteilhaft, zwei Module zu nehmen oder das Tieback mit einer 10- oder 12-gliedrigen elastischen Kette von Molar zu Molar zu verstärken.

- **Aktive Tiebacks mit einer Nickel-Titan-Feder.** Statt der elastomeren Module können Nickel-Titan-Federn verwendet werden, wenn sehr große Lücken geschlossen werden müssen oder nur

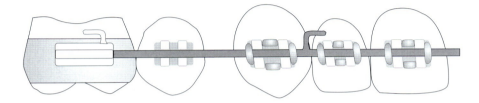

Abb. 9.22: Bei Typ zwei der aktiven Tiebacks spart man zunächst die Prämolarenbrackets aus, wenn man den .019"x.025"-Vierkantstahlbogen mit elastomeren Modulen oder Drahtligaturen an allen anderen Brackets einligiert.

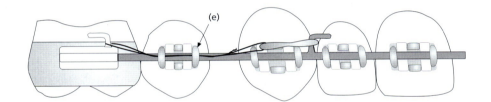

Abb. 9.23: Das endgültige aktive Tieback des zweiten Typs. Das Prinzip ist das gleiche wie beim Typ eins, nur dass hier das elastomere Modul vorne eingehängt wird. Zum Schluss wird noch ein Modul (e) über den Bogendraht und das Tieback gesetzt. Es stabilisiert den Draht des Tiebacks und trägt dazu bei, ihn vom Zahnfleisch fernzuhalten.

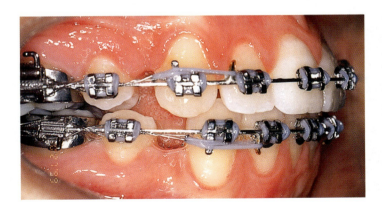

Abb. 9.24: Aktive Tiebacks des zweiten Typs (mesiale Module) im Ober- und Unterkiefer. Die Module sind hier maximal gedehnt. Bei den meisten Behandlungen wäre etwas weniger Spannung ideal. Gegen Ende des Lückenschlusses kann es manchmal sinnvoll sein, zwei elastomere Module einzusetzen. (Siehe auch Abb. 9.98, S. 275).

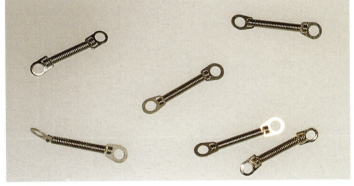

Abb. 9.25: Obwohl Nickel-Titan-Federn für einen Lückenschluss zuverlässiger sind als elastomere Module, sind die Module nach Ansicht der Autoren in den meisten Fällen aufgrund ihrer problemlosen und einfachen Anwendung vorzuziehen. Nickel-Titan-Federn eignen sich besser für Behandlungen, bei denen eine sehr große Lücke geschlossen werden muss, oder wenn nur selten nachjustiert werden kann.

selten nachjustiert werden kann (Abb. 9.25). Einem neueren Artikel von Samuels et al.[7] zufolge sind Nickel-Titan-Federn mit einer Kraft von 150 g für den Lückenschluss optimal. Federn mit 150 g haben sich als effektiver erwiesen als Federn mit 100 g, aber nicht effektiver als Federn mit 200 g. Diese Studie bestätigte frühere Befunde derselben Autoren,[4] nach denen Nickel-Titan-Federn die Lücken gleichmäßiger schließen als elastomere Module. Ihr zufolge erreicht man die empfohlene Kraft von 150 g mit leichten geschlossenen Nickel-Titan-Federn (344–150 und 346–150 3M Unitek). Die Federn sollten nicht über die Empfehlungen des Herstellers hinaus gedehnt werden (22 mm bei Federn von 9 mm, 36 mm bei solchen mit 12 mm Länge).

Nattrass et al.[6] bestätigten, dass die Kraftwirkung von elastomeren Modulen in den ersten 24 Stunden rasch nachlässt und von der Umgebung sowie der Temperatur abhängig ist. Einen Kraftverfall dieses Ausmaßes gibt es bei Nickel-Titan-Federn nicht. Aber obwohl die Untersuchungsergebnisse dafür sprechen, dass sich die Lücken mit Nickel-Titan-Zugfedern schneller schließen, benutzen die Autoren in den meisten Fällen nach wie vor elastomere Module. Wenn sich die Lücken zu rasch schließen, verringert sich der Torque der Schneidezähne, die dann am Ende dieses Behandlungsstadium erst wieder in monatelanger Arbeit in die richtige Achsenstellung gebracht werden müssen. Elastomere Module sind wirtschaftlich im Gebrauch, einfach zu benutzen und eignen sich gut für die meisten Behandlungssituationen. Obwohl die Zugfedern die Lücken vollständig schließen können, ohne dass man sie monatlich ersetzen muss, ist das eher ein theoretischer Vorteil. Es ist nämlich besser, die Drähte bei jeder Kontrolle herauszunehmen und sie während des Lückenschlusses in Abständen von ein bis zwei Monaten immer wieder zu kürzen.

Alternative Mechanik für Lücken, die schwierig zu schließen sind

Gelegentlich kann es vorkommen, dass sich Lücken mit der normalen Mechanik nur langsam oder sehr schwer schließen. Dann muss man, wenn es keine offensichtlichen Hindernisse gibt (s. unten), an eine alternative Mechanik denken. Das könnten entweder Tiebacks mit zwei Modulen sein oder aber ein Loop-Bogen. Eine gute Alternative in solchen Fällen ist die Hycon®-Schraube von Adenta, mit der einer der Autoren innerhalb von vier Jahren bei bestimmten Fällen gute Ergebnisse erzielt hat.

Die Vorrichtung besteht aus einem 1 cm großen Segmentbogen aus .021"×.025"-Vierkantdraht, an das eine 7 mm große Schraube angelötet ist. Das Vierkantdrahtsegment wird in das Doppel- oder Dreifachtube des Molaren eingesetzt und distal umgebogen. Die Schraube hat einen großen Kopf, mit dem ein Ligaturendraht lose verbunden werden kann. Der Ligaturendraht wird dann nach vorne gezogen und am Haken des Bogendrahts befestigt. Der deutsche Kieferorthopäde Dr. Winfried Schütz, der die Hycon®-Schraube entwickelt hat, rät, die Schraube mit einem kleinen Schraubenzieher zwei Mal pro Woche um eine volle Umdrehung (1/8 mm) im Uhrzeigersinn anzuziehen. Auf diese Weise schließt sich die Lücke um etwa 1 mm pro Monat (Fallbeispiel NH, S. 268). Diese Vorrichtung übt eine sehr kurz einwirkende, aber starke Kraft aus, mit der sich im Prinzip alle Friktionsprobleme lösen lassen. Bei zu starker Aktivierung kann es allerdings zu einer erheblichen Auslenkung des Bogendrahts kommen, die vermieden werden sollte. Wie bei Gaumennahterweiterungsapparaturen, Schrauben für die Distraktionsosteogenese sowie einigen Vorrichtungen zur Distalisierung von Molaren muss der Patient auch bei der Hycon®-Schraube immer gut mitarbeiten, um den Erfolg zu gewährleisten.

Störquellen beim Lückenschluss

Lücken können fast immer leicht und ohne Zwischenfälle geschlossen werden. Nur ganz selten treten Probleme auf. Wenn es so aussieht, als schließe sich die Lücke langsamer als erwartet (im Durchschnitt etwa 1 mm pro Monat), sollte man die Lücken bei den folgenden Terminen sorgfältig ausmessen. Wenn diese nicht kleiner werden oder wenn distal des Molarentubes nicht nach und nach immer mehr vom Draht zu sehen ist, dann sollte man mögliche Störquellen überprüfen, bevor man sich für eine andere Mechanik entscheidet:

- **Unzureichendes Nivellieren.** Der Vierkantarbeitsbogen muss mindestens einen Monat lang mit passiven Tiebacks eingegliedert gewesen sein (S. 255), damit mit Sicherheit richtig nivelliert wurde und Störungen durch ein Torsionsmoment im posterioren Bogen ausgeschlossen sind. Außerdem darf man auf keinen Fall gleichzeitig mit dem Lückenschluss einen Überbiss korrigieren, indem man eine umgekehrte Spee-Kurve in den unteren Bogen einarbeitet. Der Überbiss muss bereits korrigiert sein, bevor man mit dem Lückenschluss beginnt.

- **Beschädigte Brackets.** Die Brackets auf den unteren ersten Molaren können durch zu starke Kaukräfte beschädigt und teilweise zusammengedrückt worden sein. Kurzfristig kann man dann den Draht in diesem Bereich dünner machen, besser ist es natürlich, das Molarenattachment zu erneuern. Es empfiehlt sich, für erste Molaren Non-Convertible-Tubes zu nehmen, da diese stabiler sind als konvertible Tubes und außerdem noch zusätzliche Vorteile haben (S. 53, 54).

- **Falsche Kraftgrößen.** Kräfte über die empfohlenen Größen hinaus können zu Kippungen und Friktionen führen und auf diese Weise den Lückenschluss verhindern. Bei der Behandlung erwachsener Patienten kann dies manchmal der Grund dafür sein, dass sich eine Lücke nur langsam oder gar nicht schließt. Die Kraftgrößen müssen auf die Dimension und Rigidität des Bogendrahts abgestimmt sein. Anderenfalls kann es, wie Untersuchungen gezeigt haben,[8, 9] zur Deflexion des Bogendrahts und infolgedessen zu unerwünschter Reibung kommen. In einer neueren Studie aus Japan[10] hat man die elastische Verformung von Vierkantbögen gemessen, die einer Kraft ausgesetzt wurden, wie sie beim Lückenschluss üblich ist. Dabei stellte sich heraus, dass ein .016"×.022"-Draht durchschnittlich 47% stärker ausgelenkt wird als ein .019"×.025"-Draht (Abb. 9.26).

- **Interferenzen mit Zähnen des Gegenbisses** (Abb. 9.27). Solche Störungen können einen Lückenschluss im unteren Zahnbogen verhindern. Daher muss die Okklusion sehr sorgfältig überprüft werden. Früher hingen diese Interferenzen häufig mit Fehlern bei der vertikalen Positionierung der Brackets im Oberkiefer zusammen. Durch die Verwendung von Messlehren sind sie seltener geworden.

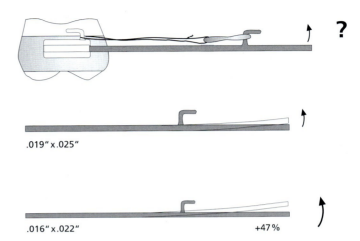

Abb. 9.26: Die Kraftgrößen müssen beim Lückenschluss und der Gleitmechanik gut aufeinander abgestimmt sein. Für den .022"-Slot empfiehlt sich ein .019"x.025"-Vierkantstahldraht.

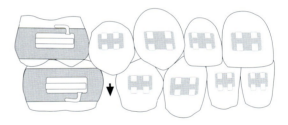

Abb. 9.27: Interferenzen mit Zähnen des Gegenbisses können verhindern, dass sich eine Lücke schließt. In dieser Illustration wurde das Bracket auf dem oberen Prämolaren zu weit gingival platziert, so dass die Prämolarenkrone nun verhindert, dass sich die Lücke im unteren Zahnbogen vollständig schließt.

- **Widerstand durch Weichgewebe.** Eine Gingivawucherung in den Extraktionslücken kann ebenfalls einen Lückenschluss verhindern und dazu führen, dass sich die Lücke nach Entfernung der Apparatur wieder öffnet (Abb. 9.11, S. 253). Dies kann auch ein Problem sein, wenn im Oberkiefer ein Diastema mediale geschlossen werden muss. Man sollte sorgfältig darauf achten, dass der Patient eine gute Zahnpflege betreibt und ein zu rascher Lückenschluss vermieden wird; denn beides kann dazu beitragen, dass sich zu viel Gewebe bildet oder anstaut. Gelegentlich ist ein lokaler chirurgischer Eingriff zur Entfernung des überschüssigen Gewebes angezeigt.

VERANKERUNGSAUSGLEICH BEIM LÜCKENSCHLUSS

Reziproker Lückenschluss

Wenn die Verankerung in den früheren Behandlungsstadien richtig geplant und abgesichert wurde, kann in vielen Fällen ein reziproker Lückenschluss die Methode der Wahl sein. Theoretisch wandern dabei Schneidezähne und Molaren jeweils im gleichen Ausmaß von mesial und distal in die Lücke hinein (Ab. 9.28). Dies ist in vielen Fällen klinisch akzeptabel, besonders wenn die Lücken klein sind.

Lückenschluss bei Fällen mit maximaler Verankerung – Engstand

Bei Prämolarenextraktionsfällen dient der gewonnene Platz größtenteils dazu, Engstände aufzulösen. Dies erfordert bereits in den Anfängen der Behandlung eine sorgfältige Verankerungskontrolle (Fallbeispiel NH, S. 266); dafür braucht man dann aber nicht viel Zeit für den Lückenschluss, weil der verfügbare Platz schon fast vollständig für die Korrektur des Engstandes aufgebraucht wurde.

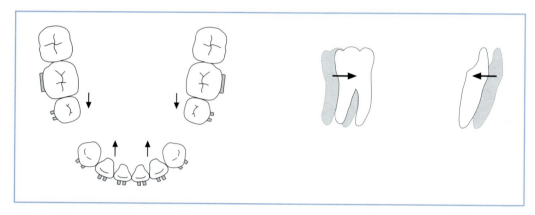

Abb. 9.28: In vielen Fällen ist ein reziproker Lückenschluss die beste Lösung.

Lückenschluss bei Fällen mit maximaler Verankerung – Protrusion

In diesen Fällen hat der Lückenschluss eine besondere Bedeutung. Er muss durch eine gute Verankerungskontrolle abgesichert werden, damit die Schneidezähne in den verfügbaren Platz retrahiert werden können. In der Regel werden die ersten Prämolaren entfernt. Die zweiten Molaren werden, falls möglich, ebenfalls bebändert und in die Apparatur mit einbezogen. Damit stehen sechs Vorderzähnen sechs größere Seitenzähne gegenüber, so dass sich für die Verankerungseinheit theoretisch ein Vorteil ergibt (Abb. 9.29). Beim Ausrichten kann man die Mesialbewegung der Molaren mit transpalatinalen und lingualen Bögen einschränken. Der Transpalatinalbogen kann auch während des Lückenschlusses noch liegen bleiben. Wenn der Patient gut mitarbeitet, kann man auch erwägen, einen Headgear, eventuell in Verbindung mit Klasse-III-Gummizügen, einzusetzen (Abb. 9.30).

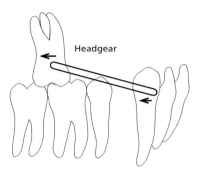

Abb. 9.30: Bei maximaler Verankerung kann eine Retraktion im unteren Zahnbogen von Klasse-III-Gummizügen unterstützt werden, die zu den oberen Molaren ziehen und zusammen mit einem Headgear getragen werden.

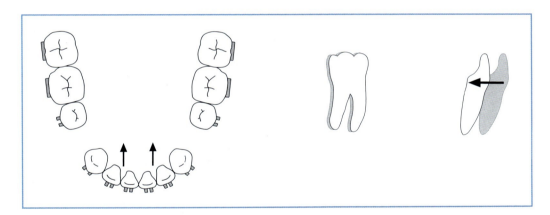

Abb. 9.29: Lückenschluss mit maximaler Verankerung bei einem Protrusionsfall.

Lückenschluss bei Fällen mit minimaler Verankerung – „Burning anchorage"

Um ein optimales Ergebnis zu erzielen, müssen manchmal auch bei leichtem Engstand oder geringfügiger Protrusion die Prämolaren extrahiert werden. Die verbleibenden Lücken müssen dann größtenteils durch eine Mesialbewegung der Molaren geschlossen werden, wodurch gleichzeitig mehr Platz für die dritten Molaren geschaffen wird und das Gesichtsprofil erhalten bleibt. Bei einem solchen Fall wählt man für die Extraktion am besten die zweiten Prämolaren. Die zweiten Molaren erhalten normalerweise weder Brackets noch Bänder. Diesen Maßnahmen liegt die Überlegung zugrunde, dass den acht Vorderzähnen dann bei der Gleitmechanik rechnerisch gesehen nur zwei Molaren gegenüberstehen. Dementsprechend ist vor allem mit einer Mesialbewegung der Molaren zu rechnen (Abb. 9.31, 9.32).

In solchen Fällen ist es angebracht, schon bald nach der Extraktion der zweiten Prämolaren mit der Behandlung zu beginnen, damit der Alveolarkamm nicht zu schmal wird. Leichte Klasse-II-Gummizüge (100 g), die nur nachts getragen werden, können die Mesialbewegung der unteren Molaren in der Gleitphase unterstützen. Im Oberkiefer scheint ein Torque von +17° für die mittleren und von +10° für die seitlichen Schneidezähne geeignet zu sein, um die antero-posteriore Position des Frontsegments gegen die 10 bis 12 Stunden lang einwirkende Kraft der Klasse-II-Gummizüge zu halten. Auf die Molaren wirkt 24 Stunden lang eine mesialisierende Kraft ein, die im unteren Zahnbogen noch von den leichten Klasse-II-Gummizügen verstärkt wird.

Mit einer gut ausgearbeiteten Behandlungsmechanik kann man die nach der Extraktion der zweiten Prämolaren entstandenen Lücken hauptsächlich mit einer Mesialbewegung der ersten und zweiten Molaren schließen; das hat den Vorteil, dass gleichzeitig noch Platz für die dritten Molaren gewonnen wird und die unteren Schneidezähne ihre Position im Gesichtsprofil behalten.

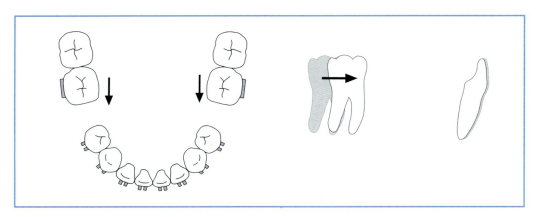

Abb. 9.31: Lückenschluss mit minimaler Verankerung – „Burning anchorage".

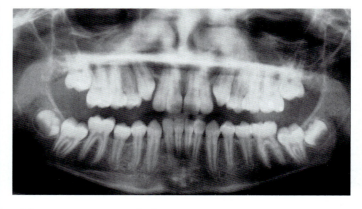
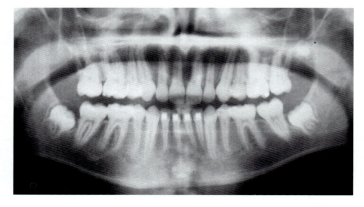

Abb. 9.32: Röntgenaufnahmen vor und nach der Behandlung eines Extraktionsfalles, bei dem die zweiten Prämolaren entfernt wurden. Die Mesialbewegung der unteren ersten Molaren hat Platz für die zweiten und dritten Molaren geschaffen.

LITERATUR

1. Tweed, C H 1966 Clinical orthodontics. Mosby, St Louis
2. The 'A' Company Straight-Wire Appliance. An eight page descriptive brochure. 'A' Company, San Diego, CA, USA
3. Bennett J C, McLaughlin R P 1990 Controlled space closure with a pre-adjusted appliance system. Journal of Clinical Orthodontics 24:251–260
4. Samuels R H, Rudge S J, Mair L H 1993 A comparison of the rate of space closure using a nickel-titanium spring and an elastic module: a clinical study. American Journal of Orthodontics and Dentofacial Orthopedics 103:464–467
5. Nattrass C, Ireland A J, Sherriff M 1997 An investigation into the placement of force delivery systems and the initial forces applied by clinicians during space closure. British Journal of Orthodontics 24:127–131
6. Nattrass C, Ireland A J, Sherriff M 1998 The effect of environmental factors on elastomeric chain and nickel titanium coil springs. European Journal of Orthodontics 20:169–176
7. Samuels R H, Rudge S J, Mair L H 1998 A clinical study of space closure with nickel-titanium closed coil springs and an elastic module. American Journal of Orthodontics and Dentofacial Orthopedics 114:73–79
8. Pizzoni L, Ravnholt G, Melsen B 1998 Frictional forces related to self-ligating brackets. European Journal of Orthodontics 20:283-291
9. O'Reilly D, Dowling P A, Lagerstrom L, Swartz M L, 1999 An ex vivo Investigation into the effect of bracket displacement on the resistance to sliding. British Journal of Orthodontics 26:219-227
10. Ouchi K, Koga M, Watanabe K, Issiki Y, Kawada E 2001 The effects of retraction forces applied to the anterior segment on orthodontic arch wires – changes in wire deflection with wire size. Presented to southern California component of Edward H Angle Society. In press.

FALLBEISPIEL NH

Ein 30 Jahre alter Patient mit einem schweren vorderen Engstand und einer leichten dentoalveolären Klasse II (ANB 5°). Die Seitenzähne standen in Klasse I, die dritten Molaren waren bereits früher extrahiert worden.

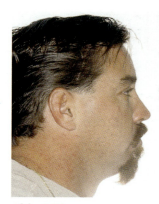

Abb. 9.33

Der Kieferbasiswinkel war groß (ML–NL 35°). Die Form des unteren Zahnbogens wurde anhand der transparenten Schablonen als annähernd ovoid eingestuft.

Für den oberen rechten mittleren Schneidezahn wurden 12 mm, für den unteren linken mittleren Schneidezahn 5 mm Abstand von der A-Pogonion-Linie ermittelt. Das Behandlungsziel bestand darin, die Schneidezähne zu retrahieren und in einer geplanten Schneidezahnposition (PIP) auszurichten, die im Oberkiefer etwa 7 mm und im Unterkiefer 3 mm von der A-Pogonion-Linie entfernt war.

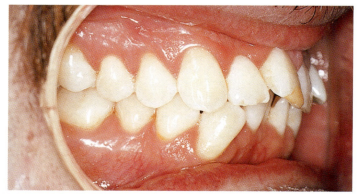

Abb. 9.36

Die Behandlungsmechanik musste so ausgelegt werden, dass die oberen Schneidezähne ungefähr in der Ausgangsposition des linken mittleren Schneidezahnes oder etwas mehr distal und die unteren Schneidezähne in der Ausgangsposition des rechten mittleren Schneidezahnes ausgerichtet werden sollten. Man sollte zwar in möglichst vielen Fällen ohne Extraktionen auskommen, aber bei diesem Patienten musste für die Ausrichtung und Retraktion der unteren Schneidezähne Platz geschaffen werden. Da man durch eine Dehnung oder Schmelzreduktion nicht genügend Platz gewinnen konnte, beschloss man, die vier ersten Prämolaren zu entfernen und diesen hyperdivergenten Fall mit maximaler Verankerung zu behandeln. Als Verankerungshilfen sollten ein Transpalatinalbogen und ein Lingualbogen die Zahnbewegungen beim Nivellieren und Ausrichten unterstützen.

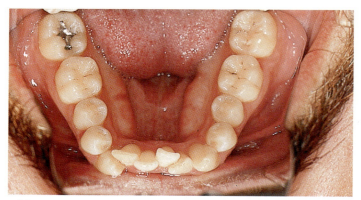

Abb. 9.39

Bendbacks stellten sicher, dass der Patient im Molarenbereich nicht durch die Enden der Bogendrähte gestört wurde, und trugen dazu bei, eine Proklination der Frontzähne unter Kontrolle zu halten (Bendbacks und Lacebacks werden beim Nivellieren und Ausrichten in der Regel bis zu den Vierkantstahlbögen belassen). Oben und unten wurden ovoide .016"-HANT-Drähte eingegliedert. .022"-Metallbrackets in Standardgröße ermöglichen eine optimale Kontrolle, alle Molaren und Prämolaren wurden bebändert. Die nach innen stehenden unteren Schneidezähne erhielten in diesem Stadium keine Brackets, weil noch nicht genügend Platz vorhanden war, um sie in der Bogenlinie einzuordnen. In diesen Drahtabschnitten sorgte ein kleiner Gummischlauch für mehr Komfort.

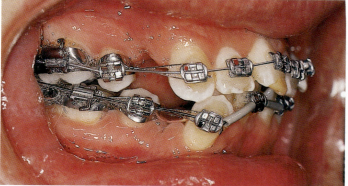

Abb. 9.42

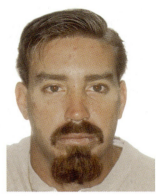

Abb. 9.34

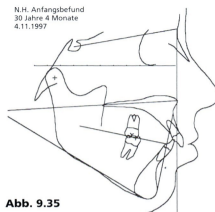

Abb. 9.35

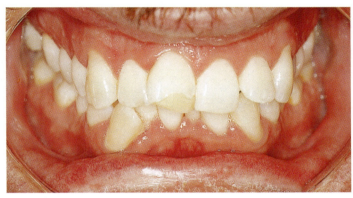

Abb. 9.37

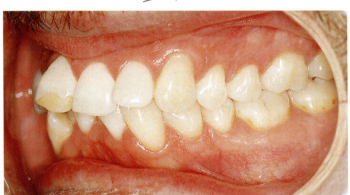

Abb. 9.38

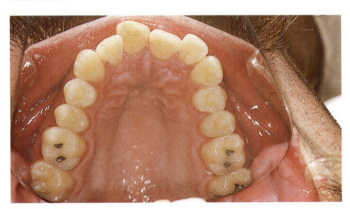

Abb. 9.40

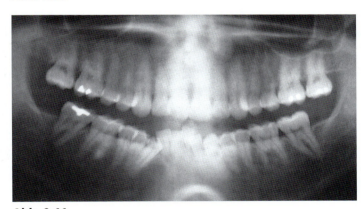

Abb. 9.41

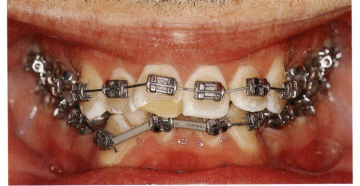

Abb. 9.43

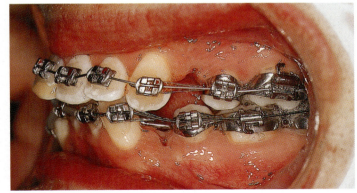

Abb. 9.44

Der Blick von okklusal zu Beginn der Behandlung. Als Verankerungskontrolle wurden ein Lingual- und ein Transpalatinalbogen eingegliedert.

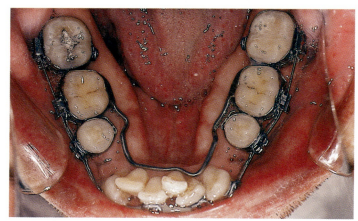

Abb. 9.45

Bildfolge von frühen Nachstellterminen. Bei der ersten Kontrolle wurden die Bogendrähte entfernt. Der untere wurde überprüft und die Enden erneut ausgeglüht, um neue Bendbacks zu biegen. Alle Lacebacks wurden leicht angezogen, um der Lockerung um etwa 1 mm entgegenzuwirken, zu der es in der Regel in den frühen Behandlungsstadien zwischen den Kontrollsitzungen kommt. Im Oberkiefer wurde ein .019"×.025"-HANT-Draht mit Bendbacks eingesetzt, dessen Enden zuvor ausgeglüht worden waren.

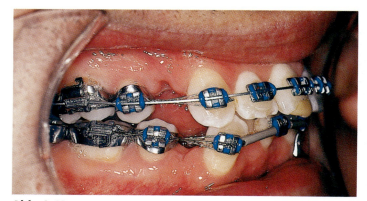

Abb. 9.48

In diesem Stadium ist der Aufbau der Apparatur gut zu erkennen. Mit einsetzender Nivellierung der oberen Schneidezähne kann man sehen, dass die vertikale Position des oberen rechten mittleren Schneidezahnbrackets um 0,5 mm abgeändert worden war (Abb. 9.52). Bei diesem Zahn ist später eine Restaurierung vorgesehen, die durch diese leichte Extrusion einfacher wird. Auf den oberen Molaren befinden sich Doppel-Tubes, damit zur Unterstützung ein Headgear getragen werden kann.

Für die Eckzähne wurden normale Brackets mit −7° Torque im oberen und −6° Torque im unteren Bogen verwendet. Bei einem solchen Fall könnte man auch Brackets mit 0° Torque in Erwägung ziehen, um die Eckzahnwurzeln besser im spongiösen Knochen zu halten. Bei den nächsten Kontrollsitzungen wurde der untere .016"-HANT-Draht durch einen runden .016"-Stahldraht und offene Druckfedern ersetzt, um Platz für die unteren Schneidezähne zu schaffen. Die Brackets rechts und links der Druckfeder wurden mit Draht eingebunden, um Rotationen zu verhindern.

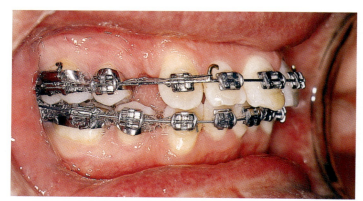

Abb. 9.51

Neun Monate nach Behandlungsbeginn. Die oberen Lacebacks wurden entfernt, und der obere Vierkant-HANT-Draht gegen einen .019"×.025"-Vierkantstahldraht mit angelöteten Haken und passiven Tiebacks ausgetauscht. Die nach innen stehenden unteren Schneidezähne, für deren Ausrichtung nun genügend Platz vorhanden ist, haben Brackets erhalten. Im Unterkiefer wurde ein ovoider .016"-HANT Draht mit Lacebacks und Bendbacks eingegliedert, um mit der Einreihung der Schneidezähne in die Bogenlinie zu beginnen. Bevor man dies angeht, muss immer genügend Platz vorhanden sein, weil sonst die Gefahr besteht, dass sie proklinieren und dann später ihr Torque korrigiert werden muss.

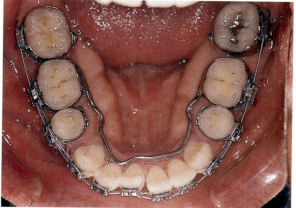

Abb. 9.54

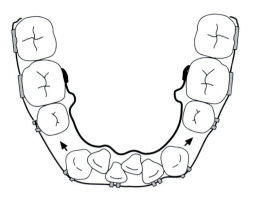

Abb. 9.46

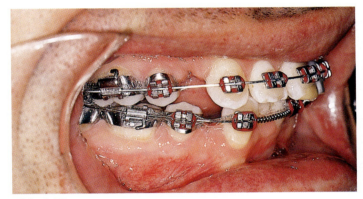

Abb. 9.47

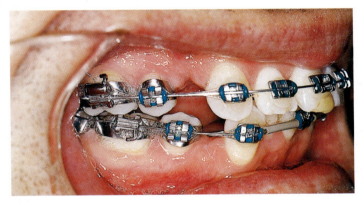

Abb. 9.49

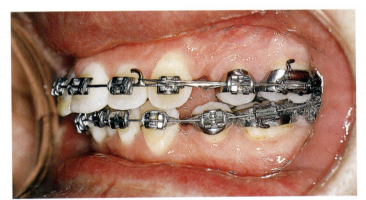

Abb. 9.50

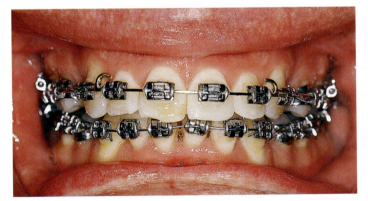

Abb. 9.52

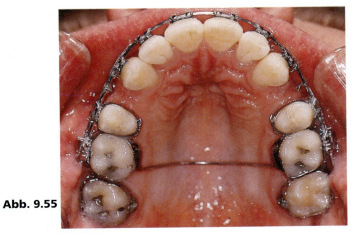

Abb. 9.55

9 • Lückenschluss und Gleitmechanik

Ansichten nach 10 (Abb. 9.56), 13 (Abb. 9.57) und 18 Monaten (Abb. 9.58) Behandlungsdauer.

Im siebten Monat wurde bei der Kontrollsitzung im Unterkiefer ein .019"×.025"-HANT-Draht in ovoider Bogenform eingesetzt, der dann im zehnten Monat durch einen ovoiden .019"×.025"-Vierkantstahldraht mit angelöteten Haken und passiven Tiebacks ersetzt werden konnte. In diesem Stadium wurde überlegt, eine individuelle Bogenform (IAF) zu erstellen, man war dann jedoch der Meinung, dass die normale ovoide Form schon sehr gut der Ausgangsform des unteren Zahnbogens entsprach und daher weiter verwendet werden konnte. Man versuchte, die Lücken ganz normal mit aktiven Tiebacks zu schließen, was jedoch bei der rechten oberen Prämolarenlücke große Probleme bereitete. Das ist ungewöhnlich. Bei fast allen Behandlungen von Kindern schließen sich die Lücken problemlos mit Gleitmechanik und aktiven Tiebacks. Nur bei Erwachsenen kann es mit der normalen Mechanik vereinzelt Schwierigkeiten geben oder zu lange dauern. Dann muss man eventuell auf einen Vierkantdaht mit Closing-Loops oder eine Hycon®-Schraube ausweichen.

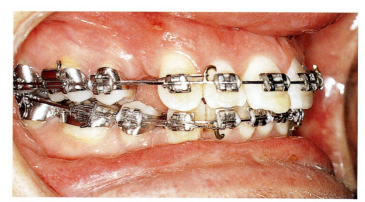

Abb. 9.56

Die Aufnahmen von der rechten Seite zeigen den Lückenschluss mithilfe der Hycon®-Schraube. Da keine offensichtlichen Störquellen zu erkennen waren, zog man alternative Mechaniken wie Tiebacks mit zwei Modulen oder einen Loop-Bogen in Betracht, entschied sich dann jedoch für die Hycon®-Schraube von Adenta. Einer der Autoren erzielte mit ihr in einem Zeitraum von vier Jahren bei ausgewählten Fällen gute Ergebnisse.

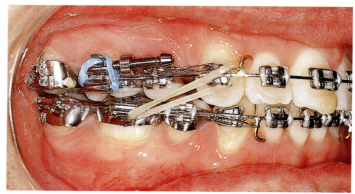

Abb. 9.59

Die Bildsequenz vom Lückenschluss aus okklusaler Sicht; man kann Lücken um fast 1 mm pro Monat schließen. Die Schraube übt eine kurz einwirkende, aber starke Kraft aus, mit der sich im Prinzip alle Friktionsprobleme lösen lassen. Wird sie jedoch zu stark angezogen, kann der Bogendraht sehr stark ausgelenkt werden, was man vermeiden sollte. Wie bei Gaumennahterweiterungsapparaturen, Schrauben für die Distraktionsosteogenese und einigen Vorrichtung zur Distalisierung von Molaren muss der Patient auch bei der Hycon®-Schraube zuverlässig mitarbeiten, damit die Behandlung erfolgreich abgeschlossen werden kann.

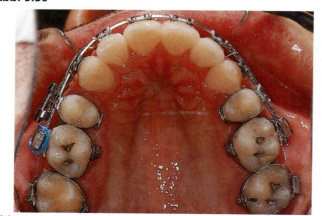

Abb. 9.62

Nach 20 Monaten folgte das abschließende Settling. Aufgrund eines guten Managements in den Anfangsphasen war zur abschließenden Feineinstellung keine gesonderte, langwierige Mechanik mehr erforderlich. Ein sorgfältiges Settling reichte aus, bevor man zur Retention überging. Dafür wurde im Unterkiefer ein runder .016"-HANT-Draht mit ovoider Bogenform und im Oberkiefer ein runder .014"-Teilbogen vom rechten zum linken seitlichen Schneidezahn eingegliedert. Über die Extraktionsstellen wurden Achterligaturen gespannt, damit sich die Lücken nicht wieder öffneten.

Die .014"-Settlingdrähte wurden mit leichten vertikalen Dreieckszügen kombiniert; das Settling verlief erfolgreich. Wenn die Bracket präzise positioniert sind, benötigt man nur wenige derartige Elastics. Man beschloss, während des Settlings alle Bänder und Brackets auf den Zähnen zu belassen, so dass eventuelle unerwünschte Veränderungen direkt korrigiert werden konnten. Der Patient wurde während der Settling-Phase etwa alle zwei Wochen einbestellt. Er trug die Gummizüge in den ersten zwei Wochen rund um die Uhr, dann zwei Wochen lang nur noch nachts.

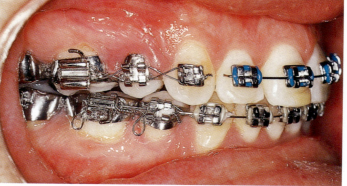

Abb. 9.65

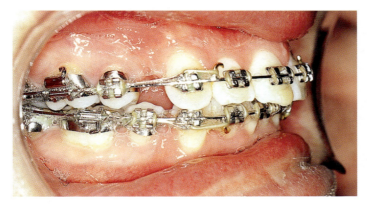

Abb. 9.57

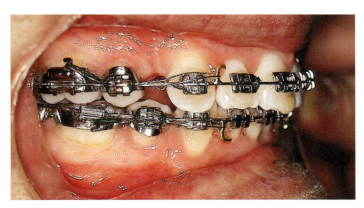

Abb. 9.58

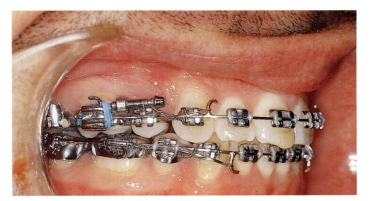

Abb. 9.60

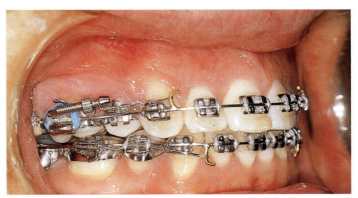

Abb. 9.61

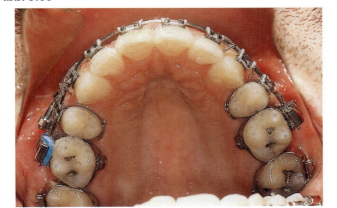

Abb. 9.63

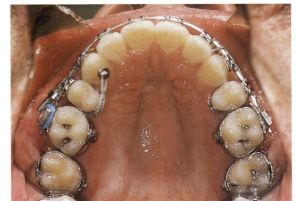

Abb. 9.64

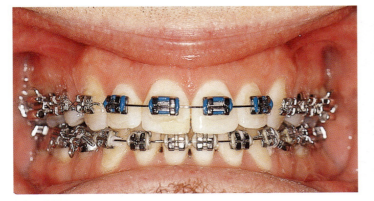

Abb. 9.66

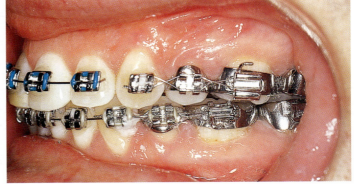

Abb. 9.67

Nach Entfernung der Apparatur. Im Unterkiefer wurde ein Retainer eingeklebt, der auf beiden Seiten bis zu den zweiten Prämolaren reichte. Er sollte die Ausrichtung der unteren Front stabilisieren und verhindern, dass sich die Prämolarenlücken wieder öffneten. Es wurde empfohlen, den unteren geklebten Retainer auf unbestimmte Zeit zu belassen.

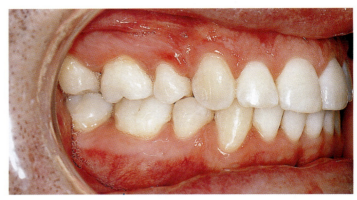

Abb. 9.68

Am Ende der Behandlung verwenden die Autoren bei fast allen Patienten einen lingual geklebten Retainer, der von Eckzahn zu Eckzahn reicht. Wurden erste Prämolaren entfernt, erstreckt er sich normalerweise, wie in diesem Fall, bis in die mesialen Fossae der zweiten Prämolaren. Der Twistflexdraht, der einen Durchmesser von .015" oder .019" haben kann, wird sehr sorgfältig mit Transbond LR™ eingeklebt. Nach der Erneuerung der Restauration auf dem oberen rechten mittleren Schneidezahn wurde ein oberer Retainer aus Tiefziehfolie angepasst. Im Oberkiefer kommt es hauptsächlich in den ersten sechs Monaten zu Rezidiven. Daher wurde der Patient aufgefordert, den herausnehmbaren Retainer einige Monate lang Tag und Nacht oder so oft wie möglich zu tragen.

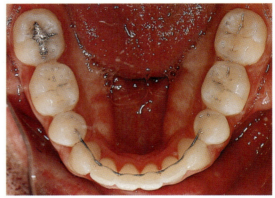

Abb. 9.71

Mesial des zweiten Molaren erkennt man noch eine Lücke, die durch die Bänder entstanden ist. Diesem Problem begegnet man immer wieder bei der Behandlung von Erwachsenen. Bei der abschließenden Feineinstellung kann nach der Entfernung aller Molarenbänder auf jeden zweiten Molaren ein Tube geklebt und eine elastische Kette eingesetzt werden, um über den Vierkantdraht die Lücke zu schließen, solange die Inzisivi, Eckzähne und Prämolaren noch Brackets tragen.

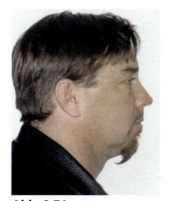

Abb. 9.74

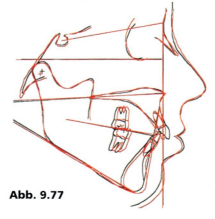

NSL im Punkt Sella

N. H. Anfangsbefund (schwarz)
N. H. Abschlussbefund (rot)

Abb. 9.77

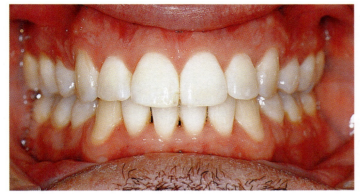

Abb. 9.69

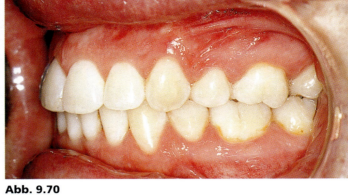

Abb. 9.70

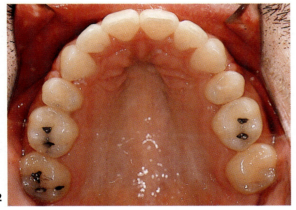

Abb. 9.72

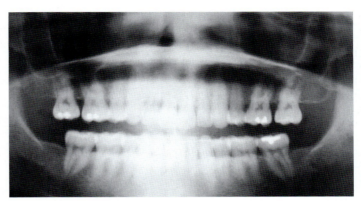

Abb. 9.73

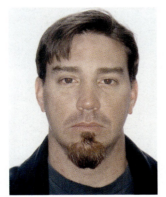

Abb. 9.75

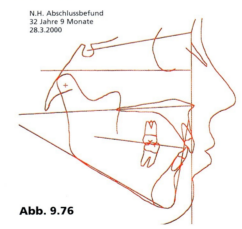

Abb. 9.76

N.H. Abschlussbefund
32 Jahre 9 Monate
28.3.2000

SNA ∠ 78°
SNB ∠ 73°
ANB ∠ 5°
A-N ⊥ FH −2 mm
Pog-N ⊥ FH −13 mm
WITS 4 mm
GoGnSN ∠ 41°
FM ∠ 31°
ML–NL ∠ 33°
IOK–A-Pog 7 mm
IUK–A-Pog 3 mm
IOK–NL ∠ 104°
IUK–ML ∠ 91°

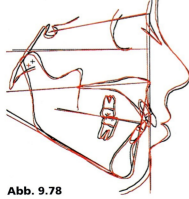

Oberkieferbasis und Gaumendach

N.H. Anfangsbefund (schwarz)
N.H. Abschlussbefund (rot)

Abb. 9.78

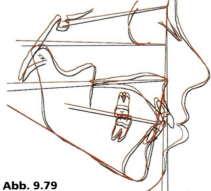

Unterkiefersymphyse und Unterkieferbasis

N.H. Anfangsbefund (schwarz)
N.H. Abschlussbefund (rot)

Abb. 9.79

FALLBEISPIEL MO'T

Eine zu Beginn der Behandlung 11 Jahre und 6 Monate alte Patientin, bei der die ersten Prämolaren entfernt wurden. Bei ihr bestand eine skelettale Klasse II (ANB 7°) mit einem durchschnittlichen Kieferbasiswinkel (ML–NL 28°).

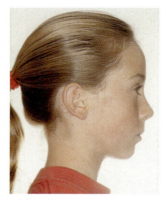

Abb. 9.80

Dental wies die Patientin vorne und seitlich Engstände mit Drehständen in der Front auf, so dass für die bleibenden Eckzähne zu wenig Platz vorhanden war. Die Bogenform wurde als ovoid eingestuft. Man vertrat die Auffassung, dass für ein stabiles Resultat mit einem guten Profil und gesundem Parodont die vier ersten Prämolaren entfernt werden sollten.

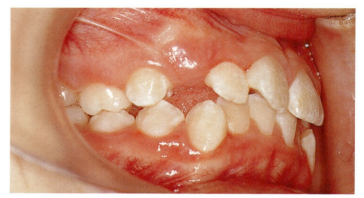

Abb. 9.83

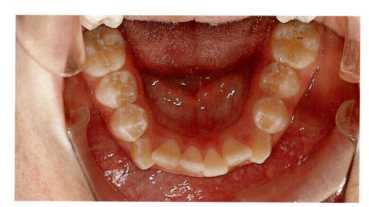

Abb. 9.86

Nach der Extraktion der ersten Prämolaren wurden die ersten Molaren bebändert und im unteren Zahnbogen Metallbrackets in Standardgröße geklebt. Mit dem Kleben der Brackets im oberen Zahnbogen wollte man warten, bis die zweiten Prämolaren durchgebrochen waren. Als Anfangsbogen benutzte man einen .016"-HANT-Draht. Die Bilder zeigen die Situation nach zweimonatiger Behandlung mit eingegliederten .020"-Rundstahldrähten. Im Unterkiefer liegen Lacebacks, um die Eckzähne zu kontrollieren und leicht zurückzuziehen.

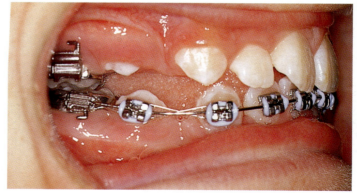

Abb. 9.89

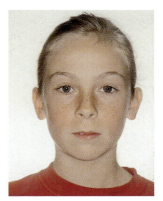

Abb. 9.81

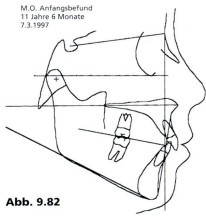

Abb. 9.82

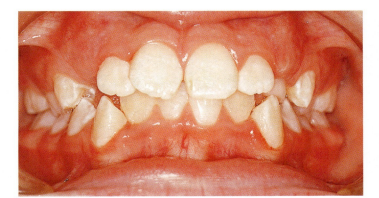

Abb. 9.84

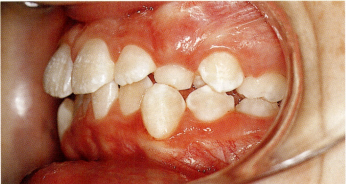

Abb. 9.85

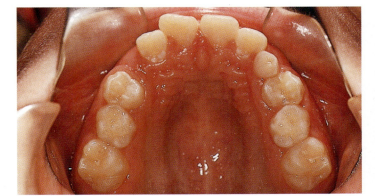

Abb. 9.87

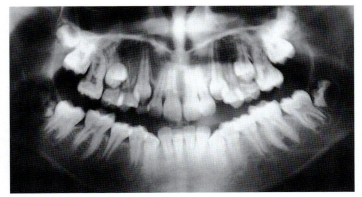

Abb. 9.88

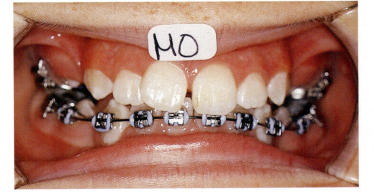

Abb. 9.90

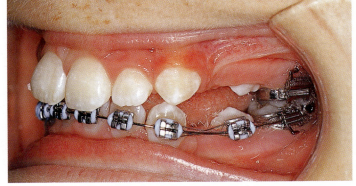

Abb. 9.91

Als Verankerungshilfe wurden in den frühen Ausrichtungsstadien ein Lingual- und ein Transpalatinalbogen eingesetzt.

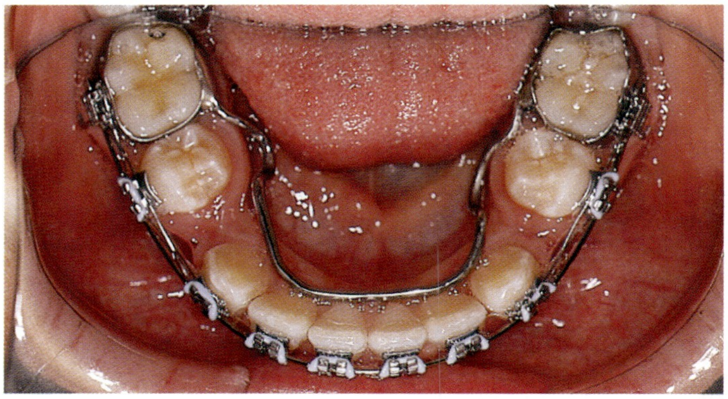

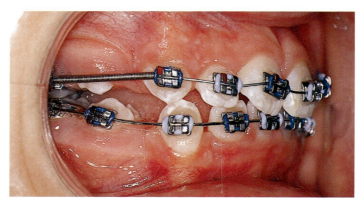

Abb. 9.92

Nachdem die zweiten Prämolaren im Oberkiefer fast durchgebrochen waren, klebte man auf die sechs oberen Vorderzähne Brackets und setzte einen .016"-HANT-Draht mit passiven coils ein, um die langen seitliche Spannen des Drahtbogens zu schützen. In diesem Stadium wurden die unteren Lacebacks entfernt, da die Eckzähne begannen, sich von den seitlichen Schneidezähnen abzusetzen.

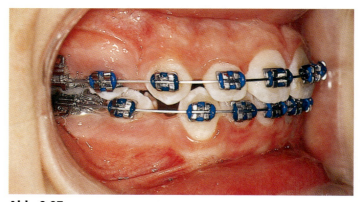

Abb. 9.94

Eine Bildfolge von der rechten Seite nach sieben, elf und 15 Monaten Behandlungszeit. Nach sieben Monaten sind oben und unten Vierkant-HANT-Drähte eingebunden. Die oberen Eckzähne wurden geringfügig von den seitlichen Schneidezähnen zurückgezogen, da die unteren Eckzähne nach distal gewandert sind. Das ist während des Nivellierens und Ausrichtens vertretbar und sorgt zusätzlich noch für eine gewisse Verankerung. Danach wurden oben und unten Vierkantstahldrähte eingegliedert, während des Lückenschlusses in Verbindung mit leichten Klasse-II-Gummizügen. Passive Tiebacks sollten dafür sorgen, dass die Lücke geschlossen blieb.

Abb. 9.97

Nach zwei Jahren aktiver Behandlung begann das Settling. Hier erkennt man die Situation kurz vor dem Entfernen der Apparatur. Die Patientin, die alle 14 Tage zur Kontrolle kam, trug in der Molaren- und der Prämolarenregion leichte Dreiecks-Gummizüge.

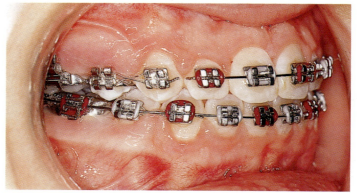

Abb. 9.100

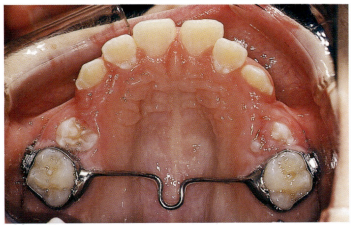
Abb. 9.93

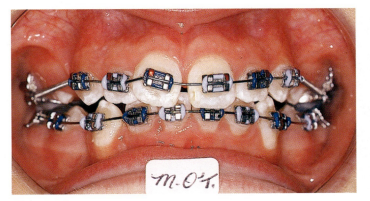
Abb. 9.95

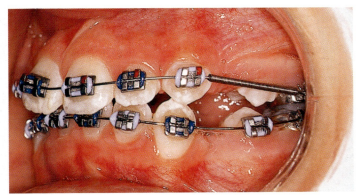
Abb. 9.96

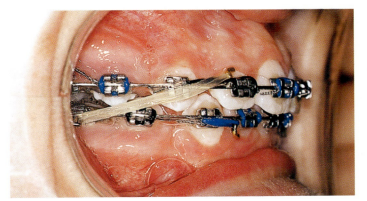
Abb. 9.98

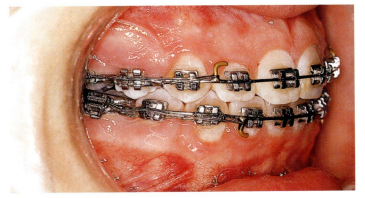
Abb. 9.99

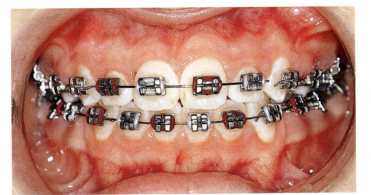
Abb. 9.101

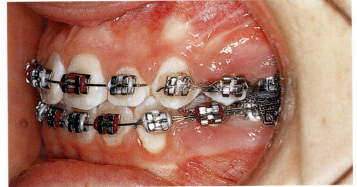
Abb. 9.102

Nach Entfernen der Apparatur. Die aktive Behandlungszeit hatte wegen der Verzögerungen in der Frühphase der Behandlung, als man den Durchbruch der Prämolaren abwartete, 27 Monate gedauert.

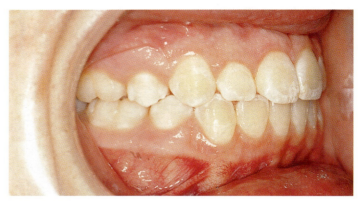

Abb. 9.103

Normale Retention mit unteren Retainern, die sich bis auf die zweiten Prämolaren erstrecken. Die Röntgenbilder vom Zustand nach der Behandlung zeigen, dass für den Durchbruch der dritten Molaren genügend Platz vorhanden ist, und bestätigen, dass die oberen Eckzahn- und Prämolarenwurzeln in guter Beziehung zueinander stehen.

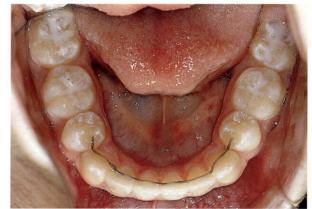

Abb. 9.106

Das Gesichtsprofil war nach Abschluss der Behandlung ansprechend. Es wurden annähernd normale kephalometrische Messwerte erreicht.

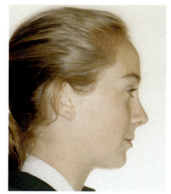

Abb. 9.109

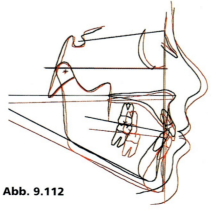

NSL im Punkt Sella

M.O. Anfangsbefund (schwarz)
M.O. Abschlussbefund (rot)

Abb. 9.112

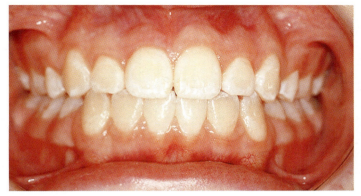

Abb. 9.104

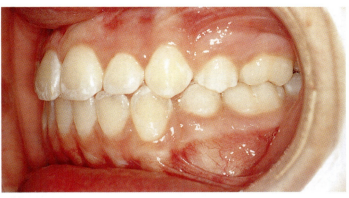

Abb. 9.105

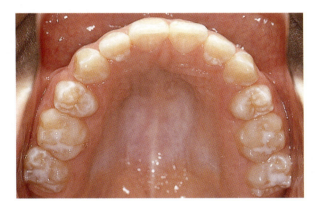

Abb. 9.107

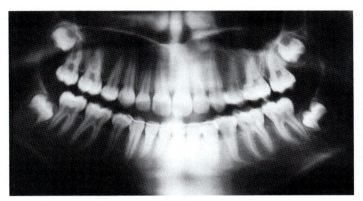

Abb. 9.108

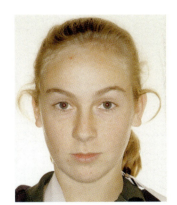

Abb. 9.110

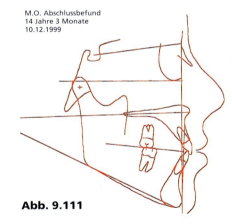

M.O. Abschlussbefund
14 Jahre 3 Monate
10.12.1999

SNA ∠	85°
SNB ∠	8°
ANB ∠	4°
A-N ⊥ FH	2 mm
Pog-N ⊥ FH	0 mm
WITS	0 mm
GoGnSN ∠	34°
FM ∠	26°
ML–NL ∠	28°
IOK–A-Pog	6 mm
IUK–A-Pog	3 mm
IOK–NL ∠	113°
IUK–ML ∠	92°

Abb. 9.111

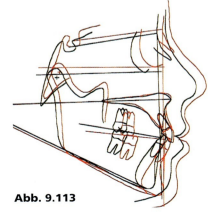

Oberkieferbasis
und Gaumendach

M.O. Anfangsbefund
(schwarz)
M.O. Abschlussbefund
(rot)

Abb. 9.113

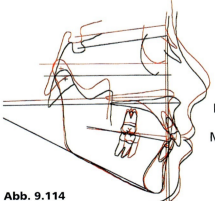

Unterkiefersymphyse und Unterkieferbasis

M.O. Anfangsbefund
(schwarz)
M.O. Abschlussbefund
(rot)

Abb. 9.114

KAPITEL 10

Feineinstellung

Einleitung 280

Einstellung in der Horizontalen 282
    Koordination der Zahnreihen 282
    Korrekte Angulation der Vorder- und Seitenzähne 283
    Adäquater Schneidezahntorque 284
    Umgang mit Diskrepanzen bei den Zahngrößen 285
    Rotationskontrolle 285
    Absicherung geschlossener Lücken 286
    Horizontale Überkorrektur 286

Einstellung in der Vertikalen 288
    Korrekte Kronenlängen, Beziehungen der Randleisten und Kontaktpunkte 288
    Letzte Korrektur der Spee-Kurve 288
    Vertikale Überkorrektur – Tiefbiss und offener Biss 289

Einstellung in der Transversalen 289
    Bogenform 289
    Abstimmung der Bogendrähte 289
    Torque der Seitenzähne 290
    Transversale Überkorrektur 291

Beurteilung von Funktion und Artikulation 291
    Zentrische Relation und Überprüfung der funktionellen Bewegungen 291
    Ausschluss von Dysfunktionen des Kiefergelenks 292

Kephalometrische und ästhetische Beurteilung 293

Das Ende der abschließenden Feineinstellung – Settling 293

Abschluss gemäß der Anforderungen des ABO 296

Fallbeispiel MB. Ein hyperdivergenter Nichtextraktionsfall, dessen Behandlung bei den oberen Schneidezähnen Torque und bei den unteren eine Reduktion des Schmelzes erforderte 298

EINLEITUNG

Auch in diesem letzten Behandlungsstadium, der abschließenden Feineinstellung, ist es wichtig, die Behandlungsziele, die bereits im Vorwort aufgelistet wurden, weiter im Auge zu behalten:

- Kondylen in stabiler Position: in zentrischer Relation
- Entspannte, gesunde Muskulatur
- Eine Klasse-I-Okklusion entsprechend den „sechs-Schlüsseln" von Andrews
- Ideale funktionelle Bewegungen – eine wechselseitig geschützte Okklusion
- Gesundes Parodont
- Bestmögliches Aussehen.

Bei Patienten, die mit der Standard-Edgewise-Apparatur behandelt wurden, war der Biegeaufwand am Schluss noch beträchtlich (Abb. 10.1). Nachdem man die Zähne in jedem Kiefer einigermaßen ausgerichtet und die Zahnbögen einander so weit wie möglich angenähert hatte, begann die ermüdende Arbeit der Feineinstellung. Wer am besten den Draht biegen konnte, erzielte am Ende die besten Ergebnisse. Es war daher angemessen, den Abschluss gesondert zu betrachten, weil es sich dabei um ein langwieriges und anspruchsvolles Stadium handelte.

Bei der vorprogrammierten Apparatur beginnt die Bewegung der Zähne in ihre endgültige Stellung jedoch schon, sobald die Brackets gesetzt und die ersten Bogendrähte einligiert sind. Das liegt zum einen an den vorprogrammierten Werten (Abb. 10.2), zum anderen daran, dass die Platzierung der Brackets sehr viel genauer genommen wird. Der Fall entwickelt sich mit fließenden Übergängen auf die Schlussphase zu, so dass am Ende nicht mehr so viel Arbeit erforderlich ist. Die abschließende Feineinstellung, wie sie von den Autoren in ihrem ersten Buch beschrieben wurde, ist daher nicht mehr ein gesondertes Stadium mit langwierigen Techniken, sondern eher eine Belohnung für das gute Management des Falls in den frühen Behandlungsphasen.

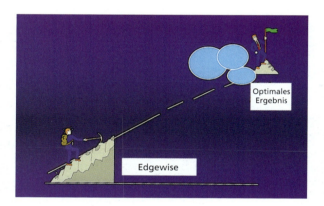

Abb. 10.1: Mit der Standard-Edgewise-Technik war es schwierig, optimale Ergebnisse zu erreichen, weil am Ende noch sehr viel in ermüdender Kleinarbeit justiert werden musste.

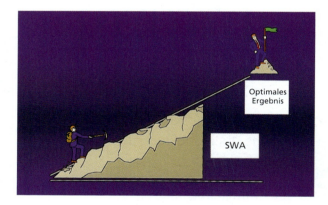

Abb. 10.2: Durch die Einführung des vorprogrammierten Bracketsystems in den 1970er Jahren wurde es leichter, optimale Ergebnisse zu erzielen.

So wird beispielsweise die abschließende Arbeit umso geringer, je besser die Apparatur zur Mechanik des Kieferorthopäden passt. Man hat bei der Feineinstellung umso weniger Arbeit, je genauer die Brackets platziert und, falls erforderlich, umgeklebt wurden, je mehr auf eine akkurate Bogenform und Abstimmung des Drahtbogens geachtet wurde, je weniger das Kräfteniveau das Gerätesystem „überforderte" und dadurch Zähne in ungünstige Positionen brachte – die Liste ließe sich noch weiter fortsetzen! Mit anderen Worten die Behandlung kommt allmählich und langsam zum Abschluss und endet nicht plötzlich mit einem deutlich abgegrenzten Behandlungsstadium (Abb. 10.3). Der größte Vorteil der vorprogrammierten Apparatur besteht daher darin, dass man mit ihr die abschließende Feineinstellung folgendermaßen neu definieren kann:

Korrektur von Fehlern, die zuvor gemacht wurden, falls erforderlich, auch eine Überkorrektur, sowie das Settling des Falles.

Diese Kapitel enthält einen Überblick darüber, welche horizontalen, vertikalen und transversalen Faktoren für einen guten Abschluss des Falls wichtig sind. In diesem Stadium bewegen sich die Zähne kaum noch, weshalb es auch schwierig mit Fotos zu dokumentieren ist. Daher werden die notwendigen Verfahren in diesem Kapitel eher mit Worten als anhand von Illustrationen erklärt.

In den abschließenden Behandlungsstadien muss Folgendes überprüft und beurteilt werden:

- Einstellung in der Horizontalen
- Einstellung in der Vertikalen
- Einstellung in der Transversalen
- Funktion und Artikulation
- Kephalometrische Messwerte und Aussehen.

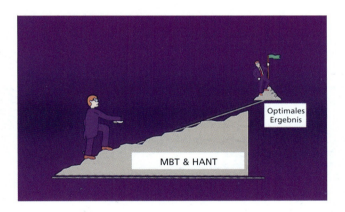

Abb. 10.3: Das MBT™-Bracketsystem und die HANT-Drähte führten zu weiteren Fortschritten im Verfahren. Die abschließende Feineinstellung ist, sofern die Behandlung zuvor entsprechend gut durchgeführt wurde, nicht mehr ein gesondertes Stadium mit langwierigen Techniken.

EINSTELLUNG IN DER HORIZONTALEN

Koordination der Zahnreihen

Ein wesentlicher horizontaler Faktor, der abschließend überprüft werden muss, ist die Koordination der Zahnreihen in den Front- und Seitenbereichen. Nach den Erfahrungen der Autoren passen die Vorder- und Seitenzähne ohne oder mit nur geringfügigen Korrekturen in annähernd 20% aller Fälle gut zueinander (Abb. 10.4). Wenn sich das Abschlussstadium nähert, stellt sich allerdings in etwa 60% der Fälle (Abb. 10.4) heraus, dass die Kronen der Oberkieferfront nicht so viel Platz in Anspruch nehmen wie die der Unterkieferfront. Das wird an folgenden Situationen deutlich:

- Eine Lücke im oberen Seitenbereich lässt sich nur schwer schließen, wenn der korrekte Overjet von 3 bis 4 mm beibehalten wird.

- Die sagittale Frontzahnstufe ist richtig eingestellt, aber die bukkalen Segmente bleiben in einer leichten bis moderaten Klasse-II-Position.

- Eine Lücke im oberen Frontzahnsegment lässt sich nicht vollständig schließen, wenn man versucht, den korrekten Overjet beizubehalten.

In beinahe 20% aller Fälle (Abb. 10.4) finden die Autoren beim Vergleich der Vordersegmente zuviel Zahnmaterial im Oberkiefer, das heißt, die oberen Frontzahnkronen sind unverhältnismäßig größer als die unteren; außerdem weist der Patient einen exzessiven Overjet auf, wenn die seitlichen Segmente in einer Klasse-I-Verzahnung stehen. Das beobachtet man:

- Bei Patienten mit sehr großen oberen Schneidezähnen

- Bei einigen Klasse-III-Fällen, bei denen die Inzisivi im Oberkiefer prokliniert und im Unterkiefer retrokliniert sind.

Bei diesen Patienten ist die abschließende Feineinstellung einfach: Man trägt im oberen Frontzahnsegment approximal etwas Schmelz ab und schließt dann die verbliebenen Lücken.

Dagegen steht man bei den 60% der Fälle mit einem relativen Mangel an Zahnmaterial in der Oberkieferfront vor einer schwierigen Aufgabe. Horizontale Faktoren, die bei diesem Problem eine Rolle spielen und im Folgenden einzeln besprochen werden, sind vor allem die Angulation der Vorderzähne, der Schneidezahntorque sowie die Zahngröße (Abb. 10.5).

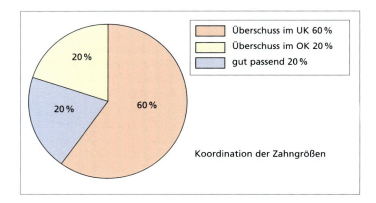

Abb. 10.4: Koordination der Zahngrößen

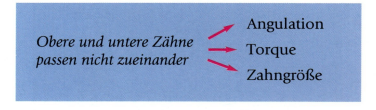

Abb. 10.5

Korrekte Angulation der Vorder- und Seitenzähne

Die Einstellung der Angulation ist, vor allem wenn man Zwillingsbrackets mit entsprechender Breite benutzt, eine der Stärken der vorprogrammierten Apparatur. Der eingebaute Wert wird problemlos und beinahe vollständig ausgeprägt. Elemente zweiter Ordnung sind in der Regel überflüssig.

Bei der Standard-Edgewise-Apparatur wurden aus zwei Gründen Biegungen zweiter Ordnung in die Bogendrähte eingearbeitet. Erstens sollten die Zähne im Vergleich zum Angulationswert von 0°, den das Bracket vorgab, richtig eingestellt werden, und zweitens sollten damit die starken Kräfte für die Bewegung der Zähne aufgefangen werden. Solange bei der Behandlung mit der vorprogrammierten Apparatur keine Kräfte eingesetzt werden, die das System „überfordern", sollten die Angulationswerte, die Andrews in seiner Untersuchung der nicht kieferorthopädisch behandelten Idealfälle gefunden hat, beinahe unverändert übernommen werden. Dazu haben sich die Autoren entschieden und sind bei der Entwicklung des MBT™-Gerätesystems bezüglich der Angulationswerte nur geringfügig von den Untersuchungswerten abgewichen.

Die von den Brackets vorgegebene Angulation beeinflusst wesentlich, wie viel Platz ein Zahn beansprucht. Davon hängt ab, wie die oberen und die unteren Zähne zueinander passen. Bei Frontzahnbrackets mit Angulationswerten, die exakt den ursprünglichen Vorgaben von Andrews entsprechen, erreicht man im oberen Frontzahnsegment einen Gesamtwert von 40° Angulation, im unteren beträgt er nur 6° (Abb. 10.6). Die Differenz von 34° trägt dazu bei, dass das obere Frontzahnsegment größer und das untere kleiner wird und so die oben beschriebenen Diskrepanzen, die 60 % der Patienten aufweisen, ausgeglichen werden.

Bei der abschließenden Feineinstellung spielt auch die Form der Schneidezahnkronen eine Rolle. Wenn man die mesiodistale Achsenneigung von Schneidezähnen mit tonnenförmigen oder dreieckig geformten Kronen ändert, hat das kaum Einfluss auf den Platz, den sie innerhalb des Zahnbogens beanspruchen (Abb. 10.7). Tonnenförmige Kronen sind glücklicherweise selten. Dreieckige Kronen werden vom Kieferorthopäden normalerweise aus ästhetischen Gründen so beschliffen, dass sie eine rechteckigere Form erhalten. Die Kronenform stellt daher höchstens bei der Behandlungsplanung ein Problem dar.

Bei der Konstruktion der MBT™-Brackets für die oberen Prämolaren wurde die Angulation gegenüber den Untersuchungsergebnissen leicht abgewandelt: Statt 2° nahm man 0°. Dadurch sollten die Zähne besser aufeinander abgestimmt und die oberen Prämolaren etwas aufgerichtet werden, so dass sie sich ausgehend von einer Klasse-II-Malokklusion einer Klasse-I-Position annähern. Der Angulationswert von 2°, den die unteren Prämolarenbrackets des MBT™-Systems haben, entspricht den Forschungsergebnissen; sie werden dadurch aus einer Klasse-II-Beziehung in Richtung einer Klasse-I-Position gekippt.

Bei den Molaren ist eine Angulation von 5° im oberen und 2° im unteren Zahnbogen erforderlich. Damit sind die Molarenhöcker, wie es korrekt ist, parallel zur Okklusionsebene ausgerichtet. Man erreicht diese Achsenneigung, indem man auf allen Molaren MBT™-Brackets mit 0° Angulation verwendet und die Bänder parallel zu den Höckerspitzen setzt (S. 66, 67). Mit dieser Positionierung etablieren sich die Molaren in einer idealen Klasse-I-Relation.

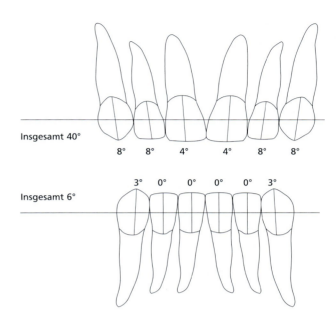

Abb. 10.6: Die Angulationsdifferenz zwischen dem oberen und dem unteren Frontzahnsegment verbessert bei den 60% der Patienten, bei denen die oberen Frontzahnkronen im Vergleich zu den unteren nicht genügend Platz im Zahnbogen einnehmen, die Abstimmung der Zahnreihen.

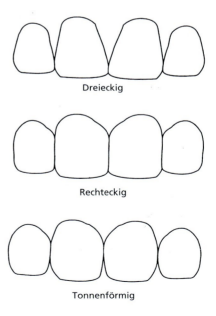

Abb. 10.7: Für die abschließende Feineinstellung spielt auch die Form der Schneidezahnkronen eine Rolle.

Adäquater Schneidezahntorque

Die Einstellung des Torques ist der Schwachpunkt der vorprogrammierten Apparatur sowie jedes Systems, das auf Edgewise-Brackets basiert. Offenbar reicht ein einziger Satz von Torquewerten nicht aus, um all den verschiedenen Anforderungen, die bei den Patienten jeweils erfüllt werden müssen, gerecht zu werden. Dafür sind drei Faktoren verantwortlich:

1. Von dem Vierkantstahldraht liegt ein etwa 1 mm großes Stück in einem ungefähr gleich dimensionierten Bracketschlitz. Das muss reichen, damit ein ganzer Wurzelteil in einer recht komplizierten Zahnbewegung durch den Alveolarknochen bewegt werden kann (Abb. 10.8).

2. Man nimmt in der Regel keinen slotfüllenden Draht, weil er dann in den Seitenbereichen nicht mehr effizient durch die Bracketschlitze gleiten kann. Damit die Gleitmechanik gut funktionieren kann, gliedern die Autoren einen .019"×.025"-Draht in einen .022"-Schlitz ein. Dadurch verschlechtert sich die Torqueübertragung (Abb. 10.8).

3. Der obere und untere Schneidezahntorque, der benötigt wird, variiert erheblich.

Bei den meisten Klasse-I- und Klasse-II-Patienten stehen die Schneidezähne im Oberkiefer häufig retrokliniert und im Unterkiefer prokliniert. Bei Klasse-III-Fällen ist es eher umgekehrt. Weil in vielen Praxen die Klasse-I- oder Klasse-II-Patienten überwiegen, geben kieferorthopädische Apparaturen allgemein in den oberen Schneidezahnbrackets zusätzlich palatinalen und in den unteren zusätzlich labialen Wurzeltorque vor.

Beim Entwurf des MBT™-Systems bauen die Autoren in Abwandlung der Untersuchungsergebnisse bei den oberen mittleren Schneidezahnbrackets 10° und bei den seitlichen 7° zusätzlichen palatinalen Wurzeltorque sowie bei den unteren Schneidezahnbrackets 5° zusätzlichen labialen Wurzeltorque ein. Das ist eine große Hilfe. Trotzdem müssen in den Frontzahnregionen noch häufig Biegungen dritter Ordnung in den Vierkantstahldraht eingearbeitet werden. Bei den meisten Klasse-II- und vielen Klasse-I-Fällen mit bimaxillärer Protrusion sind bis zu 20° zusätzlicher palatinaler Wurzeltorque im oberen Bogendraht und 10° bis 15° zusätzlicher labialer Wurzeltorque im unteren Bogendraht sinnvoll (Abb. 10.9). Generell tragen die Torquewerte der MBT™-Brackets und, falls nötig, die geeigneten Biegungen dritter Ordnung dazu bei, das obere Frontzahnsegment zu vergrößern, das untere zu verkleinern und auf diese Weise bei den oben beschriebenen 60% der Patienten die Abstimmung der Zahnreihen zu verbessern (Fallbeispiel TC, S. 194).

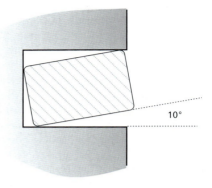

Ein .019"×.025" rechteckiger Bogen mit .00" Kantenradius hat 10° Spiel im .022"-Slot

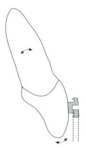

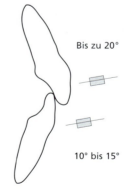

Bis zu 20°

10° bis 15°

Abb. 10.8: Die vorprogrammierte Apparatur überträgt Torque nicht sehr effizient. Das liegt daran, dass der im Bracketschlitz liegende Abschnitt des Vierkantstahldrahts klein ist und Spiel hat. Daher müssen häufig im Frontzahnbereich zusätzlich Torquebiegungen in den Vierkantstahldraht eingearbeitet werden.

Umgang mit Diskrepanzen bei den Zahngrößen

Die Zahngröße ist quasi der „siebte Schlüssel" zu einer idealen Okklusion. Die nicht kieferorthopädisch behandelten idealen Modelle in der Untersuchung von Andrews hatten natürlich ausgewogene Zahnformen. Sonst hätte es entweder Lücken in einem der Zahnbögen oder einen Engstand in dem anderen gegeben.

Wie bereits erwähnt, findet man im oberen Frontbereich meist weniger Zahnmaterial als im unteren. Dafür sind oft Diskrepanzen in der Zahngröße verantwortlich. Am häufigsten sind die seitlichen Schneidezähne im Oberkiefer klein und/oder im Unterkiefer groß. In den bukkalen Segmenten sind kleine obere zweite Prämolaren weit verbreitet.

Zur Beurteilung dieses Missverhältnisses innerhalb der Zahngrößen kann man eine Bolton-Analyse durchführen.[1] Man kann die Diskrepanz beseitigen, indem man entweder in einem der Bögen Zahnsubstanz abträgt – meist durch eine approximale Schmelzreduktion an den unteren Schneidezähnen – und/oder im gegenüberliegenden Bogen Substanz in Form von Restaurationsmaterial hinzufügt – in der Regel bei den oberen seitlichen Schneidezähnen.

Meist ist im unteren Bogen zu viel Zahnsubstanz vorhanden. Wenn eine Bolton-Analyse den Befund bestätigt, empfiehlt es sich häufig, bereits in den Anfangsstadien der Behandlung an den Frontzähnen Schmelz zu entfernen (Fallbeispiel MS, S. 236). Im oberen Schneidezahnsegment sollte man zu Beginn der Behandlung nur ganz wenig Zahnsubstanz abtragen. Wenn das letzte Behandlungsstadium naht, bestimmt man, wie viel Zahnsubstanz jeweils in den beiden Zahnbögen vorhanden ist. Liegt dann im oberen Frontzahnsegment ein Überschuss an Zahnmaterial vor, weil im Unterkiefer Zahnsubstanz reduziert wurde, kann man in der Oberkieferfront Substanz entfernen. Trägt man im oberen Bogen zu früh Schmelz ab, entstehen mitunter Lücken, die später nur noch mit Restaurationen aufgefüllt werden können.

Rotationskontrolle

Ein wichtiger Teil der Justierungsphase ist die Rotationskontrolle. Wenn die Brackets richtig platziert sind, kann man Rotationen glücklicherweise durch die In/Out-Kompensation, die in der vorprogrammierten Apparatur vorgegeben ist, äußerst effektiv regulieren. Das augenfälligste Beispiel dafür ist die Rotation von 10°, die in die Brackets der oberen Molaren eingebaut ist, sowie die Rotation von 0° in den unteren Molarenbrackets. Diese Kombination begünstigt bei einer Klasse-I-Relation eine optimale Okklusion der Molaren.

Bei Klasse-I- und Klasse-II-Fällen kann es sinnvoll sein, die oberen Prämolarenbrackets etwa 0,5 mm weiter mesial zu platzieren. Dadurch können sich die bukkalen Höcker der oberen Prämolaren nach distal in Richtung einer Klasse-I-Position drehen, während die palatinalen Höcker nach mesial rotieren, so dass sie besser mit den Fossae der Unterkieferzähne okkludieren. Schneidezähne, die zu Beginn der Behandlung gedreht stehen (Abb. 10.9), kann man leichter korrigieren, wenn man das Bracket etwas in Richtung der Rotation versetzt (S. 61). Außerdem hat es sich bewährt, untere Eckzahnbrackets leicht nach mesial zu verschieben. Dadurch rotiert die mesiale Seite nach labial, und es kommt zu einem besseren Kontakt mit der distalen Seite des unteren seitlichen Schneidezahnes.

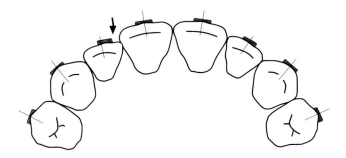

Abb. 10.9: Eine exakte Bracketpositionierung bei Behandlungsbeginn kann die Rotationskontrolle in den Schlussphasen erleichtern.

Absicherung geschlossener Lücken

In den Schlussphasen der Behandlung ist es besonders bei Extraktionsfällen wichtig, dass die Lücken geschlossen bleiben. Dafür verwendet man, falls Vierkantdrähte eingegliedert sind, am besten passive Tiebacks (Abb. 10.10), bei leichten Drähten Lacebacks von den Molaren zu den Eckzähnen. Bei Extraktionsfällen sollten in der Settling-Phase Achterligaturen (Abb. 10.11) über die Extraktionsstellen gelegt werden, um die Lücken geschlossen zu halten. Auch in allen anderen Bereichen, in denen der Lückenschluss nicht ganz einfach war, sollte man ihn während des Settlings mit Achterligaturen oder leichten Elastik-Fäden sichern. Mit solch einfachen Maßnahmen kommt man nicht in die schwierige Situation, dass sich die Lücken in den Abschlussphasen der Behandlung erneut öffnen.

Horizontale Überkorrektur

Klasse-II- und Klasse-III-Fälle müssen häufig horizontal überkorrigiert werden. Zunächst ist es wichtig, die antero-posteriore Position in den abschließenden Behandlungsstadien vollständig zu korrigieren, indem man den Patienten beispielsweise Klasse-II- beziehungsweise Klasse-III-Gummizüge oder einen Headgear tragen lässt. Nach Abschluss der Korrektur werden diese Vorrichtungen weggelassen oder nur noch stundenweise eingesetzt. Der Patient bleibt dann sechs bis acht Wochen lang unter Beobachtung. Sind die Ergebnisse stabil, können die Apparaturen entfernt werden. Falls nicht, kann man jetzt horizontal überkorrigieren.

Bei Klasse-II-Fällen bringt man dazu die Vorderzähne in eine Kopfbissstellung, die etwa sechs bis acht Wochen gehalten wird (Abb. 10.12). Danach werden die Elastics abgenommen oder nur noch nachts getragen, damit man sehen kann, wie das Settling verläuft.

Ein Klasse-III-Fall kann mit einem um 2 bis 3 mm größeren Overjet horizontal überkorrigiert werden, der dann ebenfalls wie bei den Klasse-II-Fällen gehalten und beobachtet wird.

Selbst bei sorgfältigster Überkorrektur kann es in der Retentionsphase noch zu Problemen kommen, etwa durch ein anomales spätes Wachstum oder dadurch, dass bestimmte Zungen- oder Lutschhabits wieder aufgenommen werden. Diese Probleme müssen den Patienten erklärt werden; es ist nur zu ihrem Besten, wenn sie während der Retention in regelmäßigen Abständen zur Kontrolle einbestellt werden.

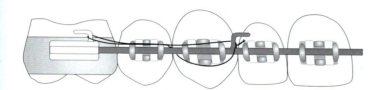

Abb. 10.10: Im Vierkantdrahtstadium kann man eine bereits geschlossene Lücke durch passive Tiebacks sichern.

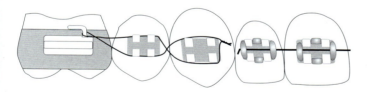

Abb. 10.11: Bei der Behandlung von Prämolarenextraktionsfällen sollte man beim Settling Achterligaturen über die Extraktionsstelle legen, damit sich die Lücken nicht wieder öffnen.

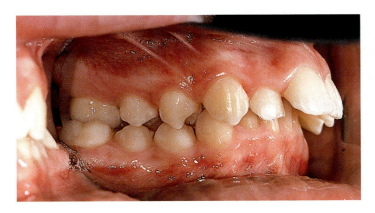
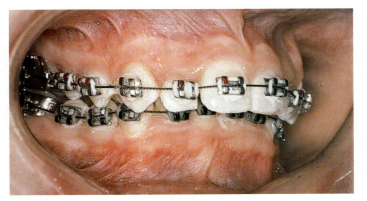

Abb. 10.12a und **b:** Bei der Behandlung dieser hypodivergenten Klasse-II/1-Malokklusion erhielt der Patient keinen Headgear, dafür wurden aber die oberen zweiten Molaren extrahiert. Es wurden Standardmetallbrackets aufgeklebt. Hier ist die Situation vor der Behandlung zu sehen sowie nach Eingliederung der ersten .015"-Twistflexdrähte für die Ausrichtung im Ober- und Unterkiefer.

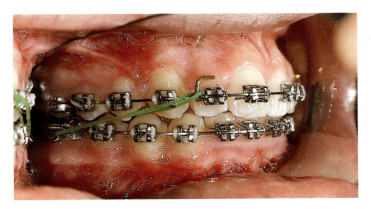
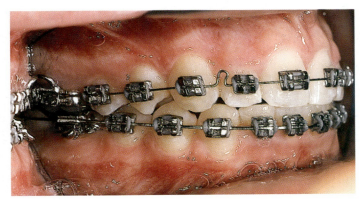

Abb. 10.12c und **d:** Der Overjet wurde mit Vierkantstahldrähten im oberen und unteren Zahnbogen sowie Klasse-II-Gummizügen korrigiert. Für das abschließende Stadium wurde im Oberkiefer ein .014"-Runddraht mit einer leichten Klasse-II-Mechanik eingesetzt, um die Überkorrektur des Overjet und Overbite zu sichern.

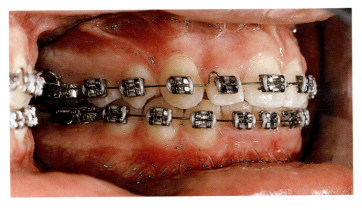
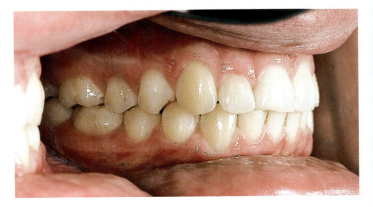

Abb. 10.12e und **f:** Hier sieht man den Fall kurz vor dem Entfernen der Apparatur, nachdem es schon mit der Apparatur zu einem geringfügigen Settling gekommen war. Das letzte Bild zeigt den Zustand 18 Monate nach Entbänderung mit gutem Settling und verbesserter Zahnpflege.

EINSTELLUNG IN DER VERTIKALEN

Korrekte Kronenlängen, Beziehungen der Randleisten und Kontaktpunkte

Die Vertikaleinstellungen der Kronen, die Beziehungen der Randleisten sowie die Kontaktpunkte sollten bereits im Stadium des Vierkant-HANT-Drahtes vollständig korrigiert werden. Sonst muss man das kurz bevor die Brackets abgenommen werden in der Justierungsphase nachholen, kann dann aber nicht unbedingt mit stabilen Ergebnissen rechnen. Für dauerhaftere Erfolge sollten diese Beziehungen schon vor dem Entfernen der Brackets ein bis zwei Jahre lang richtig eingestellt gewesen sein; daher ist es entscheidend, dass die Brackets schon sehr früh richtig platziert werden.

Im Kapitel über die Bracketpositionierung (S. 62) wird detailliert die Technik erläutert, mit der die Autoren die Brackets in der Vertikalen exakt ausrichten. Die Tabellen, die bereits seit sechs Jahren von den Autoren benutzt werden, haben sich als äußerst effektiv erwiesen. Durch sie ist die Anzahl der Brackets, bei denen die Positionierung geändert werden muss, um beinahe 50 % zurückgegangen, die Behandlung ist effizienter geworden und die Ergebnisse sind stabiler.

Wie bereits erörtert, sind die oberen Eckzahnspitzen und die Höckerspitzen bei unteren ersten Prämolaren oft besonders ausgeprägt und lang gezogen. Bei solchen Zähnen sollten die Brackets etwa 0,5 mm nach gingival verschoben werden. Das minimiert den Biegeaufwand beim Settling oder Feineinstellen am Ende der Behandlung (Abb. 10.13).

Für die Seitenzähne basieren die Zahlen der Bracketplatzierungstabellen (S. 63) auf Durchschnittswerten von korrekt eingestellten Zähnen mit normalen Randleisten. Sie müssen daher bei Seitenzähnen mit Randleisten oder Höckerhöhen, die von der Norm abweichen, unter Umständen leicht modifiziert werden, um den Differenzen Rechnung zu tragen. Ob das erforderlich ist, kann man leicht feststellen, wenn die Vierkant-HANT-Drähte eingegliedert sind. In dieser Zeit können dann die Brackets neu positioniert werden, um die Randleisten zu korrigieren.

Manchmal müssen noch in den abschließenden Behandlungsstadien kleinere Biegungen in den Drahtbogen eingearbeitet werden, um eine falsche vertikale Bracketposition auszugleichen, aber so kurz vor dem Ende der Behandlung führen diese nicht mehr zu stabilen Ergebnissen; daher ist es weitaus besser, vertikale Bracketpositionen schon viel früher zu korrigieren.

Letzte Korrektur der Spee-Kurve

Hypodivergente Fälle

Es ist für die meisten Fälle mit durchschnittlichem bis kleinem Kieferbasiswinkel vorteilhaft, die gesamte Spee-Kurve zu nivellieren. Dafür sollten auch die zweiten Molaren Brackets oder Bänder erhalten. Bleibt die Korrektur unvollständig, treffen die unteren Schneidezähne weiter gingival auf die Palatinalseite der oberen Schneidezähne. Das erschwert einen endgültigen Lückenschluss im oberen Bogen oder macht ihn sogar ganz unmöglich; außerdem wird es schwierig, die Lücken geschlossen zu halten. Um die Lücken im oberen Bogen auf Dauer vollständig zu schließen, muss dann erst der Biss angemessen geöffnet und die Spee-Kurve nivelliert werden. Besteht bei der Retention die Tendenz zum Tiefbiss, sollten obere Retainer mit Aufbiss in Erwägung gezogen werden. Ein solches Rezidiv kann mit einem Lückenstand im oberen und/oder einem Engstand im unteren Bogen einhergehen.

Hyperdivergente Fälle

Bei Fällen, die einen großen Kieferbasiswinkel und eine Tendenz zum offenen Biss haben, muss man sehr vorsichtig vorgehen. Bei ihnen ist es wichtig, im hinteren Zahnbogen, vor allem im Bereich des zweiten Molaren, etwas von der Spee-Kurve zu belassen. Dadurch bleibt der Biss vorne geschlossen. Nivelliert man bei solchen Fällen auch den hinteren Teil der Spee-Kurve, ist das Risiko, dass sich ein frontal offener Biss ausbildet, sehr hoch. Bei Patienten, die kurz vor dem Abschluss ihrer Wachstumsperiode stehen, kann dieser frontal offene Biss nur schwer oder gar nicht mehr geschlossen werden.

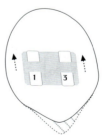

Abb. 10.13: Sind die Brackets vertikal richtig platziert, müssen zur abschließenden Feineinstellung kaum noch Biegungen in den Bogen eingearbeitet werden.

Vertikale Überkorrektur – Tiefbiss und offener Biss

Bei Fällen mit Tiefbiss und offenem Biss hilft eine leichte Überkorrektur. Damit beginnt man schon, wenn die Brackets gesetzt werden. Bei einem offenen Biss kann man sie auf den Vorderzähnen 0,5 weiter gingival und bei Tiefbiss 0,5 mm weiter inzisal platzieren (S. 65). Das erleichtert das Überkorrigieren sehr.

Bei einer Tiefbissbehandlung kann man den Biss normalerweise durch eine Nivellierung der Spee-Kurve mit planen Vierkantstahldrähten sehr leicht öffnen, sofern man die zweiten Molaren mit einbezieht. Reicht dies nicht aus, können Bissöffnungskurven eingebogen werden. Diese Behandlung kann auch noch im abschließenden Behandlungsstadium durchgeführt werden, ist aber in der Regel schon vorher abgeschlossen. Gegen Ende der Behandlung haben die Patienten dann vielleicht nur 1 bis 2 mm Überbiss, doch stellt sich dann im Allgemeinen beim Settling ein Überbiss von etwa 3 bis 4 mm ein. Retainer mit Aufbissplatten können verhindern, dass sich der Biss später wieder zu weit schließt.

Die Behandlung eines offenen Bisses ist eine große Herausforderung für den Kieferorthopäden. Dieser muss in der Justierungsphase besonders auf die Lage der Zunge und auf Zungenhabits achten. Es ist allerdings zu hoffen, dass er dieses Problem bereits eher erkannt und eine myofunktionelle Therapie eingeleitet hat, falls der Patient seine unvorteilhaften Gewohnheiten beibehalten hat. Beim offenen Biss bewährt sich oft ein Positioner, um die Schließung des Bisses zu erleichtern. Wenn ein herkömmlicher oberer Retainer verwendet werden soll, kann ein kleines Loch in der Gaumenplatte bei der Positionierung der Zunge helfen. Die Patienten lernen dadurch, Stellung oder Aktivität ihrer Zunge zu ändern, indem sie ihre Zungenspitze beim Schlucken oder bei anderen Bewegungen am Gaumendach halten. In manchen Fällen werden allerdings trotz aller Anstrengungen des Patienten und des Kieferorthopäden die alten Gewohnheiten wieder die Oberhand gewinnen. Über diese Möglichkeit sollte vor der Behandlung mit dem Patienten gesprochen werden.

EINSTELLUNG IN DER TRANSVERSALEN

Bogenform

Wenn man für alle Patienten dieselbe Bogenform benutzen könnte, wäre das sehr effizient, Präzision und dauerhafte Korrekturen blieben jedoch auf der Strecke. Auch für die Einstellung der Bogenform ist ein ausgewogenes Verhältnis von Effizienz und Präzision entscheidend. Der systematische Umgang mit der Bogenform, wie er im vierten Kapitel beschrieben wurde, umfasst daher folgende Elemente:

- Wenn runde und Vierkant-HANT-Drähte liegen, orientiert man sich bei der Bogenform an drei Standardschablonen (quadratisch, spitz zulaufend und ovoid). Auf diese Weise steht in den frühen Behandlungsstadien die Effizienz im Vordergrund.

- Bevor der Vierkantstahldraht eingegliedert wird, drückt man eine Wachsschablone auf die Brackets im Unterkiefer und formt den Draht dann nach diesem Abdruck. Die Form wird am Unterkiefer-Studienmodell des Patienten überprüft und entsprechend angepasst. So erhält man die individuelle Bogenform (IBF) des Patienten. Durch dieses einfache Verfahren wird die Einstellung der Bogenform präzise.

- Am Ende der Behandlung steht ein Settling mit einem leichten Draht (im Gegensatz zu einem Vierkantbogen aus Edelstahl). Diese Technik wird am Ende des Kapitels beschrieben.

Abstimmung der Bogendrähte

Sobald die untere Bogenform feststeht, muss der obere Drahtbogen daran angepasst werden; das gilt für alle Drahtgrößen. Dabei wird der obere Drahtbogen im Allgemeinen so eingestellt, dass er überall 3 mm breiter ist als der untere; so ergibt sich vorne und hinten ein korrekter Overjet von 3 mm. Im Hinblick auf den Torque der Seitenzähne (siehe unten) kann es in vielen Fällen ratsam sein, die Enden des oberen Bogens um etwa 5 mm aufzuweiten. Wenn das alles im Verlauf der Behandlung richtig durchgeführt wurde, muss man beim Finishing normalerweise kaum noch etwas an der Abstimmung der Drahtbögen ändern.

Manchmal sieht man am Ende der Behandlung eine leichte Verengung in den hinteren Segmenten. Dann kann man einen 1,1-mm-Drahtbogen an die obere Bogenform anpassen und auf jeder Seite um etwa 6 mm aufweiten. Er wird über die Headgeartubes (S. 82) am oberen Zahnbogen befestigt. Dieser ergänzende oder „Jockey-Draht" ist gut dazu geeignet, um in der Justierungsphase kleinere Verengungen des Oberkiefers zu beheben.

Torque der Seitenzähne

Es ist eine bedeutende Verbesserung, dass bei der Konstruktion des Bracketsystems für die unteren Seitensegmente ein progressiver bukkaler Kronentorque vorgegeben wurde (S. 33). Dadurch richten sich die Zähne auf, sobald der Vierkantstahldraht in die Brackets eingesetzt wird, und es bildet sich eine relativ flache Wilson-Kurve aus (Abb. 10.14). Tendenziell kommt es zu einer leichten Aufweitung des unteren Zahnbogens, die jedoch sehr gering ausfällt, wenn eine der Unterkieferbasis entsprechende Bogenform beibehalten wird. In der Regel bewegen sich die Wurzeln der unteren Seitenzähne von der kortikalen Knochenplatte weg nach lingual, während die Kronen leicht nach bukkal kippen.

In den Brackets für die oberen Eckzähne und Prämolaren ist ein bukkaler Wurzeltorque von –7° vorgegeben, wodurch die Zähne in eine optimale Relation zum unteren Zahnbogen kommen. Bei den oberen Molaren wurde der bukkale Wurzeltorque im Vergleich zu den Forschungsergebnissen erhöht, so dass sie leichter in die richtige Stellung gebracht werden können. Dennoch muss in vielen Fällen in den hinteren Abschnitten des oberen Bogendrahts noch zusätzlich bukkaler Wurzeltorque eingearbeitet werden. Aufgrund der Anatomie der oberen Molarenwurzeln ist es wichtig, dass der Oberkiefer breit genug ist, damit die bukkalen Wurzeln nicht gegen die Kortikalis gedrückt werden (Abb. 10.15). Falls es dazu kommt, kann in den oberen Seitensegmenten unter Umständen kein korrekter bukkaler Wurzeltorque mehr eingestellt werden.

Schließlich kann es noch in vielen Fällen helfen, einen oberen 1,1-mm-„Jockey-Draht" in das Headgeartube (S. 82) einzusetzen. Sobald der Zahnbogen aufgeweitet ist, wird der Draht entfernt, und man biegt in den Vierkantbogen aus Edelstahl zusätzlichen bukkalen Wurzeltorque ein, damit die Seitenzähne ihre richtige Position einnehmen können. Im letzten Settling-Stadium stellen sich dann die oberen und unteren Seitensegmente richtig zueinander ein.

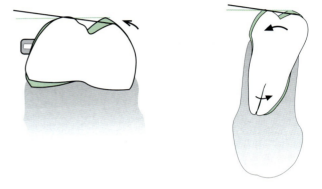

Abb. 10.14: Bei der Einstellung des Torque bewegen sich die unteren Seitenzahnwurzeln von der Kortikalis weg nach lingual und die Kronen leicht nach bukkal, wenn eine der Unterkieferbasis entsprechende Bogenform beibehalten wird.

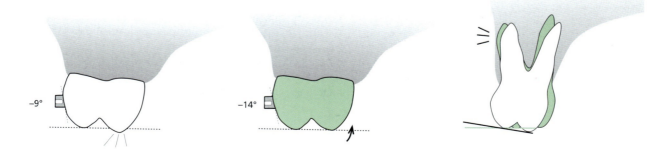

Abb. 10.15: Um in den oberen Molarenbereichen einen korrekten bukkalen Wurzeltorque einstellen zu können, muss der Oberkiefer breit genug sein.

Transversale Überkorrektur

Bei einer Verschmälerung im Oberkiefer, sollte er entsprechend überexpandiert und längere Zeit in dieser Position gehalten werden. Man kann den Oberkiefer so weit dehnen, bis die Palatinalhöcker der oberen Seitenzähne auf die Bukkalhöcker der unteren auftreffen. (Abb. 10.16a). Am besten erweitert man den Gaumen ein oder zwei Jahre vor der vollständigen kieferorthopädischen Korrektur und fixiert dann das Ergebnis solange mit einem Transpalatinalbogen. Damit ist es in der Regel ausreichend gesichert.

Erfolgt die Erweiterung erst zu Beginn der kieferorthopädischen Korrektur, sollte der Transpalatinalbogen direkt nach der Expansion eingesetzt werden. Er kann dann so lange liegen bleiben, bis der Vierkantstahldraht eingegliedert wird. Dieser ist dann starr genug, um die erzielte Dehnung aufrechtzuerhalten. Gleichzeitig begünstigt der Torque in den oberen Seitenzahnbrackets sowie etwas zusätzlicher Wurzeltorque im Drahtbogen das richtige Settling der Seitenzahnsegmente.

BEURTEILUNG VON FUNKTION UND ARTIKULATION

Zentrische Relation und Überprüfung der funktionellen Bewegungen

Es ist wichtig, kieferorthopädische Fälle gleich von Anfang an in zentrischer Relation zu beurteilen; sonst können sich schwerwiegende diagnostische Fehler ergeben. Diese Lage des Unterkiefers muss auch im weiteren Verlauf der Behandlung immer wieder kontrolliert und, sobald die abschließende Feineinstellung beginnt, erneut überprüft werden (Abb. 10.16b). Unter Umständen muss dann noch, bevor der Fall abgeschlossen werden kann, zum Beispiel mit intermaxillären Gummizügen eine Korrektur durchgeführt werden. Patienten mit einer Okklusion der Angle-Klasse I in zentrischer Kondylenposition können dann auf Störkontakte bei der Protrusions- und Laterotrusionsbewegung hin untersucht werden. Es ist wichtig, dass die Front- und Eckzähne sowie die Prämolaren des Unterkiefers bei der Protrusionsbewegung mit den Front- und Eckzähnen des Oberkiefers Kontakt haben, während die Seitenzähne diskludieren. Bei lateralen Exkursionen sollte eine Eckzahnführung mit leichtem anterioren Kontakt und eine Disklusion der Seitenzähne sowohl auf der Arbeits- als auch auf der Balanceseite gegeben sein.[2]

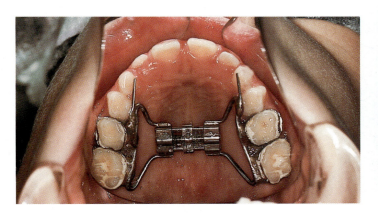

Abb. 10.16a: Ein oberer Schmalkiefer kann im Wechselgebiss mit einer Gaumennahterweiterung gedehnt werden. Das Ergebnis lässt sich mit einem Transpalatinalbogen halten. Die Dehnung erleichtert auch die adäquate Einstellung des bukkalen Wurzeltorques in den oberen Seitenzahnsegmenten.

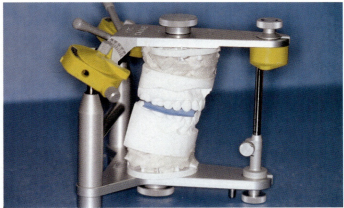

Abb. 10.16b: Zu Beginn der abschließenden Feineinstellung kann man die Lage des Unterkiefers an einartikulierten Modellen erneut beurteilen und die funktionellen Bewegungen überprüfen.

Ausschluss von Dysfunktionen des Kiefergelenks

Es ist wichtig, vor der Behandlung alle Hinweise auf Dysfunktionen des Kiefergelenks zu dokumentieren und den Patienten darüber zu informieren, dass eine solche Symptomatik vorliegt. Ein Knacken, das keine Symptome verursacht, wird im Allgemeinen nicht vor der kieferorthopädischen Behandlung behandelt, man wird es jedoch im weiteren Verlauf unter Beobachtung halten. Bei einem muskulären Ungleichgewicht und/oder Schmerz oder, wenn die zentrische Relation nicht exakt bestimmt werden kann, sollte der Patient noch vor der Behandlung zur Physiotherapie überwiesen werden und eine Zeitlang eine Schiene tragen. Die kieferorthopädische Behandlung sollte erst beginnen, wenn sich die Verhältnisse stabilisiert haben.

Die Patienten sollten auch während der Behandlung regelmäßig untersucht werden, damit man Kiefergelenkssymptome schon im Ansatz erkennt. Wenn sie sofort behandelt werden, noch bevor sich eine echte Gelenksstörung entwickelt, kann die normale Kiefergelenksfunktion oft wiederhergestellt werden, ohne dass es zu bleibenden Schäden kommt. Beim Auftreten von Symptomen und bei deren Behandlung empfiehlt es sich zunächst, auf jegliche Kraftanwendung wie Headgear oder Gummizüge zu verzichten. Dem Patienten wird geraten, weiche Nahrung zu sich zu nehmen und die Symptome mit konservativen Maßnahmen zu bekämpfen.

Wenn die Symptome nicht verschwinden, leitet man eine Schienen- und Physiotherapie ein. Die kieferorthopädische Behandlung wird eine Zeitlang ausgesetzt, kann aber bei den meisten Patienten später wieder aufgenommen und normal weitergeführt werden. Allgemein herrscht Einigkeit darüber, dass eine zentrische Kondylenposition am günstigsten ist und daher das Ziel der kieferorthopädischen Behandlung sein sollte. Die Position der Kondylen wird durch eine klinische Funktionsanalyse und röntgenologisch anhand korrigierter Tomogramme beurteilt. Manche Behandler halten solche Röntgenbilder bei allen Fällen für angebracht, die Autoren erstellen Tomogramme dagegen nicht routinemäßig, sondern nur, wenn Symptome aufgetreten sind.

In der Justierungsphase sind meist noch kleinere Veränderungen möglich, damit sich die Kondylen und der Unterkiefer richtig einstellen können. Wenn der Unterkiefer des Patienten beispielsweise noch einen vergrößerten slide-in-centric hat und die Kondylen entsprechend anterior positioniert sind, kann man den Headgear oder die Klasse-II-Mechanik noch eine Zeitlang belassen, um dieses Abgleiten auszuschalten und den Kondylen die Möglichkeit zu geben, sich in den Gelenkgruben zu zentrieren (Abb. 10.17).

Zeigt der Patient dagegen eine deutliche posteriore Kondylenposition, ohne dass ein Gelenkspiel nach mesial zu erkennen ist, sollte dieses ermöglicht werden, damit sich die Kondylen wieder besser im Zentrum einstellen können. Dafür entfernt man die Klasse-II-Gummizüge und den Headgear oder setzt Klasse-III-Elastics ein. Diese Maßnahmen sind besonders wichtig, wenn sich eine Wachstumstendenz in Richtung einer Klasse III abzeichnet (Abb. 10.18).

Hat sich nach dem Settling schließlich eine stabile Klasse-I-Verzahnung und eine zentrierte Kondylenposition eingestellt, können die Apparaturen entfernt werden. Dann ist nach der kieferorthopädischen Behandlung in der Regel eine normale Entwicklung und Funktion des Kiefergelenks gewährleistet. Während der Retention sollten die Patienten regelmäßig untersucht werden, damit eventuelle Kiefergelenkssymptome sofort diagnostiziert werden können. Kein Kieferorthopäde kann vorhersagen, welche körperlichen und seelischen Stresssituationen seinen Patienten bevorstehen, er kann aber immerhin die strukturellen Voraussetzung dafür schaffen, dass Zähne und Kiefergelenk den dabei auftretenden Kräften gewachsen sind.

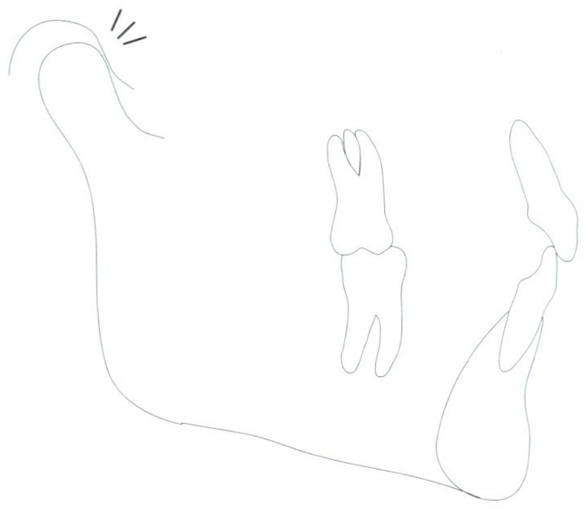

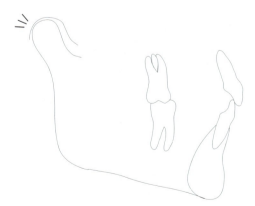

Abb. 10.17: Wenn der Unterkiefer des Patienten einen vergrößerten slide-in-centric hat und die Kondylen entsprechend anterior positioniert sind, belässt man den Headgear oder die Klasse-II-Mechanik am besten noch, um den Kondylen die Möglichkeit zu geben, sich in den Gelenkgruben zu zentrieren.

Abb. 10.18: Weist der Patienten eine deutliche posteriore Kondylenposition auf, sollte er so weiterbehandelt werden, dass sich die Kondylen wieder mehr im Zentrum der Gelenkgruben einstellen können.

KEPHALOMETRISCHE UND ÄSTHETISCHE BEURTEILUNG

Wenn etwa die Hälfte der kieferorthopädischen Behandlung vorüber ist, sind häufig neue Fernröntgen-Seitenaufnahmen vorteilhaft, um zu überprüfen, wie sich die skelettalen und dentalen Verhältnisse sowie die Weichgewebe im Laufe der Behandlung entwickelt haben. Anhand dieser Kontrollaufnahmen kann man die Verankerungselemente neu bewerten und den Behandlungsplan dem Verlauf anpassen. Manchmal müssen auch abschließende Fernröntgenaufnahmen gemacht werden. Dies sollte allerdings schon drei bis vier Monate vor dem Entbändern und nicht erst nach der Behandlung geschehen. Aus Aufnahmen, die nach Abschluss der Behandlung gemacht werden, kann man zwar einiges für die Zukunft lernen sowie Erfolg oder Misserfolg der jeweiligen Behandlung beurteilen, dem Patienten bieten sie jedoch keinen besonderen Vorteil. Für ihn ist es günstiger, wenn die Fernröntgenaufnahme noch vor der Abnahme der Apparatur gemacht wird, damit die Zahnstellung, falls erforderlich, noch entsprechend der PIP oder anderer spezieller Behandlungsziele korrigiert werden kann (S. 166).

Zu den wichtigsten Faktoren, die mithilfe dieser Verlaufs- und Abschlussaufnahmen überprüft werden, gehören das Profil der Weichgewebe, die antero-posteriore Stellung der Inzisivi, deren Torque, Veränderungen in der Lage der Unterkieferbasis sowie die Fragen, inwieweit eine vertikale Entwicklung stattgefunden hat oder eingeschränkt wurde und ob horizontale, skelettale und dentale Komponenten erfolgreich korrigiert wurden. Zu diesem Zweck überlagert man die Verlaufs- und Abschlussaufnahmen mit dem ersten Fernröntgenbild; so kann man genau feststellen, was sich verändert hat.

Basierte der Behandlungsplan auf einer Analyse nach Arnett[3] (S. 163), beurteilt man in den abschließenden Behandlungsphasen, bevor die Apparaturen entfernt werden, das Gesichtsprofil und die fünf dentoskelettalen Strukturen (Abb. 10.19). Die entsprechenden Normwerte sind in der folgenden Tabelle aufgelistet:

	Frauen	Männer
• OK-OE	95,6 ± 1,8	95,0 ± 1,4
• IOK zu OK-OE	56,8 ± 2,5	57,8 ± 3,0
• IUK zu UK-OE	64,3 ± 3,2	64,0 ± 4,0
• Overjet	3,2 ± 0,4	3,2 ± 0,6
• Overbite	3,2 ± 0,7	3,2 ± 0,7

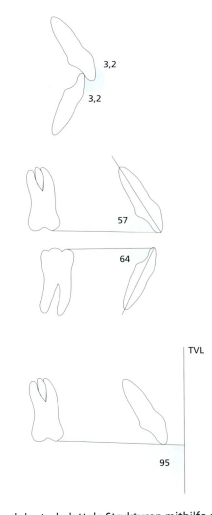

Abb. 10.19: In den letzten Behandlungsstadien kann man das Gesichtsprofil und dentoskelettale Strukturen mithilfe der Arnett-Analyse beurteilen. Während der Kieferorthopäde den Torque der Schneidezähne und Overjet/Overbite, falls erforderlich, vorteilhaft verändern kann, ist sein Einfluss auf die Lage der maxillären Okklusionsebene zur True vertical line (TVL) relativ gering.

DAS ENDE DER ABSCHLIESSENDEN FEINEINSTELLUNG – SETTLING

Vierkantbögen aus Edelstahl braucht man zwar, um einen Überbiss einstellen, antero-posteriore Korrekturen durchzuführen oder Lücken zu schließen, aber für das Settling der Zähne am Ende der Behandlung sind sie nur sehr begrenzt geeignet. Dafür nimmt man sehr viel leichtere Drähte, im unteren Zahnbogen in der Regel einen .014"- oder .016"-HANT-Draht, der auf die IBF des Patienten abgestimmt ist, und im oberen Bogen zwischen den seitlichen Schneidezähnen einen Teilbogen aus .014"-Rundstahl. Wo sich das Ergebnis noch „setzen" muss, kann man vertikale Dreieckszüge hinzufügen – je besser die Brackets positioniert wurden, desto weniger dieser Elastics werden benötigt. Es ist günstig, zunächst alle Bänder und Brackets auf den Zähnen zu belassen, damit man mögliche unerwünschte Veränderungen noch korrigieren kann.

Wenn man so vorgeht, können sich die Zähne vor der Abnahme der Apparatur in ihre endgültige Position einstellen. In dieser Settling-Phase bestellt man die Patienten etwa alle 14 Tage ein. In den ersten beiden Wochen werden die Gummizüge rund um die Uhr getragen, dann für weitere zwei Wochen nur noch nachts, sofern das Settling gut verläuft. Danach kann man einen Termin für die Entbänderung ausmachen.

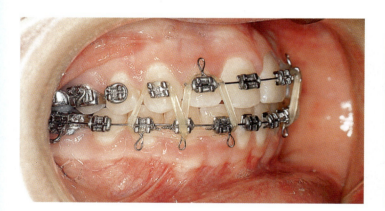 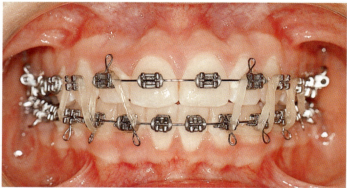

Abb. 10.20: Wo sich das Ergebnis erst noch „setzen" muss, können leichte vertikale Dreieckszüge eingehängt werden. Je genauer die Brackets platziert wurden, desto weniger Züge dürften benötigt werden.

Von diesem generellen Verfahren weicht man in folgenden Situationen ab:

- Wenn die oberen Eckzähne labial verlagert waren, kann der Teilbogen bis zu den Eckzähnen ausgedehnt werden, damit diese ihre Stellung beibehalten.

- Lag im oberen oder unteren Schneidezahnsegment ein Diastema vor, sollten diese Bereiche mit Elastikfäden oder Ligaturendrähten leicht zusammengebunden werden (Abb. 10.21).

- Wurden Zähne extrahiert, sollten über die Extraktionsstellen Achterligaturen gelegt werden, damit sich die Lücken nicht wieder öffnen.

- Um nach einer Gaumenerweiterung die erzielte Dehnung aufrechtzuerhalten, kann man eine herausnehmbare Gaumenplatte einsetzen, deren Halteelemente aus .018"-Draht bis zu den Interdentalpapillen reichen (Abb. 10.22).

- Bei moderaten bis schweren Klasse-II/1-Malokklusionen ist es nicht ratsam, im oberen Frontsegment kleine Teilbögen einzugliedern, weil zu erwarten ist, dass sich bis zu einem gewissen Grad wieder eine sagittale Frontzahnstufe ausbilden wird. In dieser Situation gliedert man für das Settling einen durchgehenden 0.14"-Bogen ein (Fallbeispiel DO, S. 210), der hinter den letzten Molaren umgebogen wird. Damit hat man den Overjet unter Kontrolle, behindert aber in gewissem Umfang das Settling der hinteren Zähne. Wo sich einzelne Zähne noch „setzen" müssen, können daher entsprechende Biegungen in den Draht eingearbeitet werden.

- Wenn das Settling länger als etwa sechs Wochen dauern soll, belässt man den unteren Vierkantstahldraht am besten solange. Auf diese Weise bleibt die Form des unteren Bogens besser erhalten. Eine Situation, die eine Verlängerung der Settling-Phase erfordert, wäre beispielsweise ein komplizierter seitlich offener Biss. Sobald abzusehen ist, dass die Behandlung in vier bis sechs Wochen abgeschlossen werden kann, wird ein normaler unterer .014"-Stahl- oder .016"-HANT-Draht eingesetzt.

Gelegentlich verläuft das Settling anders als erwartet, und man muss zu den Vierkantbögen aus Edelstahl zurückkehren. Wenn nötig, setzt man einige Brackets neu, damit sich die Zahnbögen nachnivellieren und richtig etablieren. Dies sollte natürlich schon zu einem früheren Zeitpunkt der Behandlung abgeschlossen sein, ist aber trotzdem manchmal noch erforderlich. Sobald der Kieferorthopäde davon überzeugt ist, dass sich die Zähne in einer zufriedenstellenden Position befinden, können Abdrücke für Retainer genommen und der Patient zum Entfernen der Brackets einbestellt werden.

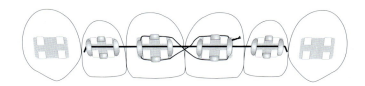

Abb. 10.21: Falls zu Beginn der Behandlung ein Diastema vorlag, müssen die Inzisivi in der Settling-Phase leicht zusammengebunden werden.

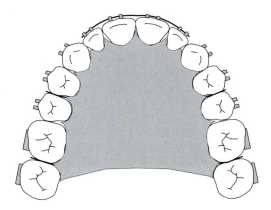

Abb. 10.22: Mit einer herausnehmbaren Gaumenplatte kann die Dehnung des Oberkiefers in der Settling-Phase beibehalten werden.

FEINEINSTELLUNG GEMÄSS DER ANFORDERUNGEN DES ABO

Im Juli 2000 veröffentlichte der American Board of Orthodontics (ABO) eine Überarbeitung seiner Anforderungen sowie ein Bewertungssystem für zahnärztliche Modelle und Panoramaschichtaufnahmen.[4] Die Autoren hoffen, dass dieses Buch allen Lesern, die die Ziele des ABO erfüllen wollen, gute Dienste leistet.

Der ABO legt Wert darauf, dass jeder die Modelle nach sieben Kriterien selbst bewertet. Diese entsprechen interessanterweise fast völlig den Zielen, die in diesem Kapitel beschrieben und im gesamten Buch immer wieder erwähnt wurden. Bei jedem Fall, der für eine Präsentation vorgesehen ist, sollten in der Justierungsphase und vor Entfernung der Apparatur Modelle zur Verlaufskontrolle erstellt und auf die Anforderungen der ABO hin überprüft werden. Diese umfassen im Einzelnen:

- Ausrichtung der Zähne. In beinahe 80% der Fälle sind die seitlichen Schneidezähne und zweiten Molaren schlecht ausgerichtet. Durch präzises Positionieren der Brackets (S. 61, 66, 67) kann man solche Fehler vermeiden.

- Randleisten. Mithilfe von Messlehren und Tabellen zur Bracketplatzierung sowie durch besonders sorgfältiges Arbeiten im Bereich der ersten und zweiten Molaren, den häufigsten Problemzonen, kann man die vertikale Beziehung der Randleisten präziser einstellen.

- Bukkolinguale Achsenneigung. Die Torquewerte des empfohlenen Bracketsystems (S. 33, Abb. 4.40, S. 89) wurden so gewählt, dass im Bereich der Molaren eine korrekte bukkolinguale Achsenneigung ausgeprägt wird.

- Okklusale Beziehung. Man bewertet die antero-posteriore Beziehung von Molaren, Prämolaren und Eckzähnen anhand der Angle-Klassifizierung. Angulation, Torque und Zahngröße, die, falls erforderlich, korrigiert wird, müssen aufeinander abgestimmt sein (S. 282), damit eine Klasse-I-Okklusion erreicht wird. Dieses Thema zieht sich durch das gesamte Buch hindurch.

- Okklusale Kontakte. Mit vertikalen Gummizügen kann man in der Regel eine gute Okklusion im Seitenzahnbereich erreichen (S. 294). Zusätzlich können gut konstruierte Positioner zum Settling von Fällen beitragen, die für eine ABO-Präsentation vorgesehen sind. Berichten zufolge ist meist der Bereich der zweiten Molaren problematisch.[4]

- Overjet. Im siebten und achten Kapitel wurden Methoden zur Korrektur der sagittalen Stufe besprochen. Dabei ist besonders auf Angulation, Torque und Zahngröße zu achten (S. 282).

- Approximale Kontakte. Es wurden Techniken beschrieben, um Lücken zu schließen (S. 254) und um sie bei der abschließenden Feineinstellung geschlossen zu halten (S. 286). Besondere Sorgfalt erfordern erwachsene Extraktionsfälle (S. 268).

Was schließlich die Beurteilung der mesio-distalen Achsenstellung der Wurzeln mithilfe von Panoramaschichtaufnahmen betrifft, so wurde beim MBT™-System durchweg gefunden, dass die Angulationen der Wurzeln, besonders der Eckzahnwurzeln, die Anforderungen des ABO erfüllen.

LITERATUR

1. Bennett J, McLaughlin R P 1997 Orthodontic management of the dentition with the preadjusted appliance. Isis Medical Media, Oxford (ISBN 1 899066 91 8) pp. 50–51. Republished in 2002 by Mosby, Edinburgh (ISBN 07234 32651)

2. Bennett J, McLaughlin R P 1997 Orthodontic management of the dentition with the preadjusted appliance. Isis Medical Media, Oxford (ISBN 1 899066 91 8) pp. 200–205. Republished in 2002 by Mosby, Edinburgh (ISBN 07234 32651)

3. Arnett G W, Jalic J S, Kim J et al 1999 Soft tissue cephalometric analysis: diagnosis and treatment planning of dentofacial deformity. American Journal of Orthodontics and Dentofacial Orthopedics 116:239–253

4. The American Board of Orthodontics Calibration Kit. July, 2000

FALLBEISPIEL MB

Eine 12 Jahre und 11 Monate alte Patientin mit großem Kieferbasiswinkel (ML–NL 37°), bei der auf Extraktionen verzichtet wurde.

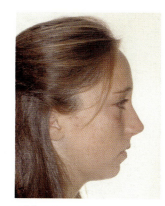

Abb. 10.23

Die Molaren standen rechts um 4 mm, links um 2 mm in Klasse II. Bis auf den oberen linken dritten Molaren entwickelten sich alle Zähne normal. Die Bogenform wurde als ovoid eingestuft. Die Korrektur sollte ohne Extraktion durchgeführt, nur der Torque in der Front verändert und bei den unteren Schneidezähnen approximal Schmelz abgetragen werden.

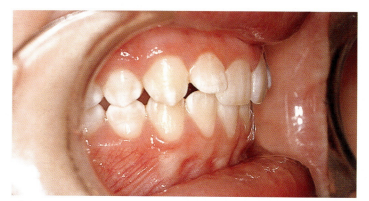

Abb. 10.26

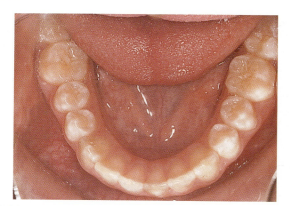

Abb. 10.29

Die Ausrichtung der Zähne begann mit Metallbrackets in Standardgröße und .016"-HANT-Drähten. Die Patientin wurde aufgefordert, abends und nachts einen Kombinationsheadgear zu tragen. Mit der Schmelzreduktion im unteren Frontzahnbereich wurde so lange gewartet, bis der Schneidezahntorque im Ober- und Unterkiefer korrigiert worden war; erst dann ließ sich erkennen, wie viel Schmelz entfernt werden musste.

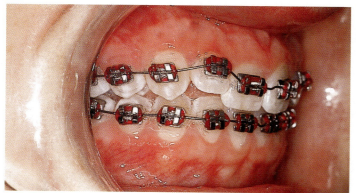

Abb. 10.32

10 • Abschluss des Falls

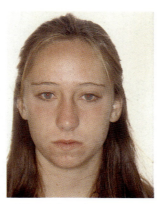

Abb. 10.24

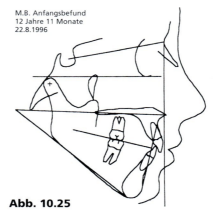

M.B. Anfangsbefund
12 Jahre 11 Monate
22.8.1996

SNA ∠ 75°
SNB ∠ 71°
ANB ∠ 4°
A-N ⊥ FH −5 mm
Pog-N ⊥ FH −16 mm
WITS 0 mm
GoGnSN ∠ 50°
FM ∠ 39°
ML–NL ∠ 370°
IOK–A-Pog 7 mm
IUK–A-Pog 3 mm
IOK–NL ∠ 98°
IUK–ML ∠ 84°

Abb. 10.25

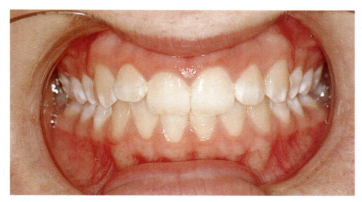

Abb. 10.27

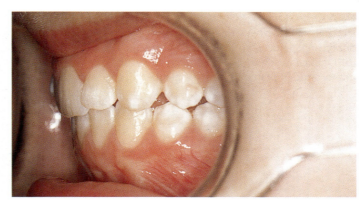

Abb. 10.28

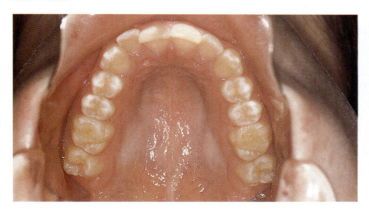

Abb. 10.30

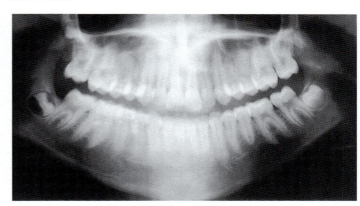

Abb. 10.31

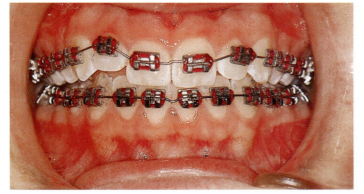

Abb. 10.33

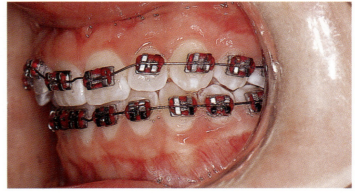

Abb. 10.34

Drei Monate nach Behandlungsbeginn sind oben und unten Vierkant-HANT-Drähte eingegliedert.

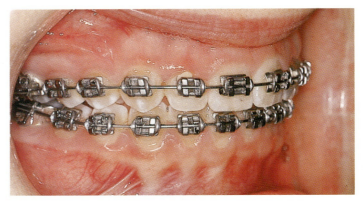

Abb. 10.35

Nach sechs Monaten Behandlungszeit wurden .019"×.025"-Vierkantstahldrähte eingesetzt. Die Patientin wurde aufgefordert, auf der rechten Seite einen Klasse-II-Gummizug (100 g) zu tragen, um die Okklusion sowie die Mittellinien zu korrigieren. Die Bogendrähte wurden plan und ohne zusätzlichen Torque eingegliedert.

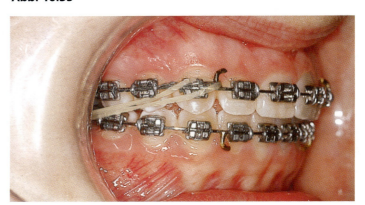

Abb. 10.38

Anschließend, nach neun Monaten Behandlungszeit, wurde im oberen Draht zusätzlich Torque eingebogen (Abb. 10.41 bis 10.43 und 10.46).

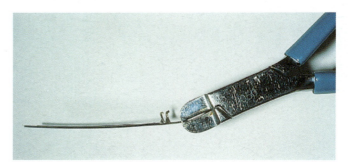

Abb. 10.41

Es zeichnete sich deutlich ab, dass im Unterkiefer Schmelz abgetragen werden musste. Nach 10 Monaten Behandlungszeit wurden die Frontzähne separiert und anschließend approximal Schmelz entfernt (Abb. 10.46). Die Bänder auf den ersten Molaren und die Brackets auf den oberen Eckzähnen wurden repositioniert.

Anschließend wurden zur erneuten Nivellierung und Ausrichtung oben und unten einen Monat lang Vierkant-HANT-Drähte eingegliedert.

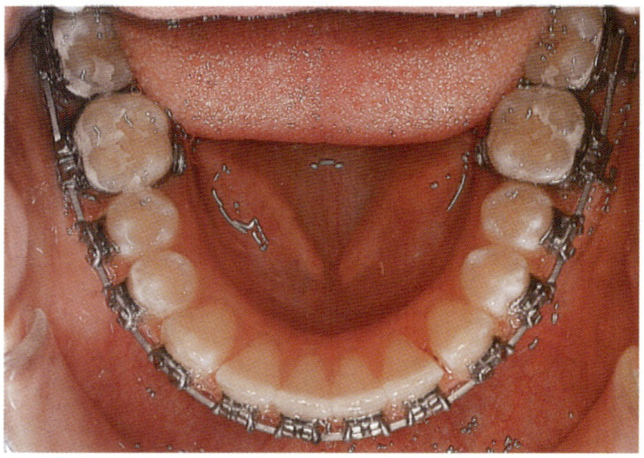

Abb. 10.44

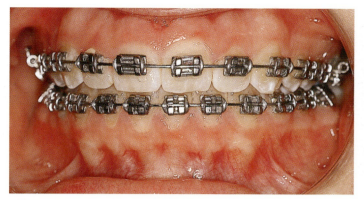

Abb. 10.36

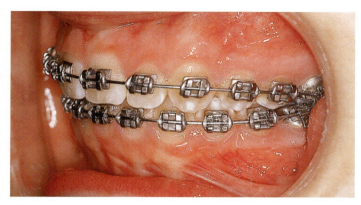

Abb. 10.37

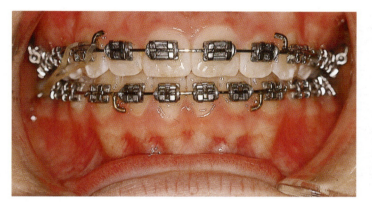

Abb. 10.39

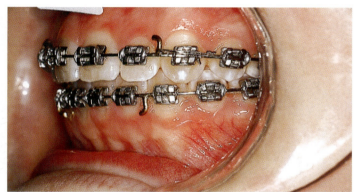

Abb. 10.40

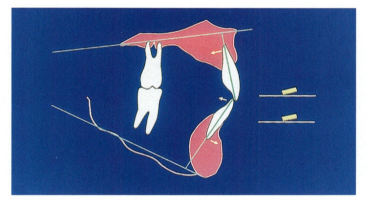

Abb. 10.42

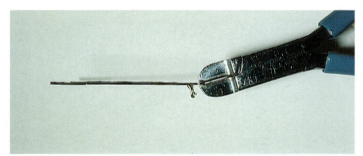

Abb. 10.43

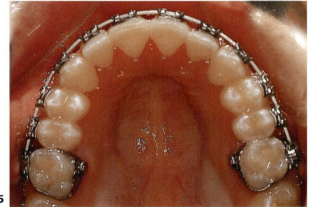

Abb. 10.45

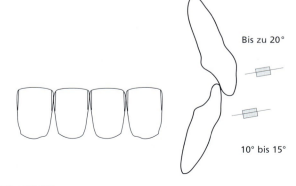

Abb. 10.46

Es folgen die üblichen Settling-Methoden mit einem geklebten Retainer für den unteren und einem herausnehmbaren Retainer für den oberen Zahnbogen.

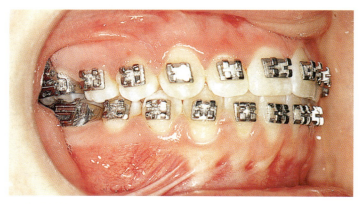

Abb. 10.47

Nach Abnahme der Apparatur. Die aktive Behandlungszeit hatte 15 Monate gedauert.

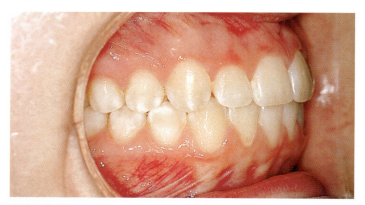

Abb. 10.50

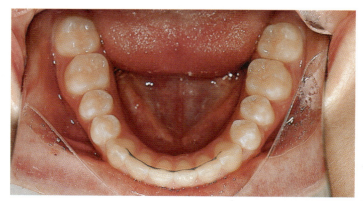

Abb. 10.53

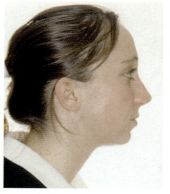

Abb. 10.56

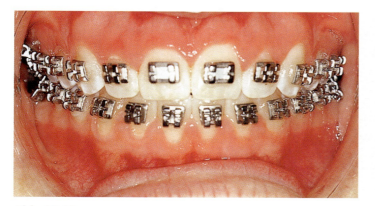
Abb. 10.48

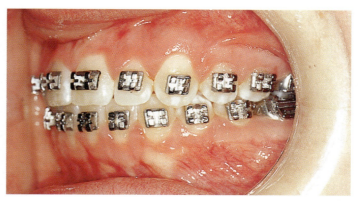
Abb. 10.49

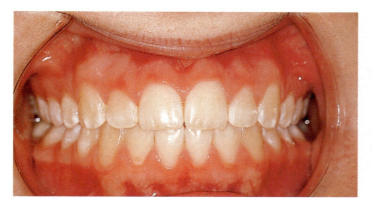
Abb. 10.51

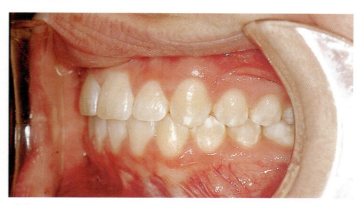
Abb. 10.52

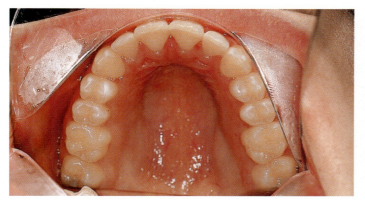
Abb. 10.54

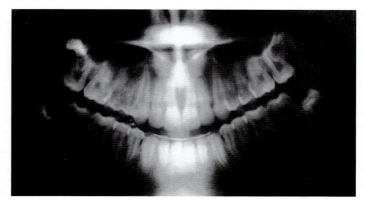
Abb. 10.55

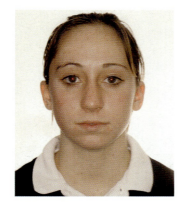
Abb. 10.57

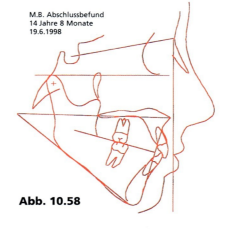
Abb. 10.58

M.B. Abschlussbefund
14 Jahre 8 Monate
19.6.1998

SNA ∠	73°
SNB ∠	70°
ANB ∠	3°
A-N ⊥ FH	−7 mm
Pog-N ⊥ FH	−21 mm
WITS	−1 mm
GoGnSN ∠	50°
FM ∠	40°
ML–NL ∠	38°
IOK–A-Pog	8 mm
IUK–A-Pog	4 mm
IOK–NL ∠	105°
IUK–ML ∠	90°

KAPITEL 11

Entfernen der Apparatur und Retention

Einleitung 307

Vorbereitung für das Entfernen der Apparatur – letztes Justieren 308
    Entfernen der Apparatur in einer Sitzung 308
    Schrittweises Entfernen der Apparatur 308

Entfernen der Apparatur 309
    Abnahme der Brackets – Metallbrackets 309
    Abnahme der Brackets – Keramikbrackets 309
    Abnahme der Bänder 310
    Entfernen von Zement- und Adhäsivresten 310
    Spuren des Adhäsivs im Schmelz 310
    Schmelzflecken 310

Positioner 311
    Anfertigung eines Positioners 311

Eingeklebte Retainer 312
    Lingual geklebte Retainer 312
    Palatinal geklebte Retainer 312
    Labial geklebte Retainer 313

Herausnehmbare Retainer 314
    Herkömmliche Kunststoffplatten mit Drähten 314
    Herausnehmbare Retainer aus Tiefziehfolie 315

Nach Abschluss der Behandlung 316
    Konsultationen nach der Behandlung 316
    Briefe an die Patienten 316

Dauer der Retention 317
    Oberer Zahnbogen 317
    Unterer Zahnbogen 317

EINLEITUNG

Man sollte in der kieferorthopädischen Praxis soweit wie möglich Routine- und Standardverfahren benutzen. Dadurch müssen täglich weniger Entscheidungen getroffen werden, und es erhöht die Effizienz. Das gilt für alle Aspekte der Kieferorthopädie einschließlich der Retention, für die ein gut durchorganisiertes Vorgehen ebenfalls unerlässlich ist.

Die Autoren kleben bei ihren meisten Patienten routinemäßig einen lingualen Retainer ein (Abb. 11.1), obwohl sie wissen, dass dies nicht bei allen Patienten nötig ist. Bei einigen würde das untere Frontsegment auch ohne eingeklebten Retainer gut ausgerichtet bleiben; man weiß aber nicht genau, auf welche Patienten das zutrifft.

Dieses Vorgehen hat den Nachteil, dass einige Patienten unnötig Retainer tragen, genauso wie sie möglicherweise Versicherungen haben, die sie nie in Anspruch nehmen. Doch diese Police sorgt wenigstens dafür, dass es in der unteren Front nicht zu einem Engstand oder am Ende der Wachstumsphase zu einem Rezidiv kommt. Solche späten Veränderungen sind für die Patienten sehr enttäuschend. Sie kommen darüber hinaus zu einer Zeit, in der die Patienten meist eine weitere Behandlung ablehnen (Abb. 11.2), sie beanspruchen einen erheblichen Anteil der Ressourcen einer Praxis und unterminieren die Effizienz.

Reitan[1] zufolge braucht das Desmodont mindestens 232 Tage, um sich nach der Zahnbewegung neu zu organisieren; die suprakrestalen elastischen Fasern benötigen dafür sogar ein ganzes Jahr. Es besteht kein Zweifel, dass der erreichte Zustand gegen die drohende Rezidivneigung und eventuelle negative Veränderungen aufgrund eines späten Wachstumsschubs abgesichert werden muss. Welches Verfahren man zur Retention einsetzt, bleibt jedem Kieferorthopäden selbst überlassen. Bei der Frage, wie stringent dieses sein sollte, werden die Meinungen sicher auseinandergehen. Aber eine grundsätzliche Taktik sollte man auf jeden Fall für sich finden und befolgen.

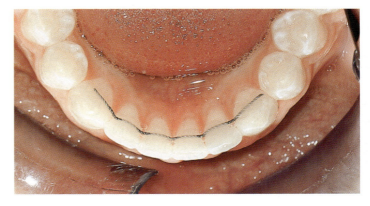

Abb. 11.1: Nach einer Nichtextraktionsbehandlung wurde ein Lingualretainer aus verseiltem .015"-Draht geklebt. Solche lingual geklebten Retainer verwenden die Autoren routinemäßig bei den meisten ihrer Patienten.

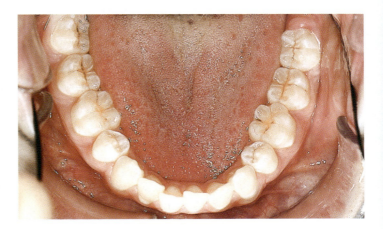

Abb. 11.2: Bei diesem Patienten, bei dem die ersten Prämolaren extrahiert worden waren, zeigte sich im Alter von 18 Jahren ein Rezidiv an den unteren Schneidezähnen. Diese mussten in einer weiteren Behandlung erneut ausgerichtet werden. Ein geklebter Lingualretainer hätte dieses Rezidiv verhindert.

VORBEREITUNG FÜR DAS ENTFERNEN DER APPARATUR – LETZTES JUSTIEREN

Bevor man Termine vereinbart, um die Apparatur zu entfernen, muss gewährleistet sein, dass die Behandlung vollständig abgeschlossen ist. In der letzten Justierungssitzung sollte man noch einmal alle im zehnten Kapitel (S. 279) aufgelisteten Einstellungen überprüfen.

Manchmal können sich noch gegen Ende der Behandlung Lücken bilden. Um einen engen Zahnkontakt zu sichern, sollte man in der letzten Justierungssitzung Drahtligaturen oder sehr leichte elastische Ketten (S. 286) legen. Auf diese Weise bleibt den Patienten eine Enttäuschung erspart, und es kann bei der geplanten langen Sitzung zur Abnahme der Apparatur bleiben. Wenn man bei der letzten Justierung die Bogendrähte mit Ligaturendraht statt mit gummielastischen Modulen einbindet, erleichtert dies das Herausnehmen der Brackets in der nächsten Sitzung (S. 309).

Man sollte die Patienten beruhigen und ihnen das Verfahren, mit dem die Apparatur entfernt wird, genau erklären. Da man viel Zeit für die Sitzung einplanen muss – auch für die Arbeit im Labor – bittet man die Patienten, den Termin möglichst einzuhalten und nicht zu verschieben. Außerdem fordert man sie auf, einen Termin für eine Routineuntersuchung bei ihrem Zahnarzt auszumachen. Diese Untersuchung sollte allerdings frühestens vier bis sechs Wochen nach dem Entfernen der festsitzenden Apparatur stattfinden, damit es in der Zwischenzeit zu einem Settling kommen und sich die gingivale Situation verbessern kann.

Außerdem muss man in der letzten Justierungssitzung einen Abdruck von der unteren Front nehmen, damit im Labor der verseilte Draht für den Retainer vorbereitet werden kann. Haben sich auf den Lingualseiten der unteren Schneidezähne Beläge gebildet, entfernt man sie gleich gründlich und poliert anschließend, damit das Modell für die Laborarbeiten genauer wird. Dadurch verringert man auch den Reinigungsaufwand und eventuelle Blutabsonderungen in der darauffolgenden Sitzung, in der die Apparatur entfernt wird.

Manchmal erklärt sich der Kieferorthopäde bereit, die Apparaturen zu entfernen, noch bevor die Zahnbewegungen abgeschlossen sind. Dafür kann es ganz unterschiedliche Gründe geben. Da man dann mit einem Rezidiv rechnen muss, bitten viele Kieferorthopäden die Patienten, eine entsprechende Erklärung zu unterschreiben, in der sie bestätigen, dass die Apparatur mit ihrem Einverständnis frühzeitig entfernt wurde und man sie darüber informiert hat, dass die Behandlung nicht vollständig abgeschlossen war und weitere Verbesserungen möglich gewesen wären.

Entfernen der Apparatur in einer Sitzung

Normalerweise ist es günstiger, sämtliche kieferorthopädischen Apparaturen in einer einzigen Sitzung zu entfernen. Es ist für den Patienten am angenehmsten und ermöglicht ein effizientes Arbeiten in der Praxis, weil die Instrumente für das Entfernen der Apparatur und die Schmelzpolitur nur einmal bereit gelegt werden müssen. Außerdem muss der Kieferorthopäde in der Regel beide Zahnbögen solange im Auge behalten, bis alle Zahnbewegungen vollständig abgeschlossen sind. Bei einem teilweisen Debonding können unter Umständen bestimmte Zähne nicht ausreichend gesichert werden und eine ungünstige Position einnehmen.

Diese Sitzung sollte für den Patienten der Höhepunkt der kieferorthopädischen Behandlung sein. Am besten plant man dafür an einem Vormittag ausreichend Zeit ein, um in aller Ruhe die Apparatur abnehmen zu können. Man kann dann alles ausführlich erörtern und die nötigen Anweisungen für die Retention geben. So können Kieferorthopäde und Patient diesen Moment genießen.

Schrittweises Entfernen der Apparatur

Es gibt Konstellationen, aufgrund deren man sich dazu entschließt, die Apparaturen nach und nach im Verlauf von zwei oder mehr Sitzungen zu entfernen. Wenn beispielsweise in einem Zahnbogen sehr viel weniger korrigiert werden musste als im anderen, kann man die Apparatur dort natürlich eher entfernen. Bei langwierigen Korrekturen ist der Patient vermutlich froh, wenn ihm angeboten wird, die Apparatur im oberen Bogen früher zu entfernen; dafür ist er dann mit einigen zusätzlichen Monaten Behandlung im unteren Bogen einverstanden.

Eine schrittweise Entfernung der Apparatur empfiehlt sich bei der Behandlung von Erwachsenen, bei denen Bänder verwendet oder Zähne gezogen wurden. Vielleicht belässt man noch die letzten Molarenbänder und verwendet eine elastische Kette oder aktive Tiebacks, um die an anderer Stelle durch die Bänder entstandenen Restlücken zu schließen.

ENTFERNEN DER APPARATUR

Abnahme der Brackets – Metallbrackets

Metallbrackets werden mit einem speziellen Instrument zur Ablösung von Brackets (3M Unitek 444–761) oder mit einem alten Ligaturenschneider entfernt (Abb. 11.3). Wenn die Drahtbögen mit Ligaturendraht einligiert wurden, können die Brackets mit der Spezialzange gelöst werden, ohne zuerst die Drahtbögen herausnehmen zu müssen. Der Drahtbogen wird dann samt den Brackets, die an ihm befestigt sind, entfernt (Abb. 11.4), damit keine losen Brackets im Mund zurückbleiben. Arbeitet man mit einem alten Ligaturenschneider, werden die Drahtbögen ebenfalls mit den daran hängenden Brackets entfernt, sofern sie mit Drahtschlingen oder elastomeren Module befestigt waren.

Abnahme der Brackets – Keramikbrackets

Clarity™-Brackets aus Keramik werden anders entfernt. Hierbei nimmt man zuerst die Drahtbögen ab und entfernt dann mit einem flammenförmigen Hartmetallfinierer das überschüssige Adhäsiv rund um die Brackets (Abb. 11.5). Dann presst man jedes Bracket zusammen, indem man es mesial und distal mit einer Bandsetzzange greift und dann zudrückt (Abb. 11.6). Bei nervösen Patienten oder sehr beweglichen Zähnen lässt man den Patienten mit den Schneidezähnen der Reihe nach fest auf eine Watterolle beißen, während man die Brackets ablöst.

In den seltenen Fällen, bei denen sich ein Keramikbracket nicht von selbst vollständig von der Zahnoberfläche löst, muss man die Überreste unter reichlicher Wasserkühlung mit einem großen Absauger und einem Diamantschleifer abtragen.

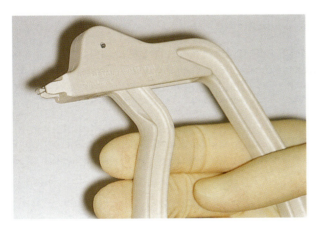

Abb. 11.3: Die Brackets können mit einer Spezialzange oder alten Ligaturenschneidern abgelöst werden.

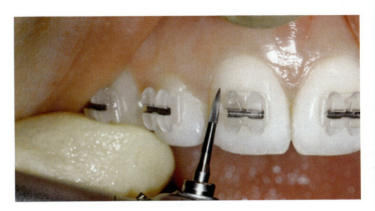

Abb. 11.5: Bevor man Clarity™-Brackets ablöst, muss erst das überschüssige Adhäsiv vollständig entfernt werden.

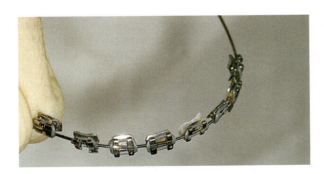

Abb. 11.4: Wenn der Drahtbogen samt den daran befestigten Brackets herausgenommen wird, können keine losen Brackets im Mund zurückbleiben.

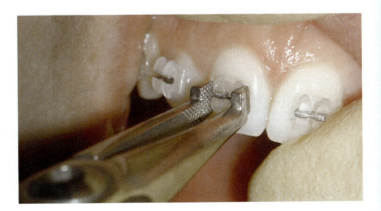

Abb. 11.6: Mit einer Bandsetzzange (3M Unitek 900–711) drückt man das Clarity™-Bracket von mesial und distal zusammen, so dass es sich wie ein Buch schließt. Die Zangen werden etwa 1 mm von der Zahnoberfläche entfernt angesetzt.

Abnahme der Bänder

Mit Bandentfernungszangen lassen sich die meisten Molarenbänder problemlos herausnehmen. In der Regel hebt man sie am besten von der distogingivalen Seite aus an. Nur ganz selten muss das Band mit einem Hartmetallbohrer aufgeschnitten werden.

Entfernen von Zement- und Adhäsivresten

Wenn alle Bänder und Brackets abgelöst sind, müssen die verbliebenen Kleber- und Zementreste mit Scalern oder Bandentfernungszangen und dann ohne Wasserkühlung mit flammenförmigen Hartmetallfinierern entfernt werden. Anschließend poliert man die Zähne mit herkömmlichen Gummikelchen und Bimsstein oder einem handelsüblichen Poliermittel. Liegt eine starke Zahnfleischentzündung vor, wenn die Apparatur entfernt wird, kann man die Zement- und Adhäsivreste zum Teil vorübergehend auf den Zähnen belassen. Nach einem Monat guter Plaquekontrolle dürfte sich die Situation in der Regel soweit normalisiert haben, dass man die abschließende Reinigung und Politur durchführen kann.

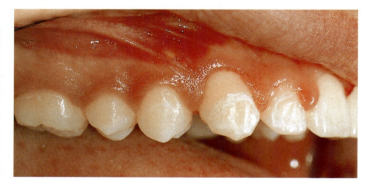

Abb. 11.7: Es ist wichtig, Schmelzflecken durch Entkalkung so weit wie möglich auszuschließen.

Spuren des Adhäsivs im Schmelz

Bei einigen Patienten, bei denen der Schmelz fluorotisch verändert ist, zeichnen sich nach der Abnahme der Apparatur mitunter Spuren des Klebers im Schmelz ab. Beim Einsetzen der Brackets trägt man das Ätzmittel normalerweise nur im Bereich der Bracketbasis auf. Werden die Brackets am Ende der Behandlung abgenommen, bleiben in den angeätzten Schmelzbereichen noch Adhäsivreste zurück, so dass diese Stellen dann anders und möglicherweise besser aussehen als der fluorotisch veränderte, unbehandelte Schmelz. Daraus könnte man den Schluss ziehen, dass man bei Patienten mit einer Zahnfluorose am besten die gesamte Labialfläche anätzt, wenn man die Brackets einsetzt. Zur Klärung dieser Frage sind derzeit noch Untersuchungen im Gange.

Schmelzflecken

Entkalkte Stellen auf den Zähnen sind für alle eine sehr große Enttäuschung: für den Kieferorthopäden, den Patienten, seine Eltern sowie den überweisenden Zahnarzt (Abb. 11.7). Häufig gibt man dem Kieferorthopäden die Schuld dafür. Dies trifft zwar im Allgemeinen nicht zu, doch wenn der Patient zu Beginn der Behandlung nur unzureichend auf seine Zahnpflege achtet, ist es wichtig, dass dieses Problem soweit wie möglich gelöst wird. Dabei kann der Kieferorthopäde folgendermaßen vorgehen und das dem Patienten auch schriftlich vor der Behandlung erklären:

- Sobald der Kieferorthopäde bemerkt, das die Mundhygiene zu wünschen übrig lässt, klärt er den Patienten darüber auf und teilt ihm mit, dass er die Drähte entfernen wird, wenn nicht bis zum nächsten Termin eine Besserung eintritt.

- Der Patient kann dann alle zwei bis drei Wochen kurz kontrolliert werden, bis sich die Zahnpflege verbessert hat; das ist für gewöhnlich der Fall.

- Ist nach zwei oder drei Besuchen keine Verbesserung zu beobachten, können die Brackets auf den Frontzähnen entfernt werden, bis die Zähne besser gepflegt werden. Wenn klare Grenzen gesetzt wurden, ist das nur selten erforderlich.

- Reagiert der Patient immer noch nicht, empfiehlt es sich, die Geräte zu entfernen oder den Patienten zu einem anderen Kieferorthopäden zu überweisen. Ein solcher Fall ist aber äußerst selten.

Die Gründe für eine lokale Entkalkung sind vielfältig.[3, 4] Der Mundhygiene kommt zwar eine große Bedeutung zu, es gibt aber auch individuelle Unterschiede beim Typ und der Zusammensetzung der Plaque. Bei einigen Patienten ist das Risiko größer als bei anderen, dass das lokale ökologische Gleichgewicht gestört wird und es zu einer Entkalkung kommt.

Man kann zwar nicht genau sagen, wer eine Prädisposition für eine lokale Entkalkung aufweist, es ist aber nur eine kleine Gruppe von Patienten, bei der ein hoher Prozentsatz der Zähne davon betroffen ist. Manchmal hilft es vielleicht, wenn man den Patienten dazu rät, ihren Mund zusätzlich ein oder zwei Wochen lang gemäß den Anweisungen des Herstellers mit einer handelsüblichen 0,2%igen Chlorhexidin-Lösung zu spülen. Dadurch kann sich die bakterielle Flora günstig verändern und erneut ein lokales ökologisches Gleichgewicht einstellen.

POSITIONER

Bei der überwiegenden Anzahl der Fälle kommt man gut ohne Positioner aus. In den folgenden Situationen haben sich diese Retentionsgeräte jedoch bewährt:

- Bei Patienten, die ausgezeichnet mitgearbeitet haben und ein optimales Settling mit dem bestmöglichen Resultat wollen. Viele Patienten verlieren gegen Ende der Behandlung das Interesse und sind dann nicht mehr richtig bei der Sache, wenn die normale abschließende Feineinstellung durchgeführt wird.

- Bei Patienten, die ihre Zungenhabits nach vorne oder zur Seite hin nicht abstellen können. Ein gut angepasster Positionier kann zu einer Schließung des Bisses beitragen.

- Manchmal müssen die Apparaturen schon recht früh wieder entfernt werden; dafür kann es die verschiedensten Gründe geben. Wenn diese Patienten einen Positioner tragen, kann es auch bei ihnen noch zu Verbesserungen kommen; leider arbeiten sie nur selten in ausreichendem Maße mit!

Positioner werden zum Abschluss der kieferorthopädischen Behandlung eingesetzt, damit sich die Okklusion optimal etabliert. Größere Veränderungen der Zahnstellung wie etwa eine Regulierung von Torque und Angulation oder eine ausgeprägte Rotation sind damit nicht möglich. Falls der Patient einigermaßen mitarbeitet, kann es jedoch zu einem begrenzteren Settling einschließlich Angulierungen und leichten Drehungen kommen.

Der Erfolg der Positioner steht und fällt mit der Mitarbeit der Patienten. Gegen Ende der kieferorthopädischen Behandlung haben sie häufig die Lust verloren und sind nicht mehr bereit, zusätzlich noch Zeit und Mühen zu investieren, um einen Positioner zu tragen. Wenn man einen Positioner vorgesehen hat, erklärt man das dem Patienten am besten schon vor Beginn der Behandlung. So wird das auch in den Praxen gemacht, in denen häufig Positionern benutzt werden; dort nehmen die Patienten die Geräte insgesamt besser an als in den Praxen, in denen der Positioner erst ganz am Ende der Behandlung vorgeschlagen wird.

Anfertigung eines Positioners

Bei der Herstellung eines Positioners verfährt man wie folgt

- Man schließt den Fall so gut wie möglich mit der Settling-Phase ab.

- Noch vor der Entfernung der Brackets nimmt man von Ober- und Unterkiefer je zwei Abdrücke. Das eine Paar dient als Referenz, anhand des anderen wird der Positioner angefertigt.

- Man registriert die Oberkieferposition mit einem Gesichtsbogen und nimmt einen Wachsbiss in zentrischer Relation; danach folgt das Einartikulieren des Modells in den Artikulator. Dies ist wichtig, damit die Scharnierachse richtig ist und der Positioner zwischen den Zähnen vorne und hinten die richtige Schichtdicke aufweist.

- Während der Positioner im Labor angefertigt wird, fährt man mit der Feineinstellung des Falles fort.

- Das Labor kann angewiesen werden, ein Set-up von allen Zähnen zu machen oder nur von bestimmten Zähnen, deren Stellung verbessert werden muss. Positioner bestehen normalerweise aus mittelweichem weißem Gummi, weichem durchsichtigem Material oder einem Material, dass bei Erwärmung weich und bei Mundtemperatur hart wird.

- Wenn der Positioner fertig ist, entfernt man alle orthodontischen Geräte und gliedert ihn ein. Beim Tragen kann man zwischen zwei Möglichkeiten wählen:
  - Man lässt ihn zwei Wochen lang so oft wie möglich tragen, anschließend einen Monat lang nur nachts und setzt dann Retainer ein.
  - Er wird für einen längeren Zeitraum als Retainer verwendet.

Positioner eignen sich sehr gut für Patienten mit einer Tendenz zum offenen Biss, weil sie mit dazu beitragen, den Biss zu schließen. Außerdem hindern sie, wenn sie eingesetzt sind, die Zunge daran, Zahnbewegungen auszulösen. Dagegen sind Patienten, bei denen ursprünglich ein Tiefbiss vorlag, nicht die besten Kandidaten für einen Positioner; für sie nimmt man wahrscheinlich besser einen normalen Retainer.

GEKLEBTE RETAINER

Lingual geklebte Retainer

Die Autoren kleben bei fast allen Patienten am Ende der Behandlung einen 3-3-Lingualretainer ein. Wenn die ersten Prämolaren extrahiert wurden, wird er in der Regel bis zu den mesialen Fossae der zweiten Prämolaren verlängert. Der Twistflexdraht mit einem Durchmesser von .015" oder .019" wird mit Transbond LR™ sehr sorgfältig an den Zähnen befestigt. Man kann den Draht direkt am Behandlungsstuhl anpassen, aber er sitzt und passt auch besser, wenn dies im Labor am Modell geschieht.

Die lingualen Zahnflächen müssen sehr viel sorgfältiger und gründlicher gereinigt werden als die Labialflächen. Beim Einkleben der lingualen oder palatinalen Retainer muss peinlich genau darauf geachtet werden, dass das Arbeitsfeld vollkommen trocken ist. Es kann statt wie üblich mit Watterollen auch mithilfe eines Kofferdams trockengelegt werden. Manche Kieferorthopäden oder ihre Assistenz verwenden ihn vielleicht nicht so gerne, weil das Arbeiten mit einem Kofferdam etwas zeitaufwändiger ist. Wenn man aber erst einmal etwas Erfahrung damit gesammelt hat, schützt der Kofferdam, den man schnell und problemlos legen kann, sehr viel besser vor Verunreinigungen durch Feuchtigkeit. Anschließend kann man als erste Reinigung mit geringem Druck eine kurze Mikroätzung durchführen. Sie soll selbstverständlich nicht die Säureätzung ersetzen,[2] bei der, wie üblich, 20 bis 30 Sekunden lang 37%ige Phosphorsäure aufgetragen wird. Anschließend muss alles gründlich abgespült und getrocknet werden. Während des Klebevorgangs darf die Lage des Drahts auf keinen Fall verändert werden. Anschließend wird der Kunststoff mit Licht richtig ausgehärtet. Dann löst sich der Retainer nur selten ab.

Palatinal geklebte Retainer

Palatinal geklebte Retainer werden nicht so oft verwendet wie Lingualretainer, weil sie aufgrund der okklusalen Kontakte oder beim Beißen sehr viel leichter herausfallen können. Bei vielen erwachsenen Patienten ermöglichen allerdings nur sie eine gute Retention, weil sich bei manchen Patienten die Lücken, vor allem in der Mittellinie, immer wieder öffnen oder andere Stellungsänderungen der Inzisivi eintreten. In solchen Fällen überwiegen die Vorteile gegenüber der Gefahr, dass sich die Palatinalretainer eventuell ablösen können.

Vor dem Kleben sollten Overbite und Overjet des Patienten genau bestimmt werden. Es ist sorgfältig darauf zu achten, dass der Retainer nicht in den okklusalen Kontaktbereichen liegt. Der Twistflexdraht mit einer Stärke von .015" bis .019" wird in einer ähnlichen Weise geklebt wie der Lingualretainer (Abb. 11.8, 11.9). Der Patient sollte um Vorsicht beim Abbeißen gebeten werden, damit sich der Draht nicht löst. Wenn entsprechend aufgepasst wird, können diese Retainer lange Zeit liegen bleiben.

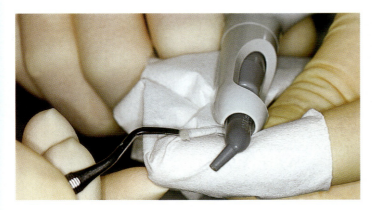

Abb. 11.8: Man kann den Transbond LR™-Kunststoff mit der Applikationsspritze erst auf ein Handinstrument aufbringen.

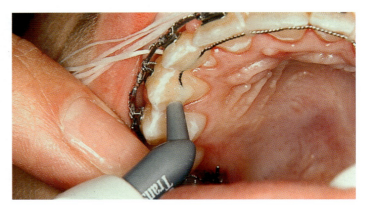

Abb. 11.9: Das Adhäsivmaterial kann aber auch direkt aus der Applikationsspritze aufgetragen werden, was in der Regel die Methode der Wahl ist.

Labial geklebte Retainer

Immer öfter werden für die oberen Schneidezähne auch labial geklebte Retainer benutzt. Sie eignen sich gut als kurzfristige Maßnahme für ungeduldige erwachsenen Patienten, weil man dann die Brackets früher entfernen kann. Nach ein paar Monaten mit einem labial geklebten Retainer kann man zu herkömmlicheren Retentionsmethoden übergehen. Bei Heranwachsenden überbrücken labial geklebte Retainer eine Behandlungspause, in der man auf den Durchbruch weiterer Zähne warten muss (Abb. 11.10).

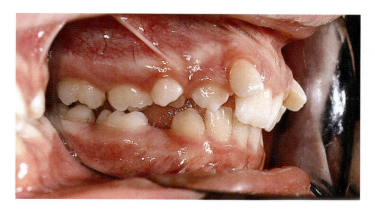
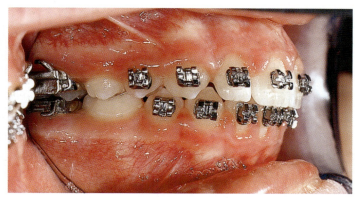

Abb. 11.10a und **b**: Im Verlauf einer neunmonatigen Behandlung wurden bei dieser Klasse-II/2-Malokklusion zunächst die Zähne ausgerichtet.

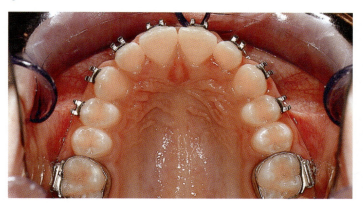
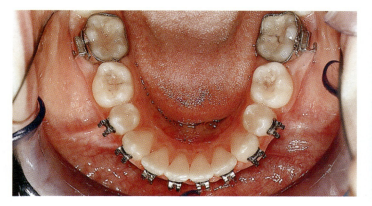

Abb. 11.10c und **d**: Man unterbrach die Behandlung, um im Unterkiefer die zweiten Milchmolaren zu extrahieren und den Durchbruch der zweiten Prämolaren abzuwarten.

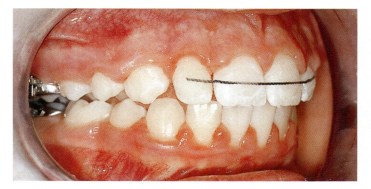
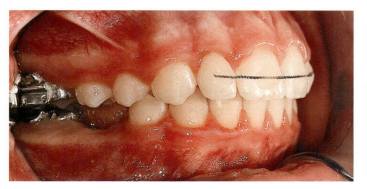

Abb. 11.10e und **f**: Die Brackets wurden abgenommen, und ein oberer labialer Retainerdraht geklebt, um die Korrekturen zu stabilisieren. Die Molarenbänder blieben einzementiert. Nach einer sechsmonatigen Pause für die Extraktion der Milchzähne und den Durchbruch der unteren zweiten Prämolaren konnte die Behandlung fortgesetzt werden. In dieser Zeit verbesserte sich spontan die Okklusion der Seitenzähne. Für die Retention war so gut wie keine Mitarbeit des Patienten erforderlich.

Bei anderen Fällen ist eine lokale Labialretention sinnvoll, wenn sie nur wenige Zähne umfasst und mit Retainern aus Tiefziehfolie kombiniert wird. Dies gilt beispielsweise für Korrekturen von ausgeprägten Drehständen oder palatinal verlagerten Eckzähnen (Abb. 11.11), bei denen ein Rezidiv sehr wahrscheinlich ist und die mit einem Hawley-Retainer oder einem Retainer aus Tiefziehfolie allein nicht genügend stabilisiert werden können.

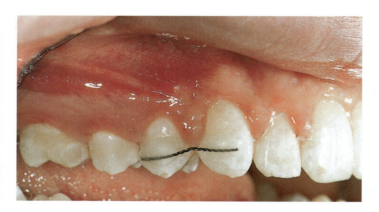
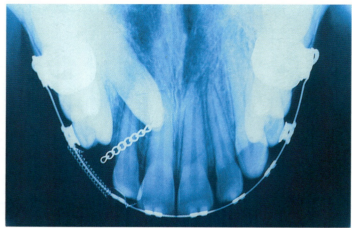

Abb. 11.11: Wenn man einen palatinal verlagerten bleibenden Eckzahn eingeordnet hat, ist es ratsam, zusätzlich zu einem herkömmlichen, herausnehmbaren Retainer einen lokalen Labialretainer einzusetzen. Bei solchen Zähnen ist die Wahrscheinlichkeit eines Rezidivs hoch; eine herausnehmbare Retention reicht dann selten aus.

HERAUSNEHMBARE RETAINER

Herkömmliche Kunststoffplatten mit Drähten

Herausnehmbare Kunststoffplatten mit Drähten wie etwa die herkömmlichen „Wrap-around"- oder Begg-Retainer eignen sich gut, um Extraktionslücken geschlossen zu halten. Hawley-Retainer sind günstiger bei Tiefbissfällen (Abb. 11.12a, b), die einen oberen Retainer mit Aufbiss brauchen.

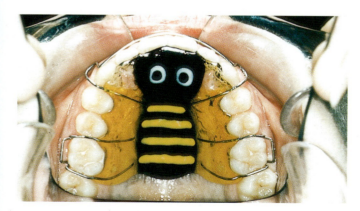

Abb. 11.12a: Hawley-Retainer eignen sich zur Retention von Tiefbissfällen.

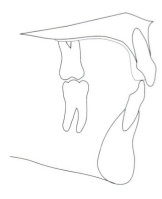

Abb. 11.12b: Hawley-Retainer können mit einem frontalen Aufbiss versehen werden, um Tiefbissfälle besser zu stabilisieren.

Herausnehmbare Retainer aus Tiefziehfolie

Für die meisten Patienten, die herausnehmbare Retainer benötigen, bieten Retainer aus Tiefziehfolie viele Vorteile gegenüber den Kunststoffplatten mit Drähten. Man kann sie schnell und kostengünstig anfertigen, sie müssen nicht justiert werden, sie sind, wenn sie gut gemacht sind, problemlos und bequem zu tragen und sehen darüber hinaus auch noch gut aus. Weil sie besser sitzen, hatte man Sorgen, dass sie das Settling verlangsamen könnten. Aber laut zahlreichen Berichten von Kieferorthopäden ist dieses Problem doch nicht so groß wie erwartet.

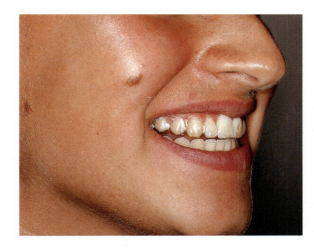
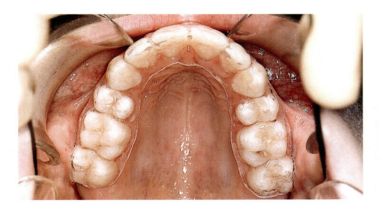
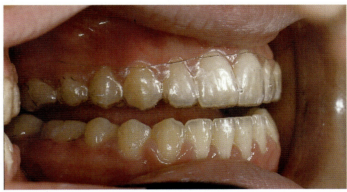

Abb. 11.13: Retainer aus Tiefziehfolie sind schnell und kostengünstig anzufertigen, bequem zu tragen und sehen gut aus.

NACH ABSCHLUSS DER BEHANDLUNG

Konsultationen nach der Behandlung

Viele Kieferorthopäden halten eine kurze Konsultation nach der Behandlung für sinnvoll. Bei dieser Gelegenheit kann man den Patienten noch einmal das ursprüngliche Problem vor Augen führen und mit dem endgültigen Zustand vergleichen. Es ist erstaunlich, wie viele Einzelheiten die Patienten vergessen können. Wenn man ihre Erinnerungen auffrischt, sind die Patienten zufriedener und empfehlen den Kieferorthopäden eher weiter!

Seit es digitale Bildsysteme wie etwa Dolphin™-Imaging gibt, sind Vorher-Nachher-Aufnahmen relativ schnell und einfach zu anzufertigen.

Briefe an die Patienten

Einige Tage, nachdem man die festsitzende Apparatur entfernt hat, ist es vorteilhaft, dem Patienten einen Standardbrief zu schicken. Das entlastet den Kieferorthopäden und erleichtert ihm die Arbeit in der Retentionsphase. Ein Jahr später kann dann ein zweiter Brief folgen.

Im ersten Brief weist man noch einmal besonders darauf hin, wie wichtig die Retentionsphase für die Behandlung ist (viele Kieferorthopäden halten sie für eine große Herausforderung). Man greift noch einmal auf, was in der Konsultation nach der Behandlung besprochen wurde. Der Brief könnte etwa folgendermaßen lauten:

Sehr geehrte(r)

Herzlichen Glückwunsch, dass Sie die aktive Phase Ihrer kieferorthopädischen Behandlung erfolgreich abgeschlossen haben! Nachdem wir die festsitzenden Geräten entfernt haben, kann jetzt die Retentionsphase beginnen. Zähne und Gewebe haben sich noch nicht vollständig an die Umstellungen gewöhnt. Daher müssen die Zähne mit Retentionsgeräten in ihrer neuen Position gehalten werden, damit sich auch die unterstützenden Gewebe stabilisieren können.

Der Retainer für Ober- und Unterkiefer sowie eine einjährige Tragezeit ist im Gesamtpreis enthalten. Sollte die Retention länger kontrolliert werden müssen, werden wir zusätzliche Termine einzeln in Rechnung stellen. Wir empfehlen, Ihre Zähne etwa vier bis sechs Wochen nach der Abnahme der festsitzenden Apparaturen gründlich von Ihrem Zahnarzt untersuchen zu lassen.

Wir freuen uns, Ihre erfolgreiche kieferorthopädische Behandlung in der Retentionsphase fortsetzen zu können und Sie zu gegebener Zeit beim nächsten Kontrolltermin wieder zu sehen. Melden Sie sich bitte, wenn Sie Fragen haben. Wir helfen Ihnen gerne.

Mit freundlichen Grüßen

Nach einem Jahr Retentionszeit kann ein zweiter Standardbrief folgen. Beide Briefe erinnern den Patienten daran, dass der festgesetzte Gesamtpreis nur die aktive Behandlungsphase sowie ein Jahr Retention umfasst. Der zweite Brief könnte folgendermaßen lauten:

Sehr geehrte(r)

Wir freuen uns, dass die überwachte Retentionsphase jetzt bei Ihnen abgeschlossen ist. Ab jetzt müssen Sie nicht mehr regelmäßig zur Kontrolle bei uns erscheinen. Sie sollten allerdings weiterhin, wie empfohlen, Ihren Retainer tragen, um die bisherigen Erfolge nicht zu gefährden. Nur ein gewissenhaftes, langfristiges Tragen stellt sicher, dass die Korrekturen auf Dauer erhalten bleiben.

Wenn Sie zukünftig Termine mit uns ausmachen, weil Sie allgemein kieferorthopädisch untersucht werden wollen oder Probleme mit Ihren Retainern haben, werden wir Ihnen gerne weiterhelfen. Diese Besuche müssen dann allerdings in Rechnung gestellt werden. Bitte zögern Sie nicht, sich bei uns zu melden, wenn Sie Rat oder Hilfe brauchen.

Abschließend möchte ich nochmals betonen, wie wichtig auch weiterhin regelmäßige Untersuchungen bei Ihrem Zahnarzt sind, damit das Ergebnis, das wir erzielt haben, auch weiterhin so gut bleibt.

Mit freundlichen Grüßen

Von diesen Briefen benötigt man zwei Versionen, je nachdem, ob es sich bei dem Patienten um ein Kind oder einen Erwachsenen handelt. Sie sollten natürlich auf Diskette gespeichert und bei Bedarf abgewandelt oder persönlich gestaltet werden.

Bishop[5] zufolge hat ein australischer Arzt namens Dr. M.H.N. Tattersal herausgefunden, dass sich seine Patienten aufgrund dieser Briefe sehr viel besser betreut fühlten. Während von den Patienten, die diese Briefe erhielten, 54% „vollkommen zufrieden" waren und damit die Höchstwertung vergaben, waren es von den Patienten, denen keine Briefe geschickt wurden, nur 18%.

DAUER DER RETENTION

In diesem Punkt folgen die Kieferorthopäden den unterschiedlichsten Ansätzen. Und bei der Mitarbeit der Patienten nach Abschluss der Behandlung ist die Variationsbreite womöglich noch größer! Einige Kieferorthopäden[6,7] vertreten die Ansicht, dass kaum oder gar keine Retention erforderlich ist, wenn die ursprüngliche Form des Zahnbogens, insbesondere der Intereckzahnabstand, nicht verändert wurde, wenn die Kontaktpunkte abgeflacht sind und damit größere Stabilität bieten und, falls nötig, Fibrotomien durchgeführt wurden. Nach anderen Arbeiten[8, 9] kann man die Stellung der Zähne nur durch eine permanente Retention beibehalten. Beide Ansätze dürften bei bestimmten Patienten zum Erfolg führen, sind aber für andere unter Umständen überhaupt nicht geeignet. Hier muss jeder Kieferorthopäde seinen eigenen Weg finden. Der im Folgenden erläuterte „Mittelweg" kann vielleicht ein guter Ansatzpunkt sein, um die richtige Wahl zu treffen.

Oberer Zahnbogen

Rezidive treten hauptsächlich in den ersten sechs Monaten auf. Man sollte daher den Patienten anweisen, den herausnehmbaren Retainer in dieser Zeit Tag und Nacht oder zumindest so oft wie möglich zu tragen. Danach kann er schrittweise dazu übergehen, den Retainer nur noch nachts einzusetzen. Dabei ist darauf zu achten, wo der Retainer den Patienten noch drückt. Wenn solche Stellen auftreten, muss die Retention eventuell verlängert werden. Schließlich wird der Patient allmählich dahin kommen, dass im Oberkiefer keine Retention mehr erforderlich ist.

Unterer Zahnbogen

Im unteren Frontzahnsegment sah man lange Zeit so etwas wie das „Fundament des Hauses"; das galt besonders für die späteren Wachstums- und Entwicklungsstadien. Der untere geklebte Retainer kann daher bei jungen Patienten bis zum Abschluss des Wachstums, bei Erwachsenen für etwa zwei Jahre belassen werden. Danach muss man von Fall zu Fall entscheiden, ob man ihn herausnimmt oder nicht.

LITERATUR

1 Reitan K 1959 Tissue rearrangement during retention of orthodontically rotated teeth. Angle Orthodontist 29:105–113

2 Van Waveren Hogervorst W L, Feilzer A J et al 2000 The air abrasion technique versus the conventional acid-etching technique: a quantification of surface enamel loss and a comparison of shear bond strength. American Journal of Orthodontics and Dentofacial Orthopedics 117:20–26

3 Mitchell L, 1992 Decalcification during orthodontic treatment with fixed appliances – an overview. British Journal of Orthodontics 19:199–205

4 Twetman S, Hallgren A, Peterson LG, 1995 Effect of an antibacterial varnish on mutans streptococci in plaque from enamel adjacent to orthodontic appliances. Caries Research 29:188–91

5 Bishop J E 1991 Technology and medicine; doctors get results by sending letters after treatments. Wall Street Journal October 11:134

6 Boese L R 1980 Fiberotomy and reproximation without lower retention, nine years in retrospect: part 1. Angle Orthodontist 50:88–97

7 Boese L R 1980 Fiberotomy and reproximation without lower retention, nine years in retrospect: part 2. Angle Orthodontist 50:159–178

8 Little R M, Reidel R A, Årtun J 1988 An evaluation of changes in mandibular anterior alignment from 10 years to 20 years postretention. American Journal of Orthodontics and Dentofacial Orthopedics 93:423–428

9 Little R M, Wallen T R, Reidel R A 1981 Stability and relapse of mandibular anterior alignment – first premolar cases treated by traditional edgewise orthodontics. American Journal of Orthodontics 80:349–365

Register

A

Abschlussphase, Finishing oder abschließende Feineinstellung 280–296
– Absicherung geschlossener Lücken 286
– Abstimmung der Zahnreihen 282
– – Bedeutung der Angulationsdifferenz 283
– Ästhetische Beurteilung 293
– Beurteilung von Funktion und Artikulation 291
– Beziehungen der Randleisten 288
– Bogenform 83, 289
– Definition 281
– Diskrepanzen bei den Zahngrößen 285
– Einstellung des Seitenzahntorques 289, 290
– Einstellung in horizontaler Richtung 282–287
– Einstellung in transversaler Richtung 289–291
– Einstellung in vertikaler Richtung 288–289
– Einstellung in zentrischer Relation 291
– Fernröntgen-Seitenaufnahmen 293
– Form der Schneidezahnkronen 283
– Horizontale Überkorrektur 286, 287
– Kontaktpunkt 288
– letzte Korrektur der Spee-Kurve 288
– MBT-Bracketsystem 21, 281
– Rotationskontrolle 285
– Schneidezahntorque 284
– Settling 294–295
– transversale Überkorrektur 291
– Überprüfung der funktionellen Bewegungen 291
– Überprüfung der Kiefergelenksfunktion 292
– vertikale Überkorrektur 289
– Vertikaleinstellungen der Kronen 288
– Vorteile der vorprogrammierten Apparatur 280–281
Achterbahneffekt 13, 98, 139
Andrews, Bracketsystem 4–5, 27
Anfangsdrähte 77, 112
– Klasse-II-Behandlung 171
Angulationswerte, Front 4, 8, 9
– MBT-Bracketsystem 9, 15
Angulationswerte 4, 8, 9, 32, 99, 283
– Bracket für obere Prämolaren mit 0° Angulation 49, 283
– Bracket für untere Schneidezähne mit 0° Angulation 48
– MBT-Bracketsystem 9, 15
– Verhältnis des Verankerungsbedarfs 98, 99
APC-Brackets 69

A-Pogonion (Pog)-Linie 168
Apparaturen zur Verhinderung von Finger und Daumenlutschen 143
Arnett-Analyse
– dentoskelettale Normwerte 293
– Klasse-II-Fälle 163, 164–165, 168, 169
– Klasse-III-Fälle 220, 221
Artikulatoren 6
Ästhetische Beurteilung in der Abschlussphase 293
Ästhetische Brackets 28
Asymmetrischer unterer Bogen 82
Atmungsprobleme, frontal offener Biss 142, 143
Aufbiss im Seitenzahnbereich
– frontal offener Biss 143, 144
– Vertikalkontrolle von Molaren bei Hyperdivergenz 107
Aufbiss, frontal 134, 135
Aufbissplatte aus Kunststoff 135, 171
Aufbissplatte, Effekt 134–135
– Erreichen dieses Effekts 135
Ausrichten s. Nivellieren und Ausrichten

B

Bakterielle Endokarditis 69
Behandlungsansatz von McLaughlin und Bennett 7
– s. a. MBT-Bracketsystem
Behandlungseffizienz 3
Behandlungsmechanik 3
Behandlungsplanung
– Diskrepanzen in der Zahngröße 21
– einschränkende Faktoren 162, 163
– für/gegen einen operativen Eingriff 163
– „ideale" Schneidezahnposition 162
– Klasse-II-Behandlung 166–167, 180
– Klasse-III-Behandlung 219, 220
– Verankerungskontrolle, Bedarf 96
Behandlungsziele 280
Bendbacks 7
– antero-posteriore Schneidezahnkontrolle 102–103
– Klasse-II-Behandlung 171
– MBT-Bracketsystem 8, 15
Beurteilung dentoskelettaler Strukturen in der Abschlussphase 293
Beurteilung des Gesichtsprofils in der Abschlussphase 293
Bimaxilläre Protrusion 97
Bimaxilläre Retrusion 97

Bissöffnungskurven 137
Bögen mit Closing-Loops 252
Bogendraht 13, 14
– Abfolge 110, 111
– abschließende Behandlungsstadien 20, 288
– Abstimmung 289
– Anfangsdrähte 112
– Ausglühen 103, 112
– Auswahl 3
– – Entwicklung des MBT-Bracketsystems 12
– begrenzter Bestand 77, 78, 84
– Biegungen 288, 295
– Closing-Loop 252
– Dehnung des oberen Zahnbogens 81
– – Verwendung eines Jockey-Drahtes 82
– Enden nach innen biegen 112
– Herausnehmen mitsamt den Brackets 309
– individuell angefertigt 77, 78, 84
– – Anpassung an die individuelle Bogenform (IAF) 78–79
– Kräfte s. Kraftgrößen
– Ligierungsmethoden 20
– Lückenschluss mit schwachen Kräften 254
– Plastikhülle 112
– Settling 83, 194, 295
– standardisiert 77
– Technik für die Aufweitung 81
Bogenform 72–84
– Asymmetrien 82
– Behandlungsansatz von McLaughlin und Bennett 7
– bei der abschließenden Feineinstellung 83, 289
– Einstellung
– – erste Behandlungsstadien 77
– – Vierkant-HANT-Drähte 78
– – Vierkantstahldrähte 78
– „ideale" Bogenform 72, 73
– individuell angefertigte Bögen 77, 84
– individuelle Anfertigung 72
– Klassifizierung 74
– länglich-rund oder ovoid 12, 16, 74, 75, 76, 77, 78, 289
– MBT-Bracketsystem 12, 16
– Modifikationen 80–82
– – bei posterioren Torquekorrekturen 80
– – nach einer maxillären Dehnung 80–22
– Praktische Lösungen 74–76
– – empfohlene Relationen 75
– Probleme bei der Behandlung 73

319

Bogenform
- quadratisch 12, 16, 74, 75, 76, 77, 78, 81, 289
- Retention 83
- Schablonen
- – transparente 77
- – Wachs- 289
- spitz zulaufend 12, 16, 74, 75, 76, 77, 78, 289
- Stabilität/Rezidiv nach behandlungsbedingter Veränderung der Bogenform 72, 73
- standardisierte Bögen 77
- Straight-Wire-Apparatur (SWA) 4
- Variationen 73
- Wahl des Eckzahnbrackets 45

Bondingmaterialien 57, 68, 69
Bracketdesign 28–30
- verringerter Verankerungsbedarf 99
- MBT-Bracketsystem 8
- s. a. Bracketsystem, Vielseitigkeit

Bracketpositionierung 3, 280, 281
- axial 61
- Bebänderung der Molaren 66–67
- Behandlungsansatz von McLaughlin und Bennett 7
- Bonding 68–69
- frontal offener Biss 144
- horizontal 60, 283, 284
- MBT-Bracketsystem 11, 13
- Position für die richtige Blickrichtung 59
- Präzision 13, 57, 59, 60, 61, 69
- Rotationskontrolle 285
- rotierte Schneidezähne 61
- Straight-Wire-Apparatur (SWA) 4
- theoretische Aspekte 59
- vertikal 61, 288
- – Tabellen zur Bracketpositionierung 61, 63–65
- – Verwendung von Messlehren 61, 62
- Vorgehen bei erneutem Nivellieren 109

Bracketpositionierung, Tabelle 59, 61, 68
- empfohlene Tabelle 63
- individuelle Tabelle 63
- – bei offenem Biss 65
- – bei Prämolarenextraktionen 65
- – bei Tiefbiss 65
- – für obere Eckzähne 64
- – für untere erste Prämolaren 64
- – Werte für anomale Schneidekanten 64

Brackets der Extraktionsserie 252
Brackets der Translationsserie 252
Brackets
- Angulationswerte 32, 283
- ästhetische 28
- Auswahl 3, 13
- Bonding 68–69
- – direkt 68
- – indirekt 69
- Entfernen
- – Keramikbrackets 308
- – Metallbrackets 308
- Extraktions-/Translationsserie 252
- für obere zweite Prämolaren 31, 52
- In/Out-Kompensationswerte 31
- Markierungssystem 28
- rhomboide Form 29
- Sortiment 28
- Torque in der Basis 30
- Torquewerte 33–38

Brackets, Größen 28

Brackets, Spezialzange zur Ablösung 308
Bracketsystem, Vielseitigkeit 13, 39–54
- austauschbare Brackets
- – für obere Prämolaren 49
- – für untere Schneidezähne 48
- Beispiele für Vielseitigkeit 39
- kleine obere zweite Prämolaren 31, 52
- palatinal stehende obere zweite Schneidezähne 40–43
- Tubes
- – aufklebbare Minitubes für zweite Molaren 54
- – Doppel-Tubes für untere erste Molaren 53
- – Dreifach-Tubes für obere erste Molaren 53
- – nicht konvertible Tubes für untere erste Molaren 53
- – Tubes für obere zweite Molaren, Verwendung auf ersten Molaren 50
- – Tubes für untere zweite Molaren, Verwendung auf oberen ersten/zweiten Molaren der Gegenseite 51
- – Tubes für untere zweite Prämolaren 52
- Wahlmöglichkeiten für den Eckzahntorque 44

Brief an die Patienten nach Abschluss der Behandlung 316
„Burning Anchorage" 262

C
Chlorhexidin 69
Computergestütztes Design/computergestützte maschinelle Herstellung (CAD-CAM), Torque in der Bracketbasis 30

D
Dehnung des oberen Zahnbogens
- Bogenform, Settling 83
- mit Bogendrähten 81
- – mit einem Jockey-Draht 82
- s. a. Palatinale Dehnung, Rasche Gaumenerweiterung

Desmodont, Neuorganisation 307
Diskrepanzen in der Zahngröße 21, 61, 285
Drähte s. Bogendraht

E
Eckzähne
- Anforderungen an das Bracketdesign 5
- Bracketauswahl, Kriterien 44
- – Angulationskontrolle 46
- – Bogenform 45
- – Nichtanlage oberer seitlicher Schneidezähne 47
- – Prämolarenextraktionen 46
- – rasche Gaumenerweiterung 46
- – Überbiss 46
- – vorstehende Eckzähne 46
- Bracketpositionierung 60, 62
- individuelle Tabellenwerte für die Bracketpositionierung 64
- Lacebacks 139, 140
- Kontrolle in antero-posteriorer Richtung 100–101
- Retraktion bei Extraktionsfällen mit Tiefbiss 139–140
- Torque 36
- – Wahlmöglichkeiten 44
- – Werte beim MBT-Bracketsystem 10–11

- Verankerungskontrolle
- – Bedarf 96
- – vertikal 107

Edgewise-Apparatur
- Abschlussphase: abschließende Feineinstellung 280
- Biegungen zweiter Ordnung (Einstellung der Angulation) 283
- Bracketpositionierung 59

Eingeklebte Retainer 312–314
- labial geklebt 313–314
- palatinal geklebt 312

Elastische Kette 254
Elastische Retraktionsmechanik 99
Elastomere Module
- beim Lückenschluss mit aktiven Tiebacks 255, 256–257
- Kraftgrößen 255–256
- Trampolineffekt 256
- zur Ligierung des Bogendrahts 20

Engstand, Auflösung durch Prämolarenextraktion 250, 251
Entfernen der Apparatur 307–311
- alles in einer Sitzung 308
- Bänder 310
- Brackets 308
- letzte Justierungssitzung 308
- Positioner 311
- Schmelzflecken 310
- schrittweises Entfernen 308
- Spuren des Adhäsivs im Schmelz 310
- Zement und Kleber 310

Extraktionslücken, zu starkes gingivales Wachstum 259

F
Fallbeispiele
- Extraktion der ersten Prämolaren 120–126
- – erwachsener Patient 264–271
- – Lückenschluss 264–277
- – Tiefbiss mit maximaler Verankerung 146–151
- Klasse I, Nichtextraktionsfall 22–23
- – leichte dentale Klasse II 192–197
- – spitz zulaufende Bogenform mit vorstehenden Eckzahnwurzeln 86–91
- Klasse II
- – erwachsene Patientin mit Molarenextraktionen 206–215
- – Nichtextraktionsfall 192
- – Nichtextraktionsfall, Einsatz einer Twin-Block-Apparatur 198–205
- – Tiefbiss mit Extraktionen der oberen ersten Prämolaren und aller dritter Molaren 184–191
- Klasse III 235–247
- – Extraktion der zweiten Molaren 242–247
- – Nichtextraktionsfall mit Engstand 236–241
- Nichtextraktionsfall
- – mit durchschnittlichem Kieferbasiswinkel 114–119
- – mit großem Kieferbasiswinkel, der ein Einbiegen von Schneidezahntorque in den oberen Bogen sowie eine Schmelzreduktion bei den unteren Schneidezähnen erforderte 298–303
- – mit Tiefbiss 152–159

Farbige Module 112
Faziales Tetragon von Fastlight 174–175, 176
Fernröntgen-Seitenbilder
– Abschluss 293
– Klasse-III-Fälle 219, 220
– Verlaufskontrolle 293
Frontal offener Biss 142–144
– Ausschalten von Milieufaktoren 142
– Behandlung mit festsitzenden Geräten 144
– Entwicklung 142
– frühe Behandlung 143
– skelettal 142
Funktionelle Bewegungen 291
Funktionskieferorthopädische Apparate 181

G
Gaumenplatte 295
Geplante Schneidezahnposition (PIP) 96, 162
– Behandlungsplanung 162, 163
– Definition 162
– Klasse-II-Behandlung 166, 168–169
– Klasse-III-Behandlung 226, 228
Geschlitztes Röhrchen zur Reaktivierung einer Spiralfeder 42
Gesichtsbögen 143, 144
– mit Kopfzug (High-pull-Headgear) 143, 144
Gingivales Wachstum, Gingivitis 61, 259
Gleitmechanik
– Klasse-II-Behandlung 172, 173
– Lückenschluss
– – schwache Kräfte 254–258
– – schwierig zu schließende Lücken 258
– – starke (Ex-Edgewise-) Kräfte 252
Gruppenbewegung von Zähnen
– bei Extraktionsfällen mit Tiefbiss 139
– mit dem MBT-Bracketsystem 16
Gummizüge oder Elastics
– Einstellen des vertikalen Überbisses 138
– Settling 294

H
Haken am Bogendraht 18
– Enden nach innen biegen 112
– Lückenschluss mit schwachen Kräften 254
– MBT-Bracketsystem 18–19
HANT-(hitzeaktivierte Nickel-Titan-)Drähte 13, 52, 77, 110
– Anfangsdrähte 112
– Bendbacks 103
– Bogennivellierung (Torque) 136
– Enden nach innen biegen 112
– klinische Verwendung 110, 111
– Ligierungsmethoden 20
– Settling 294
– Vierkantdrähte 78, 113, 136, 288
– – dünner schleifen 103
Hawley-Retainer 314
Headgear
– antero-posteriore Kontrolle für obere Molaren 105
– antero-posteriore Kontrolle für untere Molaren 104
– Retraktion im unteren Zahnbogen 261
– Unterstützung der Verankerung bei Klasse-II-Behandlungen 172, 173
– Vertikalkontrolle von Molaren bei Fällen mit Hyperdivergenz 107

Herausnehmbare Kunststoffplatten 83
Herausnehmbare Retainer 314–315
– aus Tiefziehfolie 315
– Kunststoffplatten mit Drähten 314
Herbst-Apparatur 181
Horizontale Überkorrektur 286, 287
Hycon-Schraube 258
Hyperdivergenz, Fälle mit großem Kieferbasiswinkel
– Klasse I 175, 176
– letzte Korrektur der Spee-Kurve 288
– Vertikalkontrolle von Molaren 107
– s. a. Fallbeispiele

I
In-Out-Kompensationswerte 31
Individuelle Bogenform (IAF), Bestimmung 78
Intereckzahnabstand 108
– Stabilität nach Expansion 72–73

J
J-Haken-Headgear 177
Jockey-Draht 290

K
Kephalometrische Weichgewebsanalyse 163
Keramikbrackets, Entfernen 308
Kiefergelenk, Dysfunktion 292
Kieferorthopädischer Ansatz: Ausrichtung von Zähnen/Korrektur der Lage des Gebisses 162, 219
Kinnkappe 233
– frontal offener Biss 143, 144
Klasse-I-Fälle 162
– Bogenform 74
– großer Kieferbasiswinkel 175, 176
– Schneidezahntorque 34, 176
– s. a. Fallbeispiele
Klasse-II/1-Fälle 173, 178, 179
– Bedarf an Verankerungskontrolle 96
– Behandlungsplanung 164–165
– Bewegung der oberen Schneidezähne 170, 172
– Settling 83, 295
Klasse-II/2-Fälle 177, 178
– Auswahl der Eckzahnbrackets 46
– Bedarf an Verankerungskontrolle 97
– Bewegung der oberen Schneidezähne 170, 171
– Intereckzahnabstand im Unterkiefer, Stabilität nach der Behandlung 72, 73
Klasse-II-Fälle 131, 162–183
– Arnett-Analyse 163, 164–165, 168, 169
– Beeinflussung des Vertikalentwicklung des Oberkiefers 181
– Behandlungsplanung 166–167
– – Abschätzung des Unterkieferwachstums 180
– – Entscheidung für/gegen einen operativen Eingriff 163, 164, 175
– – Schneidezahnposition 162, 163
– – Bewegung der oberen Schneidezähne 170–177
– – bei frontaler Lückenbildung 172
– – Einstellung des Torques 174–176
– – nach Extraktion der oberen Prämolaren 173
– – Nichtextraktionsfälle ohne Lücken 173

– – Rückverlagerung 172–173
– – Vorverlagerung 170–171
– Bogenform 74
– geplante Schneidezahnposition (PIP) 162, 166, 168–169
– – antero-posteriore Komponente 169
– – Torque 169
– – vertikale Komponente 169
– horizontale Überkorrektur in der Abschlussphase 286, 287
– Identifizierung ausgeprägter skelettaler Diskrepanzen 164–165
– Positionierung der unteren Schneidezähne 178–183
– – Bewegung im Alveolarknochen 178, 179
– – funktionskieferorthopädische Apparate 181
– – Korrektur der antero-posterioren Position 178
– – veränderte antero-posteriore UK-Position durch eine veränderte Kondylenposition 178, 181, 182
– – veränderte Länge des Unterkiefers 178, 180–181
– Schneidezahnposition 162
– – Behandlungsplanung 162
– – obere 166
– – untere 166
– Schneidezahntorque 34, 176
– Stellung der Molaren 174
– Verstärkung der Verankerung 172, 173
– vertikale Ausrichtung der oberen Schneidezähne 177
– s. a. Fallstudien
Klasse-II-Gummizüge
– an Haken des Bogendrahts 19
– frontal offener Biss 144
– Klasse-II-Behandlung
– – „funktionskieferorthopädischer Effekt" 181
– – Unterstützung der Verankerung 172, 173
– Klasse-III-Behandlung 225
– Lückenschluss 262
Klasse-III-Fälle 131, 162, 219–234
– Arnett-Analyse 220, 221
– Bedarf an Verankerungskontrolle 97
– Behandlungsplanung 219, 220, 226–227
– exakte Bissregistrierung 219
– obere Schneidezähne 226
– untere Schneidezähne 226
– Beurteilung der skelettalen Abweichung 220
– Bewegung der oberen Schneidezähne 229–231
– – Ausbleiben eines positiven Overjets 230
– – Vorverlagerung des Oberkiefers 229, 231
– – Vorverlagerung durch Proklination 229, 230
– – zu starke Proklination 230
– Bewegung der unteren Schneidezähne 232–234
– – Beschränkung des Unterkieferwachstums 233
– – distale Reposition des Unterkiefers 233
– – Retraktion und Reklination 232
– – ungünstiges Klasse-III-Wachstum des Unterkiefers 234
– Bogenform 74

Klasse-III-Fälle
- Engstand im Molarenbereich, Bedeutung für die Ausbildung einer Klasse-III-Malokklusion 224
- Entscheidung für/gegen einen operativen Eingriff 219, 220, 222–223
- – Grenzfälle 220
- – spätes Unterkieferwachstum 223
- geplante Schneidezahnposition (PIP)
- – Komponenten 228
- – obere Schneidezähne 226
- horizontale Überkorrektur in der Abschlussphase 286
- Klasse-II-Gummizüge 225
- Klasse-III-Gummizüge 225, 230
- Klasse-III-Mechanik 225
- Lageverschiebungen des Unterkiefers 219, 220
- Rücklage des Oberkiefers 220
- – Zeitpunkt für die Behandlung 220
- Schneidezahntorque 34, 176
- Zeitpunkt der Behandlung 220
- s. a. Fallbeispiele

Klasse-III-Gummizüge
- an Haken des Bogendrahts 19
- antero-posteriore Verankerungskontrolle für untere Molaren 104
- frontal offener Biss 144
- Klasse-III-Behandlung 225, 230
- Lückenschluss 261
- Retraktion im unteren Zahnbogen 261

Komfort des Patienten/Akzeptanz 112–113
Konsultation nach Abschluss der Behandlung 316
Kontaktpunkt 288
Koordination der Zahnreihen 282
Kraftgrößen 3, 27
- Behandlungsansatz von McLaughlin und Bennett 7
- Extraktionsfälle mit Tiefbiss 139–140, 141
- Lückenschluss 252, 254–258, 259
- MBT-Bracketsystem 8, 9, 12, 13
- Straight-Wire-Apparatur (SWA) 4, 5
- Umsetzung der Angulation 32
- Verhältnis des Verankerungsbedarfs 99

Kreuzbiss im Molarenbereich 108
Kupfer-Nickel-Titandrähte s. hitzeaktivierte Nickel-Titan (HANT)-Drähte

L
Labial geklebte Retainer 313–314
Lacebacks 7, 111
- Eckzahn- 139, 140
- – antero-posteriore Kontrolle 100–101
- – MBT-Bracketsystem 8, 15, 16
Lasernummerierung der Brackets 28
Letzte Justierungssitzung 308
Lichthärtende Bondingmaterialien/Zemente 57
Ligaturendraht
- Lacebacks s. Lacebacks
- palatinal stehende obere seitliche Schneidezähne 40
- Settling 295
Ligaturenzange 20
Lingual geklebte Retainer 307, 312
Lingualbögen
- antero-posteriore Kontrolle für untere Molaren 104
- frontal offener Biss 143, 144
- Retraktion im unteren Zahnbogen 261
Lückenschluss
- Absicherung geschlossener Lücken 286
- Bögen mit Closing-Loops 252
- elastische Ketten 252
- Extraktionsfälle mit Tiefbiss 141
- Gleitmechanik
- – schwache Kräfte 254–258
- – schwierig zu schließende Lücken 258
- – starke (Ex-Edgewise-) Kräfte 252
- Haken am Bogendraht 19
- Klasse-II-Behandlung 172
- Lücken zur Auflösung eines Engstandes 250, 251, 260
- Methoden 252–258
- Nichtanlage oberer seitlicher Schneidezähne 47
- Prämolarenextraktionsfälle 250
- reziprok 260
- Störquellen 259
- Verankerungskontrolle 260–262
- – Fälle mit maximaler Verankerung 260, 262
- – Fälle mit minimaler Verankerung „burning anchorage" 262
- Verwendung von HANT-/Edelstahldraht 111
- zu rasch 252, 253
- s. a. Fallbeispiele

Lutschen an Fingern und Daumen 142

M
Markierungssystem der Brackets 28
MBT-Bracketsystem
- .022"-Slot im Vergleich zum .018"-Slot 14
- abschließende Feineinstellung, Finishing 21, 181
- Angulationswerte für die Front 9, 15, 99
- Arbeitsdrähte 13
- Auswahl des Bogens 12
- Bogenformen 12, 16
- Bracketauswahl 13
- Bracketpositionierung 11
- – Genauigkeit 13
- Diskrepanzen in der Zahngröße 21
- Entwicklung von 1993–1997 8–11
- Entwicklung von 1997–2001 12
- frühzeitige Verankerungskontrolle 15
- Gruppenbewegung 16
- Haken am Bogendraht 18–19
- Kraftgrößen 8, 9, 12, 13
- Ligierungsmethoden für den Bogendraht 20
- Torquewerte 10–11
- Überblick über die Behandlungsphilosophie 13–21, 27
- Vielseitigkeit des Bracketsystems 13
MBT-Versatile-Plus-Bracketsystem s. MBT-Bracketsystem
Messlehren, Bracketpositionierung 11, 59, 61, 62, 68
Metallbrackets in Standardgröße 28
Metallbrackets mittlerer Größe 28
Metallbrackets, Entfernen 308
Molaren
- Angulationswerte 32, 283
- antero-posteriore Kontrolle
- – für obere 105, 106
- – für untere 104
- Attachments s. Tubes
- Behandlungsplanung 162
- Bracketpositionierung 60, 62
- Durchbruch der dritten 250, 251
- Extraktion der zweiten
- – frontal offener Biss 144
- – Klasse-II-Behandlung 173
- – Klasse-III-Behandlung 224
- Torque 38
- Verankerungskontrolle
- – Bedarf 96
- – vertikale bei großem Kieferbasiswinkel bzw. Hyperdivergenz 107
Molarenbänder
- Einsetzen 66–67, 69
- Einstellen des vertikalen Überbisses 136
- Entfernen 310
- frontal offener Biss 144
- obere Molaren 66
- rasche Gaumenerweiterung (GNE) 66
- Separierung 66
- untere Molaren 67
Mundhygiene, Zahnpflege 69, 310
Myofunktionelle Therapie, frontal offener Biss 143, 144

N
Nickel-Titandrähte 110
Nickel-Titan-Feder 257–258
Nivellieren und Ausrichten 94–113, 131
- Behandlungsabfolge 95
- Definition 94
- Drahtabfolge 110, 111
- Extraktionsfälle mit Tiefbiss 139–140
- Fehler in den Anfangsjahren der vorprogrammierten Apparatur 98
- Klasse-II-Behandlung 171
- kurzfristige/langfristige Ziele 94
- mehr Komfort für den Patienten/Verbesserung der Akzeptanz 112–113
- Verankerungskontrolle s. Verankerungskontrolle
- Vorgehen bei erneutem Nivellieren 109
Nola Dry Field-System 69

O
Oberkiefer, Dehnung, s. a. Rasche Gaumenerweiterung 291
Oberkieferwachstum 231
Offener Biss
- Bracketpositionierung, individuelle Tabellenwerte 65
- vertikale Überkorrektur 289
- s. a. Frontal offener Biss
Overjet, Reduzierung, Verwendung von HANT-/Edelstahldraht 111
Ovoide oder länglich-runde Bogenform 12, 16, 74, 75, 76, 289
- Bogendrähte 77, 78
- Zuordnung 77

P
Palatinal geklebte Retainer 312
Palatinale Dehnung, Gaumenerweiterung 46
- frontal offener Biss 143
- Settling 295
Platz schaffen/sichern
- mit Hilfe der Haken am Bogendraht 19

– palatinal stehende obere seitliche Schneidezähne 40, 42, 43
Polypen und Rachenmandeln, operative Entfernung 143, 144
Positioner 311
Prämolaren
– Angulationswerte 32
– Bracketpositionierung, individuelle Tabellenwerte 64
– Brackets
– – austauschbar 49
– – kleine obere zweite Prämolaren 31, 52
– – Positionierung 60, 62
– Torque 37, 38
– Tubes 52
Prämolarenextraktionen
– Bracketpositionierung, individuelle Tabellenwerte 65
– frontal offener Biss 144
– Klasse-II-Behandlung 173
– Lückenschluss 250
– Platzgewinn, zu nutzen für 250
– Tiefbiss 138–141
– Wahl der Eckzahnbrackets 46
– zweite Prämolaren 262
– s. a. Fallbeispiele
Protraktions-Headgear 220, 231

Q
Quadratische Bogenform 12, 16, 74, 75, 76, 81, 289
– Bogendrähte 77, 78
– Zuordnung 77

R
Rachenmandeln, operative Entfernung 143, 144
Randleisten, Beziehungen 288
Rasche Gaumenerweiterung
– anschließende Stabilität des Intereckzahnabstands im Unterkiefer 73
– bei maxillärer Retrognathie 220, 231
– Modifikationen der Bogenform 80
– Wahl der Molarenbänder 66
Retainer, herausnehmbar
– aus Tiefziehfolie 83, 315
– Kunststoffplatten mit Drähten 83, 314
Retention 307, 312–317
– Bogenform 83
– Dauer 317
– eingeklebte Retainer
– – labial geklebt 313–314
– – lingual geklebt 307, 312
– – palatinal geklebt 312
– herausnehmbare Retainer 314–315
– Positioner 311
Rezidiv 317
– im oberen Zahnbogen 317
– im unteren Zahnbogen 317
Reziproker Lückenschluss 260
Rhomboide Bracketform 29
Rotationskontrolle 285
Rotierte Schneidezähne 61
Runddrähte 77, 110
– Bendbacks 103
– Größen-/Drahtabfolge 110
– Torque 136

S
Schmelzflecken 310
Schmelzreduktion 58
Schmerzmittel 112
Schneidezähne
– antero-posteriore Stellung
– – Bendbacks zur Kontrolle 102–103
– – Beurteilung in der Abschlussphase 293
– – Behandlungsplanung 162, 168, 226
– – Bracketdesign, Anforderungen 5
– – Bracketpositionierung 60, 62
– – individuelle Tabellenwerte bei anomalen Schneidekanten 64
– – rotierte 61
– – dreieckig geformte 58
– – geplante Schneidezahnposition (PIP) 96, 162, 166
– – Klasse-II-Behandlung 166, 170–173, 174–176
– – Kronenform 283
– – Nichtanlage der oberen seitlichen 47
– – palatinal stehende obere seitliche 40–43
– – Protrusion zur Korrektur eines Tiefbisses 133
– – Retraktion 250, 251
– – Extraktionsfälle mit Tiefbiss 139
– – Lückenschluss 261
– – untere Schneidezähne
– – austauschbare Brackets 48
– – Bracket mit 0° Angulation 48
– – Klasse-III-Behandlung 226, 232–234
– – Verhindern eines Rezidivs 83
– – Verankerungskontrolle
– – – Bedarf 96
– – – vertikal 106
– – Torque 34–35
– – faziales Tetragon von Fastlight 174–175, 176
– – in der Abschlussphase 284, 293
– – Kompensation 175
– – Position der unteren Schneidezähne bei Klasse II 179
Separierer aus Metall 66
Separiergummis 66
Settling 20, 294–295
– Positioner 311
Set-up 57
– partieller Aufbau 58
– Umgang mit dem Patienten 57
– vollständiger Aufbau 58
Skelettale Abweichungen, Beurteilung
– Klasse-II-Fälle 164–165
– Klasse-III-Fälle 220
Skelettale Strukturen, Beurteilung in der Abschlussphase 293
Sliding jig 58
– Klasse-II-Behandlung 173
Spee-Kurve 131
– letzte Korrektur 288
– Nivellierung
– – Einbeziehen der zweiten Molaren durch Bänder oder Brackets 136
– – Reaktion auf die Eingliederung von Bogendrähten 134
Spiralfedern
– Lückenschluss mit schwachen Kräften 257–258
– Öffnung einer Lücke, palatinal stehende seitliche Schneidezähne 40, 42, 43

– Verwendung mit HANT-/Edelstahldrähten 111
Spitz zulaufende Bogenform 12, 16, 74, 75, 76, 289
– Bogendrähte 77, 78
– Zuordnung 77
Spuren des Adhäsivs im Schmelz 310
Stahldrähte 13, 14, 77
– Enden nach innen biegen 112
– klinischer Einsatz 110, 111
– s. a. Vierkantstahlbögen, .019"×.025"-Straight-Wire-Apparatur (SWA) 4, 27
– Achterbahneffekt 5
– Angulationswerte für die Front 4, 8
– Behandlungsansatz von McLaughlin und Bennett 7
– Bracketpositionierung 59
– Modifikationen 5
System von Roth 6, 8

T
Telefonische Nachfrage 113
Tiebacks 13
– aktive 255, 256
– Klasse-II-Behandlung 172, 173
– Lückenschluss
– – Absicherung in der Abschlussphase 286
– – distales Modul 256
– – Extraktionsfälle mit Tiefbiss 141
– – mesiales Modul 256–257
– – Nickel-Titan-Federn 257–258
– – schwache Kräfte 255–256
– passive 255, 286
– Stablisierung 19
Tiefbiss
– Behandlung mit Extraktion 138–141
– – Einsatz schwacher Kräfte 139–140, 141
– – Lückenschluss 141
– – Nivellieren und Ausrichten 139–140
– Behandlung ohne Extraktion 134–138
– – Anfangsbogendrähte 134
– – Aufbissplatte, Effekt 134–135
– – Bissöffnungskurven 137
– – Einbeziehen der zweiten Molaren durch Bänder oder Brackets 136
– – intermaxilläre Gummizüge 138
– – Torque 136
– Entwicklung des tiefen vertikalen Überbisses 131
– individuelle Tabelle zur Bracketpositionierung 65
– Intereckzahnabstand im Unterkiefer, Stabilität nach der Behandlung 72
– partieller Aufbau 58, 109
– vertikale Überkorrektur 289
– Zahnbewegungen bei der Bissöffnung 132–133
– – Aufrichten der Seitenzähne nach distal 133
– – Durchbruch/Extrusion der Seitenzähne 132
– – Intrusion der Vorderzähne 133
– – Protrusion der Schneidezähne 133
– s. a. Fallbeispiele
Tomogramme 219
Torque in der Bracketbasis 30
Torque in der Bracketfront 30
Torque 5, 10
– Eckzahn- 36

Torque
- Einstellen des vertikalen Überbisses 136
- im Seitenzahnbereich 289, 290
- ineffiziente Umsetzung 33–34
- Modifikationen der Bogenform 80
- Schneidezahn- 34–35
- – abschließende Feineinstellung 284, 293
- – faziales Tetragon von Fastlight 174–175, 176
- – Klasse-II-Behandlung 169, 173, 174–186
- – Kompensation 175
- – palatinal stehende obere seitliche Schneidezähne 41
- Verwendung von HANT-/Edelstahldraht 111
- von Prämolaren/Molaren
- – obere 37
- – untere 38
- Werte 33–38

Trampolineffekt 256

Transpalatinalbogen
- Aufrechterhaltung der Oberkieferdehnung 291
- frontal offener Biss 143, 144
- Klasse-II-Behandlung, Verstärkung der Verankerung 172, 173
- maxilläre Retrognathie bei Klasse III 220
- Molarenkontrolle
- – antero-posterior 106
- – vertikal bei Hyperdivergenz 107
- Retraktion im unteren Zahnbogen 261

Transversale Überkorrektur 291

True vertical line (TVL)
- Klasse II, Beurteilung 168
- Klasse III, Beurteilung 220, 221, 222, 223

Tubes
- aufklebbare Minitubes 54
- Einsetzen von Molarenbändern 67
- für obere Molaren
- – Dreifach-Tubes 53
- – Einsetzen von Molarenbändern 66
- – Verwendung von Tubes für zweite Molaren auf ersten Molaren 50
- nicht konvertible 53, 67
- untere zweite Prämolaren 52
- Verwendung für obere Molaren der Gegenseite 51
- s. a. Bracketsystem, Vielseitigkeit

Twin-Block-Apparatur, Klasse-II/1-Behandlung, Fallbeispiel 198–205

Twistflexdraht 171
- Anfangsbogendrähte 112
- Bendbacks 102, 103
- Enden nach innen biegen 112
- Größen-/Drahtabfolge 110

U

Unterkiefer
- Beurteilung der Unterkieferbasis in der Abschlussphase 293
- Intereckzahnabstand, Stabilität nach Expansion 72–73
- Klasse-II-Behandlung
- – funktionskieferorthopädische Apparate 181
- – Veränderungen bei den Kondylen 181, 182, 183
- – Veränderungen in der Länge 178, 180–182
- Klasse-III-Lageverschiebungen 219, 220

Unterkieferwachstum
- kieferorthopädische Beschränkung 233
- Klasse-II-Behandlung 180
- Klasse-III-Behandlung 233, 234
- – spätes Wachstum 223, 234
- Veränderungen in der Länge 180

Unvollständig durchgebrochene Zähne 61

Up-and-down-Gummizüge 19

V

Verankerung
- Verstärkung in antero-posteriorer Richtung 100–106
- – Bendbacks 102–103
- – Headgear 104, 105
- – Klasse-III-Gummizüge 104
- – Lacebacks 100–101
- – Lingualbögen 104
- – Transpalatinalbögen 106
- Verstärkung in der transversalen Ebene 108

Verankerungskontrolle 94
- antero-posterior 100–106
- Definition 94
- in der transversalen Ebene 108
- Klasse III-Behandlung 172, 173
- Lückenschluss 250, 260–262
- MBT-Bracketsystem 15
- Prinzipien 94
- reduzierter Verankerungsbedarf 99
- vertikal 106–107
- wieviel ist erforderlich 96–97

Verlagerte Zähne
- Bracketplatzierung 61
- partieller Aufbau 58, 109

Vertikale Dreiecksgummizüge 294

Vertikale Kinnkappen 143, 144

Vertikale Überkorrektur 289

Vertikale Verankerungskontrolle 106–107
- Eckzähne 107
- Molaren in Fällen mit großem Kieferbasiswinkel 107
- Schneidezähne 106

Vertikaleinstellungen der Kronen 288

Vertikaler Überbiss, Einstellen 131
- Verwendung von HANT-/Edelstahldraht 111
- Wahl der Eckzahnbrackets 46
- s. a. Tiefbiss

Vierkant-HANT-Drähte 78, 113, 288
- Torque 136

Vierkantstahlbögen, .019"×.025"- 14, 17, 33, 78, 110
- Anpassung/individuelle Anfertigung 78
- Bissöffnungskurven 137
- Dehnung des oberen Zahnbogens 81
- Klasse-II-Behandlung 172, 173
- Lückenschluss
- – Kräfte über die empfohlenen Größen hinaus 259
- – schwache Kräfte 254, 256
- Torque 136, 284

Vierkantstahldrähte 110
- Größen-/Drahtabfolge 110

Vorgehen bei erneutem Nivellieren 109

Vorgehen nach Abschluss der Behandlung 316

Vorprogrammierte Apparatur
- Abschlussphase 280–281
- Drahtabfolge 110
- System von Andrews 4–5
- System von Roth 6, 8

W

Wachs, Gebrauch durch den Patienten 112

Wachsbiss 219

Wachsschablonen 289

Wechselgebiss
- funktionskieferorthopädische Apparate 181
- Lingualbögen 104
- partieller Aufbau 58

Z

Zahnbewegungen, unerwünschte 94

Zähne, nicht durchgebrochene 109

Zentrische Relation, Einstellen in 291

Zungengitter 144

Zungenhabits 142
- Positioner 311